U0259748

Mentalization-Based Treatment for Personality Disorders:
A Practical Guide

人格障碍的心智化治疗

[英] 安东尼·贝特曼（Anthony Bateman）
彼得·福纳吉（Peter Fonagy） / 著

邓衍鹤　马江烨　陈云祥 等／译

刘翔平／审校

中国轻工业出版社

图书在版编目（CIP）数据

人格障碍的心智化治疗／（英）安东尼·贝特曼（Anthony Bateman），（英）彼得·福纳吉（Peter Fonagy）著；邓衍鹤等译．—北京：中国轻工业出版社，2021.3（2025.1重印）

ISBN 978-7-5184-3225-7

Ⅰ．①人… Ⅱ．①安… ②彼… ③邓… Ⅲ．①人格障碍－精神疗法 Ⅳ．①R749.910.5

中国版本图书馆CIP数据核字（2020）第195761号

版权声明

责任编辑：刘 雅　　　责任终审：滕炎福
策划编辑：阎 兰　　　责任校对：刘志颖　　　责任监印：吴维斌

出版发行：中国轻工业出版社（北京鲁谷东街5号，邮编：100040）
印　　刷：三河市鑫金马印装有限公司
经　　销：各地新华书店
版　　次：2025年1月第1版第2次印刷
开　　本：710×1000　1/16　印张：30
字　　数：311千字
书　　号：ISBN 978-7-5184-3225-7　定价：118.00元
读者热线：010-65181109
发行电话：010-85119832　　010-85119912
网　　址：http://www.chlip.com.cn　http://www.wqedu.com
电子信箱：1012305542@qq.com
版权所有　侵权必究
如发现图书残缺请拨打读者热线联系调换
241848Y2C102ZYW

Mentalization-Based Treatment for Personality Disorders:
A Practical Guide

人格障碍的心智化治疗

[英] 安东尼·贝特曼（Anthony Bateman）
彼得·福纳吉（Peter Fonagy） / 著

蔡旻旻　陈云祥　邓衍鹤　呼　奂　马江烨　孙锐淇 / 译
（按姓氏拼音排序）

刘翔平 / 审校

中国轻工业出版社

译者序

心智化不仅仅是一种治疗手段

我是通过研究安全依恋理论，才了解心智化治疗（mentalization-based treatment，简称 MBT）的概念和治疗方法的。鲍尔比将精神分析的客体关系理论与发展心理学的观察法和实验研究结合起来，将安全依恋作为人的基本需要，与弗洛伊德所强调的将性欲作为人类基本动机的观点，形成了抗衡。越来越多的证据指向人们在满足吃、喝及性欲等需要的过程中，不仅是在维系生存和生命，而且也在维系人际联结和人际关系。婴儿不仅吃奶，而且通过吃奶学会了与母亲的沟通和相处，而形成了母婴的亲情与关系。作为人类，我们在成长过程中不仅需要他人提供物质满足，也需要获得情感和精神满足。依恋理论认为，在这个过程中，人们不仅学会了如何信任他人、依赖他人，而且开始形成有关他人是谁和我是谁的心理表征。这个有关自我和他人的信念是非常稳定的心理结构，会影响以后的人际交往，也是心理健康的基石。

这种人际经验形成了有关自我和他人的信念及认知表征，后来的学者称之为内部工作模型。它虽然十分重要，但人们还没有把它作为一种人际关系能力来理解和对待，也没有形成一套治疗理论和技术。英国心理学家彼得·福纳吉（Peter Fonagy）作为第三代依恋心理学的领军人物，提出并验证了心智化的理论与治疗技术，为治疗边缘型人格障碍提供了有效的治疗手段。

在运用认知行为治疗（cognitive behavior therapy，简称 CBT）矫正来访者的不合理认知的过程中，治疗师主要针对不现实的认知内容及不良的功能进行治疗工作，将症状及情绪问题与之前或同时发生的认知内容联结起来，将重点聚焦于改变认知内容，即从不同角度看待同一个问题。这种矫正的效果十分迅速且非常显著，然而 CBT 最大的问题是，来访者接受矫正后，其认知歪曲问题非常容易反弹。过了不久，那些不健康的认知内容又回来了，这将严重打击来访者对治疗或咨询的信心。这都是因为，支持这些不健康内容的认知功能没有变，也就是说，一个人的思维模式没有变化。回忆和整理不安全的依恋经历，重新叙述创伤的故事，虽然也具有治疗效果，但是没有涉及人际关系加工过程的模式变化。

教育心理学将知识分为陈述性和程序性。用语言学类比，前者相当于词汇和句子，主要表达语言的内容或意思；而后者相当于语法，表示的是规则。严重的内心障碍几乎都与有缺陷的认知功能有关，不仅是想法歪曲，而且产生想法的加工和能力也出现了失调。不是表达内容的问题，而是制造表达内容的机制与过程产生了问题。如极端的情绪与恶毒的语言不是因为人们习惯于这么看问题，而是极端的情绪化和情绪失控的模式，是自我稳定感的破损。所以要修复的不是语义和情绪表达方式，而是如何加工他人和自我，如何反省和改变不健康的功能。

MBT 是针对认知加工本身的缺陷进行治疗。如果说 CBT、精神分析和依恋治疗都是通过领悟来改变认知内容，相当于改变了陈述性知识；那么，MBT 就是针对语法，改变的是程序性失调。显然这是更加困难的工作，因为它要教会人们如何正确而理性地反思自己的人际加工模式和功能的缺陷。MBT 主要集中讨论和改变过度指向自我或他人，过度指向外部或内部，过度指向情绪或认知，过于主观或客观，过度推测别人或完全不去共情别人；通过矫正这些极端的定位，使来访者达到内与外、自我与他人、情绪与认知的平衡，加强人际的灵活性和适应性。可以说，与人交往是世界上最复杂的工作，它需要运用一切心灵资源和创造性，在依赖与自主、信任与怀疑、接近与回避、情感与理智、潜意识与意识之间取得动态的平衡。稍有不慎，就会出现误解。世界上没有不好的人，只有不会沟通的人。

本书主要阐述心智化作为治疗方法，如何应用于治疗边缘型人格障碍和反社会型人格障碍。这两种人格障碍被认为是非常难以治疗的心理障碍。这类人格障碍来访者的低治疗动机和情绪变化无常，以及冲动与抑制、攻击与自伤的结合，经常使心理治疗与咨询的工作者感到非常棘手。在我国，边缘型人格障碍的研究和治疗还处于初级阶段。人们经常看到的是情绪波动和自杀等外显症状，对于其背后的人格障碍机制并不了解。边缘型人格障碍经常与抑郁、品行障碍、脾气暴躁和性格古怪等相混淆。边缘型人格障碍的实质是自我整合和自我控制功能受损，自我概念混乱，自我认知模糊，自我意志脆弱，不能整合和管理各个方向的极端情绪冲动。根据依恋理论，这种情绪调节能力与早期的人际模式即不安全的依恋模式有关。

在我国的心理治疗实践中，对边缘型人格障碍有低估的现象。表面上看，边缘型人格障碍人数很少，并不是心理治疗的主要对象。然而，在我国社会转型时期，价值的多元化和焦虑的父母，使年轻人在某种程度上更加容易迷失自我，且自知力和自控力都较弱。其实，许多心理障碍的机制都与边缘型人格障碍有关。比如，最近北京大学某研究生因受虐自杀和某医院的杀医案，前者反映的是缺少自我反思和对恋爱对象的客观认知，后者表明的是情绪的冲动和人际敌意。心智化所提出的心理等同模式、佯装模式和目的论模式，不仅只是针对边缘型和反社会型人格障碍，而且也普遍适用于其他心理障碍。

本书是作者团队的治疗经验和治疗过程的总结与描述，相比于同类的著作，本书具有自己的独特性和原创性，其主要表现为以下几方面。

第一，本书所介绍的治疗方法与技术非常具有操作性。心理治疗和咨询是人际互动的微观过程，要想介绍一个治疗方法，只是描述理论和效果是不够的，要对治疗的操作过程进行非常细腻的介绍，告诉人们面对这类来访者应当如何做，如何对话，如何组织有效的治疗团体。本书虽然没有大段描述个案，但是，对于治疗中可能出现的问题及正确和错误的方法都进行了细致的阐述。通过阅读此书，可以了解心智化治疗的主要原则和流程。

第二，本书不仅介绍了心智化的个体治疗，也描述了团体治疗。作者看来，解决以人际问题为主要表现的人格障碍的最佳方法还是在人际互动中，提高人的反思功能和人际交往技能。本书深入而详细地描述了如何组织和领导治疗团体，如何通过团体讨论的形式开展治疗，团体治疗经常出现的困难及其应对是什么。我相信，如果能够领导和组织困难重重的边缘型人格障碍团体，那么驾驭其他心理障碍的团体治疗就不会成为问题。

第三，本书内容集中、系统和有逻辑，始终围绕着心智化治疗展开论述。先描述了心智化的概念和原理，介绍了边缘型人格和反社会型人格的概念；然后引入个体治疗的实践和方法；之后是团体治疗的问题；最后从家庭、学校和社会环境的角度讨论心智化治疗，探讨了家庭和社会要如何配合和支持针对人格障碍的心智化治疗。相信通过阅读本书，读者一定会对心智化治疗有深入的了解。

虽然本书主要针对精神科医生、心理咨询师、社会工作者而写，专业性较强；但是，心智化作为提高人际关系的方法及反思自我和他人的手段，对于每个人来说都是终身学习的人生技能。我们每个人都会在不同时期和不同场合出现心理等同、佯装和目的论的思维模式。正是这些模式导致我们失去情绪控制能力、失去对现实检验的能力、失去热爱自我和共情他人的能力，导致自我责备与回避他人，或者过于依赖他人与缺少自我独立，或者由于同时具备这些不健康的人际模式，使我们的人际互动能力和反思能力下降。心智化治疗所表达的原理和技巧，可以帮助人们提高人际交往与沟通能力，通过不知道的和反思的立场，我们可以共情别人、陪伴别人、适应别人，而同时又不失自己的立场和见解，拥有自主性和意志。我们在最情绪化的时候也不失去理智；在向内观察的时候，也不失向外看去；在依赖他人的时候，也没有失去独立与独处的能力。心智化所倡导的灵活性和平衡性，也非常符合中国传统文化中的中庸之道。

人际世界是复杂的，没有严格的科学，只有灵活与平衡，因地制宜，应因而对。这需要发挥人生的创造的勇气，也是生存的最大挑战。我相信，心智化治疗具备提升最复杂的人际交往能力的合理阐述和描述，虽然它本身也不简单，但针对复杂问题的解决方案从来不会是简单的。

本书的翻译是我们实验室团队合作的结晶，具体分工如下：

前言，孙锐淇；

第 1、11、13 章，邓衍鹤；

第 2、3 章，呼奂；

第 4、14、15 章，陈云祥；

第 5、6 章，马江烨与蔡旻旻；

第 7、10 章，马江烨与孙锐淇；

第 8、9 章，马江烨；

第 12 章，蔡旻旻。

本书由刘翔平审校。

刘翔平

2020 年 1 月于北京中海瓦尔登湖

前言

　　本书是我们编写的第一个关于心智化治疗的"实践指南"，其目的是提供一个可以在日常临床实践中使用的、可理解的、可获得的及全面的心智化治疗（MBT）说明。我们希望本书再加上有限的额外培训，可使治疗师确信，他们将在临床实践中提供 MBT，或至少类似于 MBT 的干预。但是在过去几年里，很明显我们对模型的一些核心部分了解得不够具体，也许是因为我们自己对 MBT 的一些本质的和不太本质的方面也不清楚；因此，需要一本全新的书。此外，MBT 的理论基础、治疗结构和促进心智化干预措施的一些建议都需要澄清。我们希望这个新的实践指南能阐明 MBT 中一些令人困惑的方面。

　　更重要的是，因为 MBT 在过去十年已经发生了变化，所以我们迫切需要一个新的实践指南。研究产生的新认识，为该模型及其临床应用不断提供信息。事实上，现在的 MBT 与十年前相比已经有了明显的不同，毫无疑问，在未来的十年内，它还会有新的变化。但是，我们希望这里描述的核心组成部分将继续作为进一步发展的基石。在我们试图更准确地总结模型的过程中，这本书变得更厚了，希望这不会吓跑有兴趣的读者。

　　MBT 比我们预期的更成功，也许比它应取得的更成功。它最初是为边缘型人格障碍（borderline personality disorder，简称 BPD）开发的，但现在被用于治疗一系列不同障碍的来访者。在这本书中，我们没有涵盖 MBT 对不同疾病的改编形式，只有一个例外，反社会型人格障碍（antisocial personality disorder，简称 ASPD）。这本书包含一个手册的纲要，该手册目前成为 MBT 对 ASPD 的治疗实验的基础。早期的出版物也概述过 MBT 的其他改编形式，例如，MBT 对患有进食障碍、药物滥用、抑郁障碍的人以及自伤的青少年的应用（Bateman & Fonagy, 2012）。

MBT 的流行需要一些解释。第一，治疗师很容易理解该模型的基础思想，并认识到促进心智化是临床工作中已经在做的事情。因此，它为临床干预提供了一个更清晰的框架。第二，它具有广泛的应用性，植根于发展心理学和社会认知。从母婴到青春期、到成年、到老年，心智化干预已成为整个生命周期中使用的各种治疗的一部分。第三，MBT 是一种由熟练的一般心理健康专业人员提供治疗服务的心理治疗方法，使得没有经过专业治疗培训的人可以相对容易地学习。第四，MBT 与其他针对人格障碍的治疗方法有很多重叠，尤其与激进行为治疗和精神分析治疗有较多的重合，这些治疗师都能够或多或少地接受 MBT。第五，MBT 在开始发展时就是一种扎根于研究的治疗方法，并将一直持续下去，这为治疗的有效性提供了急需的证据，增加了研究人员的兴趣，并使有兴趣的从业人员能够为 MBT 在困难重重的临床服务中的应用进行辩护。

MBT 的介绍和总结

下一部分将向读者介绍 MBT。我们建议，在开始深入学习后续章节之前先阅读这篇文章。目的是使读者了解整体的治疗方法，并且，我们希望，读者在接下来的章节中对更详细的信息进行更批判性的阅读。

MBT 是一种结构化的治疗方法。它在 12~18 个月的治疗时长及疗程内，精心管理治疗轨迹。它以个体和团体的方式提供治疗。治疗目的是增强个体心智化能力的韧性。

许多技术提高了来访者的心智化能力，并且许多的心理治疗过程也都促进了心智化。因此，MBT 与许多"现有"的疗法重叠，从认知疗法到精神分析疗法。关键的不同之处在于，对将心智化作为治疗目标的重视程度。

MBT 的核心是，在失去心智化时重新点燃它，在它存在的时候保持它，增加个体的弹性以保持它的有效作用，否则即使拥有它也会失去它。在 BPD 来访者的案例中，易丧失心智化的关键领域是人际关系领域，因此治疗师和来访者的关系是一个重要的审查领域。

简而言之，来访者在专注于个人或团体治疗中发现的问题时，有时会产生强烈的情感，并且他或她的心智化能力似乎受到限制或作用失败，导致来访者对心理状态与行为的联系理解不足。治疗师通过一套结构化的过程（治疗干预轨迹）来解决这个问题：（1）共情和确认；（2）澄清、探索并在必要时提出挑战；（3）遵循结构化的过程，温和地扩展心智化，并鼓励来访者识别之前在其意识之外的精神状态。治疗主要集中于此时此地，但是随着来访者的心智化提高，他们越来越关注核心的依恋关系，包括他们如何被治疗师和自己生活中的关键人物激活，以及他们如何影响心智化本身。逐渐地，心智化的改善使来访者能够处理他们对人际关系的扭曲表征。

最首要的一点是，MBT 是协作的。如果没有来访者和治疗师的共同讨论，以及对双方的心理体验和想法的兼顾，那么什么改变也不会发生。心智化过程需要一种理解自己和他人心理过程的真实愿望。这不仅适用于来访者，也适用于治疗师。因此，MBT 治疗师关注来访者的心理，并试图理解他或她的经历。同样，来访者需要对治疗师做同样的事情，例如，"为什么我的治疗师要我现在关注这个"可能与"为什么我的来访者现在不想关注这个"匹配。治疗必须成为共同的努力。走上改善心智化的道路，其最初目标是来访者和治疗师的共同发展和专注。这些目标不能仅是来访者的目标，尽管他们的目标优先。

评估过程和治疗途径为来访者做好了治疗的准备。评估包括描述来访者的心智化弱点和一个共享治疗规划，这个规划包含了依恋模式的具体细节和易受情绪失调影响的领域。这是来访者和治疗师都需要了解的。如果只是由治疗师来理解，那是没有用的，虽然他们可能有相当大的能力来理解来访者的问题。但如果来访者不了解自己的心智化特点，这就意味着来访者的非心智化与治疗师的心智化相遇，这违背了 MBT 的明确原则。不能通过治疗师的心智化来满足来访者的非心智化；只有通过"开启"来访者的心智化才能实现。治疗规划是一项正在进行且随时可以改变的工作。一个有 10~12 次会谈的 MBT 导入团体将协助制定该规划。它涵盖了心智化、依恋过程、人格障碍、情绪管理和治疗本身的所有领域。这种准备工作意味着来访者知道自己在试图解决问题时面临什么，并充分了解治疗的方法和重点。

　　在准备工作之后，来访者将接受个人或团体的 MBT。最初，这是一个为期约 18 个月、每周一次的团体和个体治疗。然而，没有证据表明这是最佳的安排或最适当的长度。因此，MBT 现在可以提供更短程的治疗，也可单独作为个体或团体治疗。这些是对研究模型的修改，应视为实验性的。

　　在治疗开始时，要与来访者建立明确的目标。最初的目标是参与和承诺接受治疗，同时要建立协议，以期减少有害活动和自毁行为，并在可能的情况下稳定社会环境。改善个人和社会关系虽然是一个长期目标，但在评估的拟订过程中已详细说明，并在整个治疗中都在努力。为了制定规划，治疗师要确定常见的关系恐惧感，例如遗弃，这会刺激来访者的依恋系统，并导致其在人际互动中使用适应不良的依恋策略。这些策略和模式的识别与再认是在治疗早期完成的，因此在适当的时候，它们将成为治疗的相关重点。当这些依恋策略在治疗环境中变得明显时，来访者和治疗师都需要对它们变得敏感，这样才能仔细检查它们。简而言之，来访者的关系模式有助于理解治疗中的关系，而治疗中的关系可以用来重新评价治疗之外的生活中的关系。最后，重要的是，来访者和治疗师应该考虑建立改善社会功能的目标，这包括职场、社会活动、志愿者工作、教育和其他建设性的肯定生命的活动。这应该在治疗开始时考虑，而不是在治疗结束时"附加"进去。

　　治疗师在对来访者用 MBT 时要遵循一些原则。第一，治疗师要警惕非心智化，不仅是不同的非心智化模式（心理等同、佯装模式和目的论功能），也包括来访者固着在心智化任何维度上的某个极端（我们在第 1 章中讨论了心智化模式和非心智化模式的维度）。通常，当不同维度（例如情感与认知或者自我与他人的表征）处于平衡状态，且非心智化模式处于非活动状态时，心智化是最佳的。对于治疗师而言，关键是要不断意识到维度的不平衡和缺乏灵活性，以及是否有任何维度是在非心智化模式下运作的。来访者在某个维度和模式上的非心智化意味着干预的必要性。第二，治疗师要仔细监测唤起水平，确保焦虑水平既不过低也不过高，因为两者都会干扰心智化。第三，治疗的焦点要保持不变，治疗师总是注意着心智化脆弱的时刻，无论是与来访者生活中的事件还是与治疗本身有关。第四，治疗师要确保保持自己的心智化。如果治疗师的心智化受到损害，就不可能提供有效的治疗。因此，

MBT 治疗师总是监控自己的心智化能力，甚至可能不得不说出来，例如，他的头脑变得混乱，他不能思考。治疗师表露自我精神状态的方式不应该与分享个人信息相混淆。分享来访者的行为和精神状态对治疗师的影响，是为了服务于让来访者考虑另一种思想以及他们自己的思想。在所有的关系中，我们必须对他人的状态和自己的状态保持敏感。没有这一点，就不会有建设性的对话和亲密的理解。所以重要的是来访者对治疗师的影响，以及治疗师的想法对来访者来说是可以理解的。第五，干预措施要与来访者的心智化能力相匹配。提供复杂的干预是没有用的，因为它需要相当多的思考和在心理等同模式下进行个体功能评估。这种干预接管了来访者的心智化，而不是促进它。如前所述，来访者的非心智化不能通过治疗师的心智化来实现，而只能通过重新激活来访者的心智化来实现。来访者的心智化必须"在线"。这是通过一系列步骤完成的，这些步骤支撑着每个疗程的轨迹。

　　治疗的第一步是倾听来访者的叙述。有时，如果有压倒一切的理由，那么治疗师可能会开始叙述自己的观点，例如，当治疗师担心风险或治疗中断时，或者当来访者处于冲动行为的危险中时，或者当治疗师感受到无法忍受的情绪时，如被来访者吓到。倾听来访者的故事可以让治疗师开始共情验证。共情验证需要治疗师在故事中找到能感同身受的东西。这与表现出同情或重复来访者的故事是不一样的。共情验证试图使来访者产生一种感觉，即治疗师已经理解了来访者的内部状态，真正地"理解"了来访者和他谈论的问题。通常，治疗师会寻找来访者的基本情感，这种体验才是有效的，而不是随后的社会交往或次要情感。共情验证是一种基于情感的干预；关键在于伴随来访者内部情绪状态的偶联性。此时，治疗师的非偶联反应可能会引发来访者的非心智化或产生回避型依恋策略。一旦某个偶联反应增强了协作甚至减少了唤起，将来访者的情绪保持在可控制的水平，治疗师便可以考虑敏感但非偶联的反应，以试图激发对来访者带来的"故事"的心智化。治疗是聚焦的。治疗不包括试图阐明无意识过程的自由联想对话。目标领域是工作记忆或前意识所持有的经验。预期在 10~15 分钟的疗程后，达到某个特定疗程的重点，而这个重点将成为治疗师和来访者自我定位的关键点，当非心智化主导互动时，就要回到这个重点。

然后，来访者所讲的"故事"就被澄清了。这不是对事件的澄清，这些事件也必须发生。假定治疗师将尽快澄清事件和事实。例如，如果来访者谈到自伤行为或自杀企图、酒后斗殴或情绪失控，治疗师会迅速澄清何时发生、谁在那里、当时的情况如何，等等。这将指示风险级别并提供其他重要信息。更重要的是，MBT 治疗师希望用心智化的方法来处理这些事件。明确说明来访者对事件的反应：来访者的"病前"状态是什么，他们的希望是什么，她们在等待男友回家时的经历是什么，是什么想法侵入了他们的思想，他们确定了什么感受，现在是否可以对此有不同的反应？在心智化中，这个澄清的过程与情感的识别和探索有着密不可分的联系。

情感与人际关系是相互作用的，这是 BPD 的核心人格问题。难以控制的情绪会影响人际关系，而人际关系会激发强烈的感受。来访者可能无法准确地识别他们的感受，他们的体验主要是早期的身体体验。与来访者一起识别一系列的感受是 MBT 澄清和探索的一部分。有时候，特定情境下的情绪需要被正常化。来访者常常觉得他们的体验是"错误的"；实际上，他们否定了自己内心的感知，并感到羞愧。他们的感受可能是恰当的但过度了，或者在其他时候莫名其妙地缺失了。

如果治疗师和来访者保持着围绕治疗焦点进行心智化的能力，那么下一步就是澄清当前的情感。这不仅仅是询问来访者此刻的感受，尽管这可能是最初的一部分。它是识别与治疗相关的当前情感，而不是与焦点相关的当前情感。例如，一个来访者可能会在治疗中感到悲伤，因为前一天晚上她的男朋友对恋爱关系的投入降低了，这使她对他发了怒。这是与焦点相关的情感识别。但是，与此同时，她可能会感到有些不适，她可能会担心治疗师会评判她或认为她是所描述情况中的过失者。这是识别来访者和治疗师当前在治疗中共享的情感。这是治疗的情感焦点。它是情感的人际关系组成部分。通常，它是内隐的。在 MBT 中，治疗师试图使内隐过程更加外显；这就重新平衡了心智化的内隐和外显维度（或自动和受控维度）。通常情况下，人际关系会陷入内隐的极端。人们陷入僵局，不谈论任何事情，即使它会影响他们在表面下的互动。MBT 治疗师的任务是将互动的重要组成部分带到表面。例如，来访者可能不想谈论某事。随着互动的进行，很明显，治疗师认为来访者需要谈论这个话题，但是当治疗师问一些问题让来访者在此话题上展开时，来访者就会退缩。很快，一种互动就建立起来了，其特征是来访者和治疗师都变得有点挫败，但治疗师温和的探查和来访者微妙的退缩掩盖了这一点。使来访者和治疗师对这种互动过程的情感外显化的是情感焦点。因此，治疗师可能会说："我发现我们已经建立了一种互动，在这种互动中，我一直在推动你说话，而你一直在推开我或逃离这个话题。大胆猜一猜，你是不是对我不放过这个话题有点挫败？从我这方面来说，我意识到我也有点挫败。我可以看到，对于这是我们需要谈论的领域这点，我们尚未真正达成共识。你怎么看？"

情感焦点，即识别治疗中的人际互动和与之相关的情感，如果情感焦点准确，可以加强对治疗师和来访者在治疗中的互动的聚焦。不可避免地，这通常表明来访者的依恋策略和关系模式，或者治疗师的依恋策略和关系模式正在被激活。因此，它使关系向心智化发展。随着时间的推移，通过使用移情示踪，可以完成使关系保持心智化的基础工作。移情示踪是指，不同时间里的关系模式之间的直接链接，或者，是在来访者对他人的态度和行为，与他和治疗师的相处方式之间，建立相似性的联结性陈述——"不可理解的是，你对他人感到不信任，那你为什么信任我？如果你这样做，就有些奇怪。"移情示踪并不一定意味着要详细地探究，而是指向链接的会话性指针。治疗焦点不会因为使用它们而打断。与此相反，当对这种关系进行心智化时，重点在于就咨访关系的重要方面发展出另一种观点。它的出现是因为来访者对特定互动的敏感性吗？这是否表明来访者在关系中有一个脆弱的地方，会损害他的自尊和享受关系的能力？

在治疗中，通过在情绪化的互动中保持心智化，来对关系进行心智化，这是管理日常人际处境中的困难感受的训练基地。我们确定了一些步骤供治疗师考虑。首先，治疗师必须共情地确认来访者对他的看法。如果来访者说自己对治疗师有某种特殊的体验，那么治疗师需要找到他能证实的部分体验。治疗师要积极地避免使来访者的体验无效。其次，治疗师需要计算出他对来访者的体验有何贡献。他通过大声思考，及要求来访者解释他如何得出该结论，来明确地做到这一点。这种质疑必须是真实而由衷的好奇，不能从暗示来访者的体验是扭曲的或不准确的角度出发。这种不正确的态度会导致灾难，因为不正确（一种非偶联反应）会导致过度唤起，从而导致心智化降低。只有在心智化的背景下，心智化关系才能有意义地发生。一旦治疗师接受了他在关系过程中的角色，更详细的下一步探索就可以开始了。此处的目的是对这种关系产生更复杂的理解，从不同的角度看待这种关系，并了解其与来访者生活的相关性。而不是为了在当下理解过去运作的意义上，产生洞察力。

将这种对立关系或治疗师的感受心智化，是对关系心智化的一种平衡。治疗师的感受和精神状态在 MBT 中被给予了相当大的权重，不是作为来访者投射的感受的表征，而是作为互动关系中有意义的一个方面，用于证明心智如何影响心智。这种相互作用成为关注和审查的主题。例如，如果治疗师对 ASPD 来访者感到恐惧，那么从临床干预的角度来看，这并不会被认为是由来访者引起的，而被认为是治疗师的一种重要感受，它干扰了治疗，并可能对来访者发展关系的方式很重要。治疗师找到向来访者表达其体验的一种方式，使它成为一种令人愉快的、可识别的、值得探索的东西。我们建议通过几个步骤来完成。第一，治疗师要准确地弄清自己的感受，以及它与来访者和自己的互动有什么关系。第二，要考虑来访者可能会对治疗师明确地陈述其当前状态做出的反应，在谈论自己当前的感受之前先陈述这一点。第三，在对话中，治疗师要把自己的体验识别和标记出来。第四，观察来访者对治疗师的陈述的反应。

我将要说的话可能会让你觉得我是在责备你或批评你，但我向你保证，事实并非如此（预测来访者的反应）。

问题是，当你像那样前倾坐着、用手指戳着空气、提高声音时，我开始感到焦虑和受威胁（识别行为证据和外部心智化的焦点，展示治疗师的情绪感受及这种感受对他的影响）。

我意识到原因可能在我（标记感受），但是这使我很难专心于你在说什么（干扰关系的其他影响）。

来访者的反应可以在这里被考虑进去，治疗可以继续。但是，如果威胁性的态度和愤怒的表现渗透到来访者的所有关系中，那么进一步的探索是必不可少的。

到此，我们对基本治疗模型的本质方面进行了简要总结。对模型的依从性可以用过使用"MBT 依从性量表"（MBT Adherence Scale）来进行评分（Karterud et al., 2013）。本量表可用于临床督导的讨论。读者可以在安娜·弗洛伊德中心（Anna Freud Centre）的网站上免费下载。

切记，关键是要发展出融入心智化过程的聚焦性叙述。这个过程同时指代来访者心理的内部过程，来访者与治疗师的心理之间的人际交往过程，以及治疗师心理的内部过程；因为它们都与一个商定的焦点有关。与他人一起心智化是建立良好社会关系和人际关系的基础，这是我们每个人的目标。

如果没有许多其他人的努力，这份总结是不可能完成的。我们感谢世界各地所有对 MBT 感兴趣并增加其证据基础的治疗师和研究人员。如果没有他们，这本新书就不会问世，MBT 也不会走这么远。提及个人似乎总是不公平的，毫无疑问，我们可能会遗漏一些人，所以我们必须感谢整个团队，他们让我们思考得更多、丰富了临床模型，并热情地质疑了所有努力。澳大利亚、丹麦、荷兰、挪威、新西兰、瑞典、美国和英国的团体都具有影响力。但是，我们特别要感谢的是：奥斯陆人格精神病学诊所的 Sigmund Karterud 和其团队在模式的持续性、心智化和团体治疗方面的研究和工作；Finn Skårderud、Bente Sommerfeldt 和 Paul Robinson 在进食障碍方面的工作；Dawn Bales 和其荷兰的同事对模型不懈的坚持，以及他们那信息丰富的研究和荷兰 MBT 提供的培训项目；美国波士顿麦克莱恩医院的 John Gunderson、Lois Choi-Kain 和 Brandon Unruh，他们对 MBT 的整合方法，以及成功建立的 MBT 诊所和培训项目；Robin Kissell 和其团队将 MBT 带到美国西海岸的努力，以及 Jon Allen、John Oldham、Efrain Bleiberg 和 Carla Sharp 在美国得克萨斯州的曼宁格诊所为 MBT 安置了家；Robert Green、Dave Carlyle 和 Robin Farmar 对 MBT 在一般心理健康服务方面的研究，以及对在新西兰开发该模型的热情；来自美国耶鲁大学的 Linda Mayes、Arietta Slade、Norka Malberg 和 Nancy Suchman 在 MBT 和育儿方面所做的工作；丹麦的 Morten Kjølbye、Henning Jordet、Sebastien Simonsen 和 Erik Simonsen 在研究和临床上的发展；以及澳大利亚的 Michael Daubney、Lynn Priddis、Clara Bookless 和 Margie Stuchbery

的改编和临床的智慧。还有许多人，多得叫不出名字来，但还是谢谢你们。最后同样重要的是，我们应该感谢我们在英国伦敦的同事，他们在过去十年中与我们一起努力，将 MBT 发展为一种理论和实践：Liz Allison、Eia Asen、Dickon Bevington、Martin Debbané、Pasco Fearon、Peter Fuggle、George Gergely、Alessandra Lemma、Patrick Luyten、Nick Midgley、Trudie Rossouw 和 Mary Target。

最后，每当你认为这本书"很好读"时，都是因为 Chloe Campbell 和 Clare Farrar 的辛勤工作，他们两个花了很多时间试图理解我们的工作，坚持为我们消除了不一致和错误，并澄清了许多令人困惑的陈述。而不好读的部分却都是我们疏忽的段落。我们也要感谢我们的出版商，他们耐心地等待最后的手稿。

最重要的是，我们要感谢来访者和他们的家人，是他们教会了我们对这些残酷疾病的认识。

安东尼·贝特曼（Anthony Bateman）和彼得·福纳吉（Peter Fonagy）

2015 年 12 月，英国伦敦

目录

第 2 编
心智化的实践

第 5 章　心智化治疗的结构

第 6 章　治疗师的立场

第 3 编
心智化的团体

第 11 章　心智化治疗引入团体

第 12 章　心智化团体治疗

第 4 编
心智化的系统

第 14 章　心智化与家庭：家庭与照料者的培训及支持计划

第 1 编

心智化的框架

第 1 章

何为心智化

引言

心智化治疗（mentalization-based treatment，简称 MBT）起源于 20 世纪 90 年代，最初在部分（日间）住院部用于治疗边缘型人格障碍（borderline personality disorder，简称 BPD）的来访者。近些年来，MBT 已经成长为一种可在广泛的医疗背景下开展的、可更加全面理解和治疗人格障碍的疗法，包括治疗反社会型人格障碍（antisocial personality disorder，简称 ASPD），本书包括了对这种障碍的心智化治疗方法。

在过去几年里，心智化治疗正如我们期望的，已经发生变化并且取得了相当大的进展。最新的进展尤其受到了发展心理学、精神病理学和神经科学领域中的新发现的影响。当然，我们从 MBT 实践和培训的临床经验中也吸取了很多有用的东西。

在本章，我们将解释心智化的概念，并用和临床相关的最新形式来描述心智化理论。我们将展示关于心智化思考的这些发展，是如何影响我们对 BPD 和 ASPD 的理解和临床实践的。

心智化是一种理解他人和自己的行动的能力，涉及思想、感受、愿望和欲望方面；这是构成日常互动根基的一种非常人性化的能力（见专栏 1.1）。没有心智化，就无法构建健全的自我意识，无法产生建设性的社会互动，在人际关系中无法亲密，无法实现个人安全感（Fonagy, Gergely, Jurist & Target, 2002）。心智化是一个基本的心理过程，可以在所有重度心理障碍中发挥作用。事实上，现在心智化技术正用于治疗创伤后应激障碍、药物成瘾、进食障碍、青少年人格障碍，特别是用于治疗那些自伤的人以及处于危机中的家庭（大部分工作总结于 Bateman & Fonagy, 2012）。

专栏 1.1　何为心智化

◆ 心智化是指将行为感知和解释为有意图的心理状态（例如一种信念：他认为……）。

◆ 需要仔细分析：

　● 行动的情况；

　● 先前的行为模式；

　● 个人曾经的经历。

◆ 需要复杂的认知过程，但主要是前意识。

◆ 是一种富有想象力的心理活动，其假设基础是，心理状态会影响人类行为。

心智化是一种对自己或他人心理状态的觉察，特别在涉及对行为的解释时。毫无疑问，心理状态会影响行为、信念、愿望、感受和想法，无论我们是否能够意识到，都会影响我们的行为。心智化涉及广泛的能力，关键是，这包括能够看到自己的行为一致地受到心理状态的组织，并且使自己在心理上与他人区分开来。这些能力通常在人格障碍来访者中显著缺失，特别是处于人际压力情境时。

心智化是人类所独有的一种能力，可以认为它定义了人性，将我们与其他灵长类动物区分开。但是，这种能力并不是一个完全稳定的、一致的或单维的事物（见专栏 1.2）。我们并不能够以同样程度进行心智化；许多人在心智化的特定方面都有优势或弱点，并且大多数人在压力或焦虑时期更有可能苦于无法心智化。所有人都或多或少经历过心智化的失败。相比基于物理环境影响的解释，试图从心理状态的角度去理解其他人的行为，会更加困难，也更容易出错；换言之，在显而易见的因果关系世界里，我们都可能根据对他人心理状态的错误信念而发起行动，尤其在人际情境下，这会进一步导致日常的误解、社交困难和社交失态；或者在暴力威胁加剧的情况下引发更多的悲剧性后果。

专栏 1.2 心智化的特征

- 中心概念在于，内部状态（情绪、思想等）是不透明的。我们需要推断它们。

- 推论容易出错，所以思维容易出错。

- 与物质世界的大多数方面不同，心理状态（例如信仰）相对容易变化。

- 对心智化产物的关注比关注身体状况更容易出现错误，因为它只涉及现实的表征而非现实本身。

- 心智化的总体原则是采取"好奇的立场"。这可以被定义为是一种人际行为，其特征是期望自己的心理会通过了解他人的想法而被影响、被惊奇、被改变和被启发。

心智化主要是一种前意识的和富有想象力的心理活动：我们必须想象别人可能的想法或感觉。不同人的思维方式差异很大，因为每个人的经历和想象能力都可能导致他们对别人的心理状态产生不同的结论。有时候，我们可能也需要做出一个想象的飞跃来理解我们自己的体验，特别是处理情绪激动的问题时，或者是发现自己对情境做出非理性、无意识反应的时候。实质上，心智化是一种从外部看自己、从内部看他人的能力。通过重新捕捉导致错误理解的思维状态，来帮助我们理解人际误解。从临床的角度看，其核心是"以心智为中心"，焦点在于获得对来访者所见的清晰和一致的看法，将心比心，并能觉察不同人的内心。心智化是一项关键技能，因为我们对个体连续性的感觉取决于对过去所想所感的看法，以及这些看法如何关系到我们目前的体验；也因为我们预测，我们未来看待自己不会从身体特质出发（当然是在中年之后），而是会突显自己是一个有思想、富有感情的人。心智化是我们心理状态的表征，是认同感和自我感的基石（Fonagy & Target, 1997b）。将自己和他人视为受有意义的和可理解的心理状态驱动的、具有主体性和意向性的存在，会创造出对自我和他人的心理一致性，这对于驾驭复杂的社会世界是必不可少的能力。

对人格障碍的心智化治疗的中心思想

心智化方式旨在从发展的角度全面阐述 BPD 和 ASPD 的现象学和起源。近年来，随着 BPD 在儿童期和青少年期的出现，这种情况越来越引起人们的兴趣，尤其是随着越来越多的证据表明，这种疾病可能根植于基因易感性和早期发育（Fonagy & Luyten, 2016）。

一个基于依恋的发展性疗法

发展的视角是对 BPD 和 ASPD 进行心智化治疗的核心。心智化模型最先在一项大型实证研究中得到了概述，其中，不仅父母在怀孕期间的安全依恋能高度预测婴儿对父母的安全依恋（Fonagy, Steele & Steele, 1991），而且父母根据心理状态来理解自己童年时期与父母关系的能力有更好的预测力（Fonagy, Steele, Steele, Moran & Higgitt, 1991）。

这项研究证明，早期依恋关系中出现的心智能力可能是自我组织和情绪调节能力的关键因素，这为系统的研究项目奠定了基础。心智化的概念基于这样一个观点，即一个人对他人的理解取决于，他的心理状态是否曾被关爱的、体贴的、无威胁的成年人充分理解。有能力表征儿童情感的成年人对孩子的情绪反应具有突显的镜映作用，我们特别强调这种镜映的核心关联，即成人在表达理解的同时表达了应对的意义，而不仅仅是反映出孩子的情感（Fonagy et al., 2002; Gergely & Watson, 1996）。源于不良依恋关系的情绪调节、注意力控制和自我控制问题，是由于没有习得强有力的心智化技能而引发的。从这个角度来看，心理障碍普遍可以被视为，是在心理上错误理解自己和他人体验时产生的，某种程度上对他人的心理图像可以从一个人的自我经验中推断出来（Bateman & Fonagy, 2010）。

自动心智化的能力似乎是一个早期出现的、可能与生俱来的人类特征，但是实现全部心智化潜力的程度不可能是由基因决定的，而是对环境影响的高度反映（Hughes et al., 2005）。心智化的发展取决于社会学习环境的质量、儿童的家庭关系，特别是个体的早期依恋，因为这些反映了个体的主观体验被照料者合理镜映的程度。依恋对象有能力用展现自我体验的、随机应变的明显情绪来回应婴儿的主观体验，就能使儿童有可能发展出对这些主观经验的一致性次级表征（心理符号性）。当孩子 5 个月大时，如果母亲对儿童的愿望和情绪（而不是思想和知识）采取适合年龄的参照反映，那么儿童在 24 个月时会有更好的外显读心术表现；如果在孩子 24 个月时，母亲更多提及思想和知识而不是愿望和情绪，那么孩子在 33 个月时将具有更好的外显读心术技能（Taumoepeau & Ruffman, 2006, 2008）。我们认为这些心理发展的差异是由母亲对儿童需求的意识所驱动的，而这种意识又转而促使儿童获得心智化。

　　具体而言，我们认为依恋对象的情绪镜映质量，在情感调节过程和自我控制（包括注意机制和努力控制）及心智化的早期发展中，具有主要作用。之后的发展遵循相同的模式。普遍意义上而言，父母作为"心智化专家"的角色，负责将亲子交流以及表征心理状态概念的方式传达给他们的孩子。当孩子获得这种能力并成为"心智化专家"后，心智化的知识和技能就传递到了下一代。因此，我们将心智化视为一种交互性和代际传递的社会过程（Fonagy & Target, 1997a）：心智化在与他人交往的背景下发展；在理解重要他人方面的心智化质量，受到周围的人如何心智化我们，以及其他人如何心智化他们周围的人的影响。这种他人如何心智化的体验被内化，增强了我们理解自己和他人的能力，从而能更好地参与互动性社会过程；反之，早期接触缺乏心智化的互动，就会导致儿童心智化能力匮乏。父母不只是教授心智化这个名词。他们创造的情感和语言环境传递着心理状态的概念（"思考"某事是什么意思，"感觉"某事的感觉如何，"快乐"的含义是什么，一个人在表示"怀疑"的时候应该如何表现）。父母通过在孩子面前与其互动，生成一种能够表征心理状态概念的模式。实际上，他们传递了一套已经演变成表征心理状态的过程，在文化上主要是从他们父母那里继承的，而且也可以从他们最接近的社会环境中继承下来（O'Brien, Slaughter & Peterson, 2011）。我们预测，获得这些心理状态表征的特殊机制的程度，与家庭成员间的关系质量存在关联。成人与儿童的关系质量会影响儿童对心理状态的起源、重要性和功能的假设。这反过来会导致个体关注可观察行为的不同方面。此外，对心智状态的不同评估会导致不同的可观察的行为模式。

心智化的多维度本质

神经科学家已经确定了心智化的四种不同组成或维度（Lieberman，2007），这有助于区分该概念的临床应用。这些是：

1. 自动和受控的心智化；
2. 自我和他人的心智化；
3. 内部和外部的心智化；
4. 认知和情感的心智化。

要有效地进行心智化，个人不仅要在社会认知的这些维度之间保持平衡，还要根据情境适当地应用它们。

对于患有人格障碍的成年人而言，显而易见的是，他们至少在四个维度中的一个维度上存在心智化失衡。从这个角度来看，不同类型的精神病理学可以根据四个维度上的不同损伤组合来区分（我们可以将其称为不同的心智化轮廓；参见第 4 章中的图 4.1，获得 BPD 和 ASPD 心智化轮廓的示例）。

自动和受控的心智化

心智化最基本的维度是自动（或内隐）和受控（或外显）的心智化（见专栏 1.3）。受控的心智化反映了一个相对较慢的连续过程，它通常是口头的，需要反思、注意、意识、意图和努力。这个维度的另一个极端是自动思维，涉及更快的处理，往往是反应性的，没有注意、意识、意图或努力的参与。

专栏 1.3　心智化的维度：自动和受控

◆ 自动心智化：

- 快速反思的过程；

- 减少反思意识，特别是在依恋激活的情况下；

- 对非言语暗示更敏感，推断他人的意图；

- 日常使用；
- 与安全的依恋环境相关联。
- ◆ 受控心智化：
  - 序列的、缓慢的过程；
  - 口头表达；
  - 需要反思、关注和努力；
  - 在心智化错误和误解显而易见时使用，如果在特定情况下存在焦虑或不确定性，则人际互动需要注意的参与 。

　　在日常的生活中和平常的社交互动中，我们的大多数心智化倾向于自动，因为大多数直接交流并不需要更多的注意力。特别是在一个安全的依恋环境中，当事情在人际关系层面上平稳运行时，不需要更有意或更受控的心智化；事实上，如果使用这样的心智化风格（过度心智化）可能会阻碍这种相互作用，如过度的自我控制与意识会使人们感到自己过度肥胖或不舒服地过度锻炼。常识经验和神经科学告诉我们，在安全的依恋环境中，我们会放松受控的心智化，并且不太关注社会意图：家长与孩子一起玩耍的时候，或者亲密的老朋友追忆过去时，他们会沿着自动、直观的过程进行交流。然而，必要时，具有规范性的、强大的心智化的个体能够在情况需要时切换到受控的心智化上。例如，当一个孩子在玩游戏期间开始哭泣时，父母会通过询问孩子的情绪变化来回应；或者在对话中的朋友，可以检测到其他朋友的语气与情绪变化，并且怀疑对话是否被困难的记忆或联想困住了。换句话说，运作良好的心智化，涉及灵活地、响应地从自动心智化切换到受控心智化的能力。

　　当一个人完全依赖自我或他人的自动心智化假设时，会产生心理上的困难，这种自动化的假设往往过于简单，或者当情况变化时，使个人很难适当地运用他们的自动化假设。事实上，任何心智化干预本质上都可能涉及挑战这种自动的、扭曲的假设，并且要求来访者使这些假设意识化，并与治疗师合作来努力反思这些假设。换句话说，任何有效的治疗在这个层面上都是让来访者思考与反思心智化（我们将在后面的章节中进一步讨论这一点，即"治疗的概念重构"）。

大多数专家认为，两种心智化系统来自不同的神经认知机制，都是专门用于思考心理状态的解释（Apperly, 2011）。自动（或内隐）系统发展得早，追踪心智状态的速度快、效率高，而受控（或外显）系统发展迟缓，运行速度较慢，对执行功能（工作记忆和抑制控制）提出了更高的要求。外显心智化使我们能够解释和预测行为，并在社会调节中发挥作用（McGeer, 2007）。然而，平衡自动和受控的心智化才是至关重要的。只有对心理状态的直觉意识进行反思，获得它的来龙去脉，外显的反思才能感觉到真实。

压力和唤起，特别是在依恋情境中，会引发自动心智化，并抑制与受控心智化相关的神经系统（Nolte et al., 2013）。这对临床工作具有重要意义：任何需要思考的干预都要求对心智化进行澄清或精细加工，这本质上就是要求来访者进行受控的心智化。许多来访者在低压力条件下表现相对较好（思维方面）。但是，在更高水平的压力下，当自动心智化自然开始时，来访者可能会发现，更难激活受控心智化的运作过程，因此难以理解和反思可能发生的事情。

自我和他人的心智化

这个心智化维度涉及心智化自我状态（即自我，包括自己的身体经验）或心智化他人状态的能力（见专栏 1.4）。这两者紧密相连，不平衡意味着对他人或自我的心智化是脆弱的。心智化困难的个人可能会优先关注维度的一端，但是两者可能都会受到影响。

专栏 1.4　心智化的维度：自我和他人

- ◆ 关注他人：
  - 更容易感染情绪；
  - 与"阅读"他人思想的准确性相关，而没有真正理解自己的内心世界；
  - 可能导致对他人的剥削和滥用，或被剥削。
- ◆ 关注自我：
  - 自身状态的过度心智化；
  - 对他人的兴趣有限，或对他人状态的感知有限；
  - 可能导致自我膨胀。

以依恋为基础的疗法有一个核心原则，即在依恋关系的背景下，自我意识和心智化能力都能发展起来。儿童会观察、反应，然后内化其依恋对象表现和反映心智化的能力。因此，自我和他人——以及反思自我和他人的能力——不可避免地紧密交织在一起。根据这些假设，神经影像学研究表明，对他人进行心智化的能力与反思自己的能力密切相关，因为这两种能力依赖于共同的神经基质（Lieberman, 2007）。因此，患有自我认同严重受损的障碍（特别是精神病和边缘型人格障碍）的人，在反映他人心智化状态的能力上也有严重缺陷。

然而，一个能够认识到自我心智化能力受损的人，不一定在他人心智化能力上也表现出障碍。有些人较少在自我和他人心智化方面普遍受损，并且在这个心智化维度的一端有更强的技能。例如，拥有 ASPD 的人通常可以出奇熟练地"阅读别人的思想"，但通常对自己的内心世界缺乏真正的理解。

尽管如此，根据神经影像学文献，我们可以确定两个不同的神经网络，用于自我认识和了解他人（Lieberman, 2007）。第一个是共享表征系统（shared representation system），其中共情过程依赖于他人心理状态的共享表征。这代表了一种"内部认知"，它发生于当个体体验和观察其他人体验心智化状态时，这个过程通过镜像神经元运动模拟机制运作（Lombardo et al., 2010）。第二个是心智化状态归因系统（mental state attribution system），它更多地依赖于符号和抽象处理（Ripoll, Snyder, Steele & Siever, 2013）。根据我们对心智化功能维度的预期，这两个系统可能是相互抑制的（Brass, Ruby & Spengler, 2009），因为抑制模仿行为明确涉及心智化状态归因的神经回路。

内部和外部的心智化

心智化涉及，根据个体心理状态的外部指标（例如面部表情）进行推断，或者根据我们对他们以及他们所处情况的了解来找出某人的内部经验（见专栏 1.5）。

专栏 1.5　心智化的维度：内部和外部

◆ 内部：

- 能够根据内部状态进行心理状态判断；
- 适用于自己和他人；
- 与关于他人和自我的可能动机和思维状态的过度心智化有关。
◆ 外部：
  - 对非言语交流更敏感；
  - 倾向于根据外部特征和感知做出判断；
  - 除非经过内部审查，否则可导致快速假设。

这个维度并不仅仅指关注他人的外部可见表现与内部心理状态的过程，它也适用于自我——对自己及自己的内部和外部状态的思考。从临床评估的角度来看，内部与外部的区别格外有助于我们理解，为什么一些来访者看起来在"理解他人内心能力"方面受损，但他们可能对面部表情或身体姿势敏感，给人的印象是他们对别人的心理状态持有狡猾的洞察。有些人很少直接接触自己的主观经验，并对主观经验持有很大的不确定性，他们可能会从观察自己的行为和其他人的反应中得出结论：他们的双腿感到不安，因此他们一定感到焦虑。外部关注点可以使一个人极易受到可观察到的他人行为的影响。即使这些内容不是针对自己，对内部缺乏确信的认识的人也会对他人反应的线索表现出渴求。如果心智化不平衡并倾向于外部，那么看到别人焦虑地烦躁不安会更加有力地刺激自己内心的不安和担心。

只有在考虑将内部和外部线索的平衡用于建立他人的心理状态时，心智化的困难才得以显现。例如，BPD 来访者往往倾向于夸大其他人的情绪，包括治疗师的情绪。这是因为他们更关注心理状态的外部指标，并且他们的初始想法没有得到受控制的、反思性的心智化的检查（这可能是对想法和感觉的归因能力不足）。例如，如果治疗师向后倾斜并轻微张开他的嘴，那么来访者可能会认为这是一个打哈欠的现象，意味着治疗师厌倦了他们。或者，如果治疗师皱眉，或许表情还有些沉重，那么来访者可能会认为治疗师看起来很愤怒或感到很厌恶。有关 BPD 来访者对面部线索反应的研究已经相当多；在"视觉测验中的读心术"中，他们可能表现得比正常人更好，这给治疗师留下了一个印象，即他们的来访者比普通人的读心能力更好（有时称为"边缘共情悖论"；Dinsdale & Crespi, 2013)。在缺乏反思性思维的情况下，关注外部特征使个体在社会环境中极易受伤害，因为它产生了 Gunderson 和 Lyons-Ruth（2008）描述的那种人际超敏反应。在 MBT 中，通常心智化干预有必要始于根据某个人的外部线索来检查来访者的解读，然后继续考虑关于那个人内心状态的可能情景，鼓励来访者考虑人们内心世界的复杂性和细微性。

认知和情感的心智化

强烈的情绪似乎和对心理状态的认真反思是不相容的。这个观点几乎不需要被刻意提出，然而正如它是显而易见的，神经影像学研究为此提供了生物学的验证。比如，情绪的激起会限制人们在压力状态下"扩宽和建造（broaden and build）"的能力，即敞开心扉迎接新的可能性（扩宽）以及依据个人资源促进平复情绪和获得幸福感（建造）的能力。在一个对 30 位健康女性的功能核磁共振研究中，研究者发现，在激烈的对抗期间，对威胁的高情绪反应会压制心智化网络的形成（Beyer, Munte, Erdmann & Kramer, 2014)。

认知心智化包含对心理状态进行命名、识别和推理的能力（对自己或他人），而情感心智化则涉及理解这些状态的感受的能力（同样是对自己或他人），这对于任何真实的共情或自我感觉都是必需的（见专栏 1.6）。有些人过分强调认知或情感心智化。研究表明 BPD 来访者的认知共情能力不足（Harari, Shamay-Tsoory, Ravid & Levkovitz, 2010; Ritter et al., 2011)，这伴随着对于各种情绪线索的过激敏感（Lynch et al., 2006）。这表明这些来访者可能具有情绪加工优势，可能与杏仁核过度活化及眶额叶皮层和前额叶皮质调节缺陷的组合相关（Domes, Schulze & Herpertz, 2009)。

专栏 1.6　心智化的维度：认知和情感

- ◆ 认知聚焦：
  - 和更少的情绪共情有关；
  - "读心"被看作是智力和理智的游戏；
  - 缺乏情感核心的过度心智化倾向；

- 代理人态度的命题式理解（agent-attitude propositional understanding）。
◆ 情感焦点：
- 对情绪线索的过分敏感；
- 对情绪传染的敏感性增加；
- 思考心理状态时被情感打动的倾向；
- 自我情感的命题式理解。

心智化的情境和关系特定性

心智化由不同维度组成。我们所有人都可能在某些方面或多或少地具有一定的技巧，但具有人格病理的个体倾向于在一些维度上有显著的损伤，导致心智化不平衡，有时表现出彻底的心智化失败。在这一部分，我们会讨论那些更可能会导致心智化失败或困难的情境。

心智化并不是一个单一的东西，它会随着时间而变化，一些特定的情境或刺激更有可能导致心智化困难。比如，BPD 来访者在实验情境下可能能较好完成心智化任务，但是当他们情绪激动时（即处于一种困难的人际情境下），他们可能会表现出相当的混乱，因为他们被与他人内部状态有关的自动假设所主导，并且很难去思考和调节这种假设。换句话说，当处于情绪激动状态时，他们通常会失去控制心智化的能力，并且很可能难以想象一个或许能解释他人心理状态的理性场景。

强烈的心理唤起倾向于导致控制心智化的能力越来越难以实现，自动的和非反思性的心智化开始占主导。这一状态体现了对压力的正常"或战或逃"反应，这有利于我们对危险立即做出反应。然而在社会人际压力的情境下，更复杂的、有意识的和反思性的功能可能更有帮助，而且如果个体无法使用这些控制型的和有意识的技能，那么他们可能会在处理和他人的关系时遇到困难。我们都知道，要在一定的情绪唤起状态下关注别人的观点会变得困难。在有情绪的时候，不仅关注他人的观点变得越来越难甚至不可能，而且我们也会在并不牢靠的观察的基础上迅速做出假设。我们确信自己的观点是唯一正确的，并且忽视我们知道的关于其他人的一切，只相信可以支持自己的观点的其他想法和感受。因此，在各种人生经历中，一个人所感受到的被人际压力影响的程度可能会对他的心智化技能产生重大影响。对于早期接触过压力或创伤的人来说，切换到自动的（或战或逃）心智化的门槛似乎会降低。当然，向不受控的心智化模式切换的难易度也可能存在遗传影响，人们可能更容易转向这种自动化。

也有一些证据表明，依恋系统的激活和心智化的失活是相关的。影像研究（e.g., Nolte et al., 2013）表明，和母亲及浪漫依恋相关的大脑区域，通常会抑制与各种认知控制相关的大脑区域的活动，包括与做出社会判断及心智化相关的活动。因此，任何会刺激依恋系统的东西（不仅仅是压力诱发的唤起）似乎通常都会带来心智化能力的损伤。创伤经历会唤起依恋系统，并且依恋创伤可能会慢慢地发生。在有创伤史的人中，依恋系统的超活化可能导致一些个体在情绪状态中经历心智化能力的显著丧失，这些情绪状态引发了他们寻求依恋的本能。依恋创伤可能会使依恋系统过度激活，因为在焦虑状态下儿童需要求助的人（他们的依恋对象通常是父母），也正是第一个引起恐惧的人。BPD 中的依恋系统的快速触发可能是过去创伤的结果，这表现在BPD 来访者在人际关系紧张的情况下倾向于不择手段地移动到亲密的位置，以及他们易于暂时丧失心智化能力。

这种心智化失败的时刻是重要的，因为它们使个体在依恋关系的背景下难以与他人产生联系。当心智化以这种方式失败时，往往会重新出现非心智化行为模式，这会导致人际关系中强有力的并发症和严重的混乱。我们接下来会讨论这些非心智化模式。

非心智化模式的重新出现

当心智化失败时（通常在 BPD 来访者身上发生，特别是在高唤起的情境下），个体通常会退化到非心智化的思考方式，这种思维方式与幼儿在发展出完全的心智化能力之前的行为方式类似（因此也称为前心智化模式）。当我们失去心智化能力时，这些体验自我和他人的方式倾向于重新出现。这些模式被称为心理等同模式（psychic equivalence mode）、目的论模式（teleological mode）和佯装模式（pretend mode）。

虽然心智化的维度可以反映大脑机制方面的异常情况，但总体而言，这不是治疗师所看到的。治疗师有义务采取全人视角，必须解决来访者的现象学或主观性问题。他们的经验并不是指明某个人的大脑机制与其他人的是脱节的，而是指明整个系统的不理想运行。来访者以及治疗师看到的是一个非正常运行的心智化系统的产物，由心智化维度的不平衡导致。出于临床经验，我们将这些功能障碍的结果分为三种典型的非心智化主观模式。这些非心智化模式对于治疗师来说是非常重要的，因为它们更容易在咨询室中出现，并且涉及来访者体验的各个方面。解决这些问题是非常重要的，因为它们会导致严重的人际交往困难甚至引发破坏性行为。

在心理等同模式下，思想和感受变得"太真实"，以至于个人难以接受可能的替代观点（见专栏 1.7）。当心智化被心理等同取代时，思想被当作真实的和正确的，治疗师将其描述为"思想的具体化（concreteness of thought）"。此时疑问被暂停，个人越来越认为自己的观点是唯一可能的。心理等同在那些还没有发展出完全心智化能力的 20 个月的儿童身上是正常的。幼儿以及处于这种模式的 BPD 来访者描述了其主观经验的绝对确定感，无论是"床下有老虎"，还是"这些药物伤害了我"。这种心态可能非常可怕，给人生体验增添了强烈的戏剧感和风险感。有时，来访者的夸张反应是由于他们可以体验到自己和他人的想法和感受的严肃性与"真实性"。主观经验的鲜明和奇异可以表现为准精神病症状，并且也体现在与创伤后应激障碍有关的令人紧张的记忆中。

专栏 1.7　主观性的前心智化模式：心理等同模式

- ◆ 心智世界同构：心智现实等于外部现实。
- ◆ 内部与外部具有相同的力量；思想被感觉为真实。
- ◆ 主观的心理体验可能是可怕的（例如闪回）。
- ◆ 对不同观点的不容忍与具体理解联系在一起。
- ◆ 与自我相关的负面认知可能会被认为"过于真实"——缺乏"仿佛"的特质。

◆ 反映了被自我情感状态的思维主导，且内部关注受限。

◆ 由治疗师在治疗中进行管理，避免来访者陷入非心智化的话语中。

在目的论模式下，只有当结果是可观察的时候，心理状态才被认可和相信（见专栏 1.8）。因此，个人可以认识到心理状态的存在以及它的潜在重要性，但这种认识仅限于非常具体的情况。例如，只有在伴有触摸或抚摸等身体接触的情况下，喜欢才被看作是真实的。心智化失败并陷入目的论模式的来访者，可能会通过"见诸行动（acting out）"来表达这种情况，对于他们无法理解其内心世界的人，他们会通过不恰当的或戏剧般的行为来表达自我。目的论模式表现在内部和外部世界极不平衡并偏向外部表现的来访者身上，他们会根据人们的物理行为来理解人们的行为方式和行为意图，因此，这种理解有可能是偏差的。

专栏 1.8   主观性的前心智化模式：目的论模式

◆ 侧重通过身体而不是心理上的限制来理解行为。

◆ 过度依赖于物理可观察的东西。

◆ 从身体行为方面了解自我和他人。

◆ 将外部世界的一点变化当作对方意图的真实指示。

◆ 只表现出可产生观察结果的行为。

◆ 极端的外部关注；受控心智化严重丧失。

◆ 由于缺乏内隐的和外显的心智化能力，可能会出于某种目的而误用心智化（例如伤害他人）。

在佯装模式下，思想和感受从现实中分离出来（见专栏 1.9）。极端情况下，这可能会导致现实感丧失和分离感。一个前心智化的幼儿会创造心智模型和假象的世界，只有这些世界与现实世界完全分离，孩子才能维持这些世界。同样，处于佯装模式的来访者，可能会在没有将体验置于任何物理或物质现实的情况下，讨论这些体验，就好像他们在创造一个虚假的世界。来访者可能会过度心智化或虚拟化，这种状态下他们可能会描述很多关于精神状态的内容，但这些内容却很少有真正的意义或与现实有联系。尝试对处于这种模式的来访者进行心理治疗，可能会导致漫长而无关紧要的关于内部体验的讨论，这些内容与真实体验无关。一个对心智化状态有相当认知理解但对情感理解很少的来访者往往会过度心智化。这个状态可能难以与真正的心智化区分开来，但它往往涉及过长的叙事，缺乏真正的情感核心或与现实的任何联系。在第一印象中，过度心智化可能导致治疗师认为他们正在与具有非凡心智能力的个体一起工作，但是一段时间之后，他们会发现他们无法与来访者心智努力背后的感受产生共鸣（Allen, Fonagy & Bateman, 2008）。此外，因为在佯装模式中没有真实的感受或情绪体验给个人提供约束，他可能会将他的认知能力误用为自私的目的（例如让他人照顾他或同情他，或者控制或强迫他人）。

专栏 1.9   主观性的前心智化模式：佯装模式

- ◆ 思想不是内部与外部现实的桥梁，精神世界与外部现实是割裂的。

- ◆ 对于听众来说，来访者的话语感觉是空洞的、无意义的、无关紧要的，并且是循环的。

- ◆ 具有同时持矛盾观点的特征。

- ◆ 通常，情感与想法的内容不匹配。

- ◆ 思想的"分离"，过度心智化或虚假心智化是显而易见的。

- ◆ 反映了外显心智化被内隐的、不充分的内部关注所支配。

- ◆ 较差的"信念—欲望"推理，很容易与他人融合。

- ◆ 在治疗中，如果佯装模式出现，可以通过打破非心智化过程来管理。

正如精明的读者会注意到的那样，心智化维度中的不平衡可预测地产生了前面描述的非心智化模式。如果情绪（情感）主导意识，那么心理等同不可避免。目的论模式是由于只专注于外部特征而疏忽内部特质导致的。如果反思性的、明确的、受控制的心智认知不够完善，那么佯装模式思维和过度心智化是不可避免的。虽然我们在这里不能详细讨论，但可以从我们所了解的关于心智化能力发展的过程来预测生命早期非心智化的正常优势。例

如，聚焦情感的心理思维早于更多认知的心智化（Harris, de Rosnay & Pons, 2005），心理等同（以及伴随它的焦虑）几乎不可避免地成为 3—5 岁儿童生活的一部分。

识别这三种前心智化模式对来访者来说特别重要，因为他们常常伴随着一种压力，要将自我的未心智化部分进行外化（所谓的异化自我部分）。这可能表现为试图控制他人的头脑、自我伤害或其他类型的行为，这些行为还可以通过目的论模式得以缓解和唤起，这是典型的 BPD 人格的特征（Fonagy & Target, 2000）。

异化自我

在心智化失败及退回到前心智化模式时，我们也会经历一种心理动力学治疗师称为"投射性认同"的压力。这个词有很多含义，我们谈论其中一个方面——自我的异化（alien）部分的外化。

因为心智化会产生自我一致性，所以心智化的衰弱标志着一种破碎感，这是一种痛苦的状态，我们经常通过极端的暴力行为来寻求庇护。情感上的相互作用有时是痛苦的，部分原因是强烈的情绪会破坏心智化，而自然且可以理解的反应是，试图通过剧烈的行为来恢复凝聚力。当我发现自己在和一位朋友激烈争吵并且感到"情绪化"时，我感觉到的情绪只有一小部分与这次争吵有关；大部分可能是我试图保持自我意识和自我认同。我的实现方式是：

1. 过度地坚决主张（提高我的声音）；
2. 对我朋友可能的"困惑"观点视而不见；
3. 将他视为极度自私的，并在我的立场上确认我是有条理的、准确的，而最重要的是，无可非议；
4. 强迫他做出反应，让我更加肯定我，或者让我觉得"更真实"。

从冷静、外部的角度来看，这给人的印象是，我试图摆脱痛苦的情况，就像我试图有效地参与讨论或辩论。

我为什么忙着保护自己？为了理解这一点，我们必须介绍异化自我的概念（见专栏 1.10）。正如温尼科特（Winnicott, 1956）所指出的那样，我们假设，当儿童无法通过父母镜像（心理自我）来发展他自己的经历的表征时，他将照料者的形象进行内化，作为部分自我表征的一种确定。虽然这被用来加强婴儿的自我，但它与自我状态不一致：它在性质、强度、时间或音调上并不匹配。自我内部的这种不一致就是"异化自我"。我们将具有混乱依恋史的儿童表现出的过分控制行为理解为一种模式的固着，类似于"投射性认同"，其中通过外化减少了自我内部的不一致经验：也就是说，将自我的一个方面放在另一个人身上，让他们按照需要外化的表征行事。正如我们中的一个人（PF），在年轻的时候曾经在困境中给家里打电话，并以灾难性的方式谈论他的情况，直到他的父母惊慌失措，他才会结束谈话并感到宽慰。一直到他从自己的孩子那里得到类似的通讯，重复了这个过程，他才完全意识到这个过程对父母的幸福有何影响。如果异化自我是一种脆弱的经历，那么这个人会通过制造长期的不确定性，在他的交往对象身上创造这种经历；如果外投的异化自我是攻击性的，那么他只需要激怒对方；如果是这个异化自我是抑郁或缺乏兴趣和绝望，那么他可能会迫使他人体验到自己需要被帮助的可能，但是这样做，只能一次又一次地打击他的希望。在所有这些情况下，这个人解决内部不一致的方法是将其源头——异化自我——强加于外部世界的某个人，这种内部不一致通常会被心智化所形成的一致性幻觉所掩盖。

专栏 1.10　异化自我：行为要点（1）

- ◆ 临床治疗师必须警惕指示自我结构不连续的主观体验（例如，感觉愿望、信念或感受不像是"自己的"）。
- ◆ 自我不连续性会对大多数来访者产生消极作用，导致认同的不连续（认同扩散）。
- ◆ 来访者通过外化来处理体验的不连续方面（在治疗师身上制造这种感觉），所以治疗师必须主动监测自己对此的感受。
- ◆ 外化倾向通常发源儿童早期并深深扎根。
- ◆ 外化并不能简单地通过对外化过程进行有意识的关注来扭转；即使把这些心理

> 状态视为动态无意识的表现，对于转变也是徒劳的。
> ◆ 技术上讲，无意识过程无法解释它。

在患有人格障碍的人当中，这种外化的需要可能是生死攸关的问题，而不仅仅是对不安的一时舒缓。这是因为异化自我经常可以成为虐待经历的载体（vehicle），成为一种真正的"恶意的意向性"的宿主，恶意的意向性已经在自我内部存在，并通过不加节制的自我毁灭从内部表达其恶意的意图（见专栏 1.11）。通过"自我创造"的心智化叙事的消失，异化自我的这个部分得到了缓解，这通常弥合了自我结构中的裂缝，并防止它们破坏自我一致。

专栏 1.11　异化自我：行为要点（2）

◆ 在遭受过虐待、辱骂或严重忽视的来访者中，异化精神状态可能包括恶意心理状态的内化。

◆ 来访者的经历是一种敌对和迫害状态，必须"摆脱"以阻止自己从内部发起攻击的经验。

◆ 这个过程是关于自我生存的问题——"生或死"。

◆ 当来访者的活现（enactment）涉及他人时，来访者很难有机会与他人建立关系。

◆ 必须谨慎地控制来访者的异化自我参与外化的程度；过多的退行活现会表现为，破坏任何使用人际关系来提升心智化的机会。

心智化的丧失使自我不稳定，引发不确定性："我是谁？""他们是谁？""他们想要什么？""我跟他们有什么关系？"没有人可以获得答案，恐慌随之而来。就像这样，个人试图通过图式的表征（schematic representation）重新获得自我感："我明白这一点，如果他不喜欢我的话，他是在害我，我是受害者。"为了管理这种精神状态，个人将自己的不稳定方面进行了投射，并在其他人身上看到它们。自我的异化部分对个人的完整性和叙事结构（narrative structure）来说是最危险的。

心智化的失败揭示了自我结构的不连续性。它的发生仅仅是因为，我们都在不断地为自己创造意向性叙述，而这依赖于心智化的实现。当心智化中断时，自我表征的不连续性也变得更加突出和具有威胁性。当这种情况发生时，可以通过将自己不喜欢的方面（异化部分）归于另一个人来恢复一致性。在争吵中，有人可能会指责一位朋友控制性强、不灵活、不关心其他人的观点、不能听取论点，等等。非心智化会招致非心智化。人际关系变得僵硬和固定。在这个过程中，他人不得不受控制地、几乎被强迫地保留着扮演自我的异化部分。事实上，不公平的指控只会激怒朋友，激怒他到达他本人难以忍受的愤怒无理。这与这个人的正常自我表征形成矛盾，因为这是一个常常感到疲惫、脾气暴躁的母亲，在对一个幼儿寻求安慰的请求进行回应时，可能会形成的自我的一部分。这种成功外化的替代方案是，形成破坏性的、非心智化的自我批评，在心理等同模式中被感受为真正地被迫害。在目的论模式下，这种状态代表真正的风险，即身体风险，表现为自我伤害甚至自杀。将他人作为异化自我的载体的需要可能是压倒性的，因为来访者将其视为生存问题，并且可能发展出对他人的一致的、上瘾的虚假依恋。

突显的线索和知识信任

心智化和治疗干预的最新理论发展对临床改变有着重要启示。这种最新思考是关于知识信任（epistemic trust）的理论。简单地说，我们处在从另一个人那里得到信息的社会世界中，这个理论强调，我们对信息的信任情况具有重要的社会和情感意义，也就是我们能够将社会知识看作是真实且与我们密切相关的方式和程度（见专栏 1.12）。这一理论建立在匈牙利心理学家 Gergely 和 Csibra 的突破性研究上，他们探讨了人类婴儿能够从主要照料者那里学习的进化意义。根据这一理论，人类已经进化到既能教授又能学习新的和相关的文化信息，并且已经进化出对交流形式的特殊敏感性，这表明学习机会的产生。作为交流过程的一部分，照料者向孩子发出信号，来表明他们所传达的信息是相关的，并且是有用和有效的文化知识（见专栏 1.13）。为了做到这一点，照料者使用了我们所说的突显的线索。人类婴儿会特别注意这些信号（Csibra & Gergely, 2011）。突显的线索包括眼神接触、相互感应的特异反应，以及使用一种特殊的声音语调（妈妈语），所有这些似乎都能在婴儿身上触发一种特殊的学习模式（见专栏 1.14）。我们认为这种现象发生的原因，是因为照料者向婴儿提供了突显的线索，这说明照料者将孩子视为个体，并将其作为一种心智化（思考和感觉）的主体。总之，对孩子的需求做出敏感的反应，不仅培养了他作为一个个体的一般自信，而且还有助于敞开他的心灵、让他接受新的信息和改变他的信仰，并相应地改变他的未来行为。

专栏 1.12　知识信任（1）

◆ 一种人类专有的、线索驱动的社会认知适应，这种交互设计致力于确保相关文化知识的有效转移。

◆ 人类倾向于向彼此"教授"和"学习"新的和相关的文化信息。

◆ 人类的交流特别适用于传播：

  ● 认知"不透明"的文化知识；

  ● 可概括的通用知识；

  ● 共享的文化知识。

专栏 1.13　知识信任（2）

◆ 在个体发展的早期阶段，与能够敏感回应的人建立依恋，可以提供产生知识信任的特殊条件——提供关于安全的认知优势。

◆ 意识到倾听者是有意图的主体，以此为特点的交流可以增加知识信任和交流的可能性：

  ● 与倾听者相关；

  ● 可以推广到面对面交流之外的情境；

  ● 作为相关的系统被保留在记忆中。

◆ 突显的线索触发了知识信任，它触发了对与"我"相关的知识的特殊关注。

专栏 1.14　突显的沟通线索对学习接受能力的触发

◆ 从照料者到婴儿和儿童，突显的沟通线索示例：

  ● 眼神接触；

- 相互感应的特异反应；
- 称呼孩子的特殊声调（妈妈语）。
  - ◆ 突显的线索的功能：
    - 为了表明照料者对婴儿和儿童有交流的意图；
    - 获取新的和相关的信息。

突显的线索触发了知识信任：照料者试图传达的信息是相关的、重要的且应该被记住的。安全依恋的孩子更有可能把照料者当作可靠的知识来源，这种信任很可能泛化于其他具有教育和学习关系的人。但是，那些由于社会经历而陷入长期的知识不信任状态的人呢，在这种情况下（也许是因为过度心智化）他们会认为交流者的动机是有害的吗？

有些人似乎对新信息有抵触情绪，可能会表现得僵硬、顽固，甚至是残忍，因为他们对信息传播者的新知识持有深深的怀疑，不会将其内化（例如，他们不会改变内部心理结构来适应它）。他们的知识信任已经被先前的经历破坏，因此，为获取个人相关信息而进化出来的渠道被部分地阻断了。我们认为，知识信任的破坏不太可能是由直接的虐待行为造成（虽然它当然可以做到这一点），而是遗传易感性与忽视及情感虐待相结合的结果，这在个体更容易不信任他人信息的过程中发挥了更大的作用（见专栏 1.15）。矛盾的是，有些人的依恋系统是紊乱的（就像 BPD 来访者的特征一样），他们一开始对人的反应过于信任。这是因为依恋系统的过度激活会扰乱认知警戒的能力，使个体异常脆弱。

专栏 1.15　知识不信任

- ◆ 不相信别人说的话。
- ◆ 高水平的认知警觉（对动机的过度解释等）。
- ◆ 沟通的接受者认为，沟通者的意图不是其所声明的那样；这就意味着沟通没有被当成一个应该受到尊敬的渠道来对待。
- ◆ 故意错误地认定某人的行为是恶意的；沟通是通过认知的高度警觉来进行的。
- ◆ 对世界（个人与他人的关系）持有稳定的信念，而其修正过程仍然是封闭的。

　　每个人都在寻求社会知识来帮助自己驾驭人际关系。当涉及自身的信念和直觉时，我们都缺少安全感，并从别人那里寻求帮助和安慰。当然，这种情况更有可能发生在不安全的个体身上，他的不安全感使其处于人际网络的边缘，妨碍其获取社会知识。然而，即使这个人需要比其他人更加激烈的确认，并且焦虑地寻求社会知识，但这种可以使他放心的沟通仍可能被他拒绝，沟通的意义在他看来是混乱的，或者甚至可能被误解为有敌对的意图，这使该个体长期处于不确定状态，却没有有意义的补救手段。个体了解社会世界的渠道已经被打破了。例如，个体在童年时期与照料者的社会经历，导致他的知识信任崩溃，从而使他陷入了一种普遍的不确定状态和永久的认知警觉状态。一个有创伤史的人几乎没有理由去相信，并且会拒绝那些与他们现有的信仰不一致的信息。以这种方式排除社交信息会导致明显的僵化，或者不愿改变。这种僵化是由认知上的不信任感和一种可能以"听见而不听取"为特征的状态来支撑的（见专栏 1.16）。

专栏 1.16　知识不信任和人格障碍

- ◆ 社会逆境（最严重的是被忽视的创伤）导致对各种社会知识的信任遭到破坏——个体表现为僵化和"难以触及"。

- ◆ 个人无法改变，因为他无法接受与其他社会背景相关的新信息。

- ◆ 人格障碍不是"人格的障碍"，而是一种与自我相关的文化交流的不可接近性，这和自我与社会情境的脱离有关：
  - 伴侣
  - 治疗师　｝知识不信任
  - 教师

　　作为治疗师，我们最终可能会认为这些人"难以触及"，但他们只是简单地展示了对社会环境的合理适应，在这种环境下，来自大多数依恋对象的信息是误导的、歪曲的（见专栏 1.17）。尽管父母或伴侣的行为完美地支持了来访者的利益，或者治疗师持续提供了有价值的和准确的建议，但来访者显然没有注意到并忽略了他人的合作和支持的证据，并继续（从别人的角度来

看是"坚持")感觉被遗弃、背叛和不受支持。这就好像来访者对证据视而不见，因为它违背了他们的信念。从这个角度看，我们可以将社会知识信任的破坏看作是病态人格发展的关键机制。这对我们理解 BPD 和 ASPD 的心理疗法有重要的影响。

专栏 1.17　知识不信任与精神病理学的性质

◆ 伴随知识不信任的是知识"饥饿"。

◆ 治疗师忽视这些知识是危险的!

◆ 人格障碍是沟通的失败:

  ● 这不是个体的失败，而是学习关系的失败（来访者是"难以触及"的）；

  ● 它与来访者无法承受的隔离感有关，是由认知上的不信任产生的；

  ● 治疗师无法与来访者沟通，会使治疗师产生沮丧和责备来访者的倾向；

  ● 治疗师认为来访者没有在听，但事实是来访者很难相信并思考他听到的事情。

治疗的概念重构：三个系统

在 BPD 病例中，有相当数量的不同疗法是有效的（Stoffers et al., 2012）。这些治疗的共同点是，有清晰的理论框架和可靠的模型用于治疗。除此之外，目前还不清楚是否有单一因素，与这些疗法具有共同的有效作用。显然，了解什么使干预措施有效（或使其无效），对制定未来的干预措施和重新规划现有的实践具有巨大的意义。

根据我们之前关于知识信任的论证，我们认为成功的治疗都涉及三种与知识信任和社会学习相关的重要沟通系统（见专栏 1.18）。MBT 因改变的这三个原则而被熟知。在过去几年中，专家们越来越重视我们对有效治疗过程的理解。在接下来的部分，我们将确定 MBT 干预与改变系统的每个部分之间的关系。在不同的治疗和改变阶段，强调不同的技术；例如，在治疗开始时，沟通改变系统 1 是最重要的，尽管它在整个治疗中都为治疗师和来访者保留了一席之地。

专栏 1.18　三个治疗沟通系统

- 这三个系统都解决了 BPD 来访者的知识不信任。
- 沟通系统 1：基于治疗模式内容的沟通
  - 取决于治疗模式（例如，MBT 或辩证行为疗法）；
  - 作为一种突显的沟通线索，它可以增加来访者的知识信任，从而起到促进治疗成功的作用。
- 沟通系统 2：心智化作为共同因素
  - 治疗性设置有助于提高来访者的心智化水平。
- 沟通系统 3：知识信任背景下的社会学习
  - 来访者在更广泛的（社会）环境中应用心智化，这强化了他在治疗中学到的东西。

沟通改变系统 1：内容的教学和学习以及认知开放性的增加

所有以证据为基础的心理疗法都提供了一致的框架，使来访者能够在安全的、低唤起的环境下，根据特定的理论方法，检查那些对他来说至关重要的问题。这些心理疗法为来访者提供了有用的技能或知识，例如处理情绪失调的策略或重建人际关系认知的方法。或许更重要的是，所有以证据为基础的心理疗法都内隐地为来访者提供了一种思想和理解障碍的模型，以及对变化过程的假设的理解，这对来访者来说是足够准确的，使来访者感觉自己被认可和被理解，并有权做出决定来改变自己的人生道路。每一种治疗的概念模型都包含了大量与个人相关的信息，因此来访者的感受得到了明显的被反映或被"理解"。相比一般的认知解释风格，有帮助的、指导性的方法更有可能对来访者所处的位置进行清晰的识别（McAleavey & Castonguay, 2014）。

MBT 最初采用了一种更直接的和更富含信息的方法。对于 MBT 如何解决沟通系统 1，我们总结了一些例子（见专栏 1.19）。MBT 对治疗师和来访者提出了以下要求。

专栏 1.19　沟通系统 1 和 MBT

MBT 要求治疗师和来访者：

◆ 在评估过程的早期，协作开发一个规划。

◆ 用来访者的个人示例来识别潜在的心智化弱点。

◆ 根据来访者的症状和病史来讨论来访者的诊断。

◆ 勾画依恋模式以及它们在当前关系中的表现。

◆ 让来访者参与导入阶段，将心理教育与人际交往过程结合起来。

◆ 建立来访者问题的发展性叙述。

◆ 共同商定与来访者有关的治疗目标。

---

1. 在评估过程的早期，协作发展出一个治疗规划。它由治疗师写出来，并与来访者分享，当发展出新的理解时，可以不断地修正它。

2. 用示例来识别来访者心智化的弱点。这些范例是专门针对来访者的。识别心智化的途径，并通过精心的监控对心智化的弱点进行修复。

3. 根据来访者的症状和病史来讨论诊断。在此，比诊断更加重要的是，通过"透镜"理解症状是可变的。

4. 勾画依恋模式以及它们在当前关系中的表现。如果来访者和治疗师要在治疗期间确认他们的工作部署，那么识别依恋策略是至关重要的。

5. 让来访者参与到导入阶段，将心理教育与人际交往过程结合起来。MBT 导入团体（见第 11 章）为来访者和治疗师提供了一个共享框架，以了解 BPD 和整个治疗过程。

6. 建立问题的发展性叙述。来访者的背景和情境要与现有问题形成联系，并有助于真正理解现在的问题。

7. 共同商定与来访者有关的治疗目标，使治疗成为来访者的重要事情。

　　从本质上说，我们认为这样的解释和建议是在向来访者传达信息的突显线索。这些线索会让来访者产生一种被治疗师或治疗情况认可的感觉。这个过程很重要，因为它使来访者认识到治疗模式与其精神状态的相关性，可以减少其认知能力的高度警觉。因此，获得新技能，学习关于自己的、有用的新信息，以及学习毫无疑问对自身能力有用的信息，都具有创造开放性的一般性效果。这种开放性使来访者更容易了解治疗模式表达的专业建议。这创造出了一个良性循环：来访者"感觉"治疗模式传达的内容符合个人真相，因为它是准确的和有用的，由此产生了认知的开放性。知识信任的增长反过来又使来访者获得更多的信息，从而使来访者安心并使治疗更加有效。无论是通过现象学还是通过与实践经验相对应，来访者对交流的内容"感到真实"，这种感受让来访者体验到了心智化，促进了学习过程。

然而，我们已经发现，很多不同的疗法虽然使用了差异巨大的理论模型，但都有相当大的有益效应，这表明，系统 1 的意义并不在于传达了治疗师和治疗模式的智慧，而是它允许来访者以一种或多或少的具体方式应用这种接受学习的新方式，这改变了来访者和治疗师之间的交流性质，从而增加了知识信任。这将我们带入系统 2。

沟通改变系统 2：重新出现健康的心智化

如前所述，通过传授对来访者合适的和有帮助的知识和技能，治疗师会内隐地承认来访者的力量。治疗师所呈现的与来访者相关的信息是一种突显的线索，它传达了一种印象，即治疗师在试图理解来访者的观点；这反过来使来访者能够倾听和听取治疗师的意图。实际上，治疗师正在展示他是如何对来访者进行心智化的。重要的是，在这个过程中，来访者和治疗师会更清楚地看到对方的意图（例如，个体在寻求心智化）。当治疗师显示他的思想已经被来访者改变时，治疗师会给来访者一种力量，并增加他对社会理解的价值的信任。一个开放的、值得信任的社会环境背景，有助于个体更好地理解那些支撑着他人和自我行为的信念和愿望。这使治疗师和来访者之间的关系更加可信。在理想情况下，来访者对治疗师的敏感反应会在人际交往中开启第二个良性循环，来访者自身的心智化能力得以再生（见专栏 1.20）。这是 MBT 的核心。

专栏 1.20   沟通系统 2 和 MBT

- ◆ 真实的"不知道"立场构成了探索的基石。

- ◆ 共情作用的验证。

- ◆ 建立来访者与治疗师之间的共享情感平台。

- ◆ 专注于这样一个原则，即他人的思维可以用来阐明精神状态，并增加力量感。

- ◆ 增加对影响和人际互动的关注，包括在治疗中和治疗之外。

- ◆ 在通常会导致心智化丧失的依恋情境中探索复杂的心理状态。

- ◆ 治疗师的内心对来访者是"开放的"。

- ◆ 主观性是重要的而非被征服的。

- ◆ 来访者必须考虑治疗师的观点，就像治疗师必须考虑来访者的观点一样。

- ◆ 当有新的信息可用时，预期会发生变化；思维以一种互动的方式改变思想。

　　MBT 推荐了一种真实的"不知道"立场，这是对来访者的观点进行探索的基础。共情作用以及来访者与治疗师之间建立的共享情感平台增加了来访者的经验，他不是一个人，这表明另一个人的思维可以帮助来访者阐明精神状态并增加能动性。随着时间的推移，对影响和人际互动的关注越来越多，这为我们提供了一个背景，在通常会导致来访者心智化丧失的依恋环境中，探索更复杂的心理状态。治疗师的思想对来访者开放，其程度可以使治疗师积极地展示对来访者的心智化，陈述他的想法，并给出他的观点。主观性被认为是重要的而非被征服的。来访者必须考虑治疗师的观点，就像治疗师必须考虑来访者的观点一样。当有新的信息可用时，预期会发生变化；思维以一种互动的方式改变思想。

　　然而，对来访者的心智化——也就是说，按照来访者的观点行事——可能是整个心理疗法的一个常见方法，不是因为来访者需要了解自身或其他人的思想内容，而是因为心智化可能是通过增加知识信任来实现心理功能变化的一般方式。我们坚持，来访者的心智化能力将在所有有效的治疗方法中得到改善。这很可能有一般性的好处，因为它能增加来访者的自我控制感和自我协调感；它提高了社会理解的准确性，减少了精神上的痛苦体验，并提高了来访者在依恋关系中一致思考的能力。自从我们推进 MBT 模型以来，这一直是我们理解改变机制的关键部分（Fonagy & Bateman, 2006）。理解来访者的主观性对这一过程至关重要，因为来访者的自我发现是一种积极的主动力量。来访者通过社会互动，以及通过用治疗师思考自己的方式体验自己，而感受到了主动的力量，可以说，他们"在治疗师的头脑中重新发现了自己"。这对进一步的治疗也至关重要：重新点燃来访者想要了解世界的愿望，包括社会世界。我们相信这是一个复杂和非线性的过程，但它可以简要概括如下：通过治疗获得的洞察力，无论其内容如何，都创建或再现了来访者的潜在学习经验，进而使其他类似的学习经验更有效率，因为它使来访者能够通过提高心智能力来接受经验的学习。

我们想在这里强调一点，在我们宣称对心智化治疗的承诺时，以下观点似乎有些令人费解：心智化本身只是一个中间步骤，而不是最终的治疗目标。简单地指导治疗师将来访者的注意力集中在他们的想法和感觉上，或者来访者周围的人的想法和感觉上，无法自发地产生改变。它和其他技术一样，要通过改变正在接受治疗的人的心态来进行治疗。然而，在治疗（系统 2）中创造一个更健康的心智功能的过程，尽管可能是必要的一步，但不能比系统 1 更能保证来访者持久的改变。我们相信，真正的、持久的改善有赖于第三种沟通系统：从治疗以外的经验中学习。

沟通改变系统 3：社会学习的重新出现与心智化的提高

我们假设，通过改进心智化引导，重新建立知识信任，可以使来访者更好地理解感受并开放自己的心态，这反过来又重新开启了信息传递途径，使来访者获取了与个人相关的和可泛化的知识的可能性。克服认知上的不信任感，使之前被否定的、积极的社会信息得到确认，可以使来访者改变他的信念。这是变化的重要组成部分，是对严格控制的信念的真正改变。从本质上讲，感觉思维的体验增强了心智化，这反过来又使我们学习关于社会世界的新事物（见专栏 1.21）。

专栏 1.21　沟通系统 3 和 MBT

◆ 对更加广泛的社会环境的稳定化。

◆ 在治疗关系之外对当前关系的探索。

◆ 关注他人的敏感反应。

◆ 认识到消极反应并不仅仅是消极反应，而是有复杂的原因。

◆ 强调自我管理和自我决定。

◆ 对他人的心理状态保持开放，包括治疗师的心理状态。

治疗情境提供了知识的来源。它提供了一种明确的社会信任图式，使治疗师成为知识的"可靠来源"（Wilson & Sperber, 2012），能够消除以前严格控制的关于自我和他人的信念，并减少来访者的认知隔离经验，这体现在他们主观经验的僵化中。这就引发了第三个良性循环：通过改善心智化，增进对社会状况的了解，有助于更好地理解来访者生命中的重要他人，从而使人有可能注意到敏感的反应并感到被理解。在治疗环境内外，重新打开感受性反应的潜能，激发更信任的人际关系，从而使来访者在日常生活中遇到这些特殊的社会状况时产生新的认识。

MBT 建议在早期的治疗中就使用心智化技术，这时来访者的社会环境是稳定的。如果住房、经济、就业等压力因素占主导地位，将无法带来改变。MBT 治疗师是来访者与更广泛的社会系统进行联系的积极倡导者。一旦治疗是稳定的，并且当心理治疗伴随着更大的恒常性以及更不容易受到日常生活压力的攻击，治疗师和来访者在治疗内外都将持续地处理人际关系。在治疗关系中，对依恋过程的探索不是终点，而仅仅是聚焦来访者当前关系的一个阶段。来访者如何理解重要他人的消极反应，他如何回应他人的敏感反应？通常，高度警觉的认知会妨碍在互动中获得好的回应，而对于是什么促使了联结关系的发现可以推进治疗。

我们假设，当来访者的认知从高度警觉状态放松下来时，他的信任能力增加，他可以找到了解他人的新方法。这有助于提高来访者为理解他人行为而改变认知结构的意愿。一些可能是积极的社会经验，在以往由于来访者的认知高度警觉和僵化而打了折扣，现在有可能产生积极的影响并被来访者从中学习。第三系统的心智化改变其实是在第二系统中已经发生的，一旦与前面的治疗情况相联系，它就能提高来访者的心智化能力。当来访者开始体验社交互动时，他们会更加和善，更准确地解释社交情境（例如，将经历单纯地视为短暂的社交失望，而不是对自己的完全拒绝），他们会更新对自己和他人的知识。

这是社会信息交换能力的恢复，我们认为，这可能是对 BPD 有效的心理疗法的核心，而 MBT 就是其中一个疗法。它们赋予了个体能力，使他从良性的社会意图中获益，以及在社会环境中更新和建立对自我和他人的认识。从心智化中衍生出的知识信任的提高，使我们能够从社会经验中学习；通过这种方式，第三个良性循环可以在治疗之外得以维持。作为治疗师，我们通常假定，咨询过程是改变的主要动力；但经验告诉我们，改变也发生在治疗之外，在人的社会环境中。

一项研究对变化进行了监测，治疗师和来访者联盟在一个阶段内预测了下一个阶段内的变化（Falkenstrom, Granstrom & Holmqvist, 2013）。这表明，不同疗程之间发生的变化是学习态度改变引起的结果，后者影响了来访者在不同疗程之间的行为。这意味着，来访者从治疗中受益的程度，部分取决于他在社会生活中所处于的状况。正因为如此，我们预测，如果来访者在治疗期间所处的社会环境大体上是良性的，那么对 BPD 的心理治疗就更有可能成功。临床经验表明，这一论断可能有一定的正确性，尽管目前还没有研究证据支持它。

这种推测模型提供了一种方法，可以整合有效治疗中的特定和非特定因素。与有效治疗相关的特定因素会创造出真实的经验，从而鼓励来访者学习更多。在这个过程中，通过非特定的途径，来访者的心智能力可以得到培养。这两种系统都有望使症状改善。提高心智化和减少症状都能改善来访者的社会关系。发生于治疗之外的这些新的和改善的社会经验，可能会削弱认知的过度警觉，而正是这种高度警觉先前阻止了良性的社会互动，妨碍了来访者对自身和对社会世界的体验。只有当一个人能够以积极的方式使用社会环境（如果社会环境能够给予支持，允许这种情况发生）时，有意义的改变才有可能实现。要做到这一点，自我能动性的认知是关键，而通过感受被他人适当地心智化所提供的突显的线索，可以实现这种认知。为了使社会环境能够被准确地解释，使其为新的学习提供机会，对他人的行为和反应做出心理状态的理解是至关重要的。只有通过提高心智化才能达到这一目的。要想通过维持良好的人际关系、情绪调节和行为控制来维系社会经验的获益，就要提高和改进心智化水平来获得这种能力。这就是为什么 MBT 将重点放在这一能力上，以及为什么心智化的实现会成为本书所阐述的实用指南的重点。

第 2 章

使用心智化模型理解人格障碍

引言

我们相信,从心智化角度看,边缘型人格障碍(BPD)的核心问题在于社会认知,特别是从心理状态角度理解自己和他人的能力。这一能力在各种心理疾病中扮演了重要角色,包括有关自我的病理学。在这一章中,我们将讲述 BPD 和反社会型人格障碍(ASPD)个体所遇到的心智化困难,以及心智化是如何与患有这些疾病的个体的生活经历联系起来的(见专栏 2.1)。我们将开始讨论这两种障碍的主要症状,并从心智化的角度来理解这些症状。

专栏 2.1　心智化和人格障碍

- ◆ 在 DSM 中,人格障碍是根据功能受损和病态人格特征来定义的。
- ◆ 人格障碍是心智化维度的障碍之一。
- ◆ BPD 和 ASPD 显示了心智化维度的不平衡。
- ◆ 情绪失调、冲动及社会和人际交往障碍是核心功能。

边缘型人格障碍

BPD 是一种患病率高达 6% 的严重心理问题(Grant et al., 2008)。BPD来访者经常被误诊为情绪障碍、焦虑症、双相情感障碍、分裂型和自恋型人格障碍（参见第 3 章讨论的一些常见共病）。在门诊来访者及司法鉴定为精神病的来访者中，这种情况可能尤其常见，这些人中，有四分之一到三分之一的人可能会达到 BPD 诊断标准。

《精神障碍诊断与统计手册》（第五版）（*Diagnostic and Statistical Manual of Mental Disorders*，Fifth Edition，简称 DSM-5；American Psychiatric Association, 2013）列出了 9 项标准，要诊断为 BPD 必须满足至少其中 5 项。这些是：

1. 不稳定的紧张关系模式。
2. 不适宜的、强烈的愤怒。
3. 疯狂努力来避免被抛弃。
4. 情绪不稳定。
5. 冲动的行为。
6. 反复的自残和自杀行为。
7. 长期的空虚感或无聊感（烦躁不安）。
8. 与紧张有关的、明显的、偏执的想法。
9. 认同紊乱和严重的解离症状。

DSM-5 第三部分提出的一项建议表明，要对人格障碍的模型进行进一步的研究，并提出了一种基于人格功能障碍和病态人格特征的新模型。提出的替代模式反映出，人们越来越多地将每个人格障碍理解为一种维度，而不是一种单一的障碍，个体在不同特征上表现出不同的程度。替代模式中描述的功能受损可以联系到本书的背景，因为它们与心智化的视角惊人的一致。替代模式列出了功能受损的四个可能元素。前两个元素与自我有关；后两种元素与人际关系有关。

1. 身份认同是第一个功能受损的领域，个体可能在以下方面存在极端困难，包括难以把自我体验为是具有边界和一致个人历史的独特实体。在第 1 章我们详细描述了自我—他人维度的心智化：BPD 来访者在维系自我和他人这两级之间的审慎平衡上非常困难。
2. 第二个元素是自我导向。这包括缺少短期和长期的生活目标；不能以建设性的和亲社会的方式行动，以及缺少自我反省。

3. 共情能力受损。在 DSM-5 的替代模型中，共情被描述为一种人际功能的元素。共情是指理解和欣赏别人的经验的能力；容忍不同观点的能力；理解个人行为的社会影响的能力。这些都是心智化的内容，即准确理解行为背后的想法和情感的能力。

4. 亲密关系的问题。缺乏深度或短暂地与他人联结的能力，以及对亲密的欲望或亲密的能力是有限的。这构成了功能受损的第四个元素。从我们的立场看，无法形成依恋关系的主要原因是依恋系统受到了破坏。

该替代模型进一步描述了与人格障碍相关的五种病理性人格特质：消极情感、疏离、对抗、解除抑制和精神病特质。最后，该模型提出考虑这些特征的普遍性和稳定性，功能的受损，以及人格特质的病理性。

DSM-5 中，BPD 诊断标准适用的来访者范围很广。这给治疗师和学者都带来了问题。例如，各种可用的循证治疗不太可能同样适用于 BPD 的所有亚型。然而，越来越多人认为 BPD 包含三个相关的核心特征：情绪失调、冲动和社会功能障碍。我们将依次讨论这些功能，对与这些功能关系明显的工作流程进行思考。

然而，在描述 BPD 的核心特征之前，我们想简要强调一下，与 BPD 共处的现实是，这些特征虽然在临床和理论上有所帮助，但常常模糊不清，某个症状结束时可能会引发另一种特征。这方面的一个例子就是，情绪失调很容易成为社会关系失调的原因和后果。强烈的情绪几乎总是会导致社会功能障碍。当 BPD 来访者表现出情绪失调时，可能会严重破坏社交关系，尤其是亲密关系。无论与谁在一起都很可能导致进一步的情绪反应，并可能出现一个调节不良的向下螺旋。或者，控制情绪失调的尝试可能会引起诸如自我伤害的冲动行为。

BPD 的核心相关特性

情绪失调

　　情绪失调往往表现为强烈的、不适宜的愤怒。情绪不稳定和强烈的情绪可能是出于避免被遗弃的疯狂努力，这是 BPD 的关键特征，但也可能是导致许多其他 BPD 症状（例如冲动行为）的原因。实验研究确实证实，诊断为 BPD 的来访者在追求目标导向的行为时更不愿意经历痛苦（Gratz, Rosenthal, Tull, Lejuez & Gunderson, 2006; Salsman & Linehan, 2012），有明显的、长时间的愤怒反应（Jacob et al., 2008），不能抑制自己对消极情绪刺激的反应（Gratz, Breetz & Tul, 2010），在处理不愉快的情绪刺激时表现出异常（Baer, Peters, Eisenlohr-Moul, Geiger & Sauer, 2012; Hazlett et al., 2007），并且在负面情绪下更容易表现出行为冲动（Chapman, Leung & Lynch, 2008）。在任何特定的时间段内，他们都可能经历情绪状态的巨大变化（Reich, Zanarini & Fitzmaurice, 2012; Santangelo, Bohus & Ebner-Priemer, 2014），与代谢活动无关的心率增加（Reisch, Ebner-Priemer, Tschacher, Bohus & Linehan, 2008; Trull et al., 2008）。BPD 来访者也报告了更复杂的情绪反应，并且在识别与更高水平的困扰相关的特定情绪时，他们体验到了更大的问题（Bornovalova, Matusiewicz & Rojas, 2011; Ebner-Priemer et al., 2008; Preissler, Dziobek, Ritter, Heekeren, Roepke, 2010），尽管这可能是情绪过度反应的后果，而不是情绪过度反应的原因（Domes, Schulze & Herpertz, 2009）。

　　情绪失调是 BPD 公认的核心特征。但从临床角度来看，我们需要从心智化角度解释情绪失调（见专栏 2.2）。我们认为，淹没性的情绪唤起会导致严重的心智化失衡。就心智化的维度而言，这不仅涉及在认知—情感维度上暂时限制在情感一端上，还涉及陷入自动化的、非反思性的心智化形式（在自动—受控维度上）。当某人处于压力状态时，自动心智化很自然就会出现。在某种程度上，这是对应激的正常"或战或逃"反应，它具有进化优势，使一个人能够立即并且没有反思地对身体危险做出反应。然而，在社交人际压力的情况下，能够以更具认知和反思的方式去行动和应对显然是更加重要的，无法使用更具控制性的和有意识的心智化技能会导致真正的交往困难。例如，在我们满足自己想要尖叫的欲望之前，先想想它会如何吓到我们的孩子，若唤起了孩子的情绪状态，就会导致要使之平静下来和调节其情绪的后果。如果一个人很难通过评估情境来调节他的强烈情感，不能从情绪后果的角度来看问题，那么这可能使他做出增加人际压力的行为，并加重社会关系的困难和功能障碍。回到这个例子，大喊大叫或尖叫会使孩子失控，这反过来也可能会增加我们的情绪失调。

专栏 2.2　情绪失调和心智化

- ◆ 情绪唤起导致严重的心智化失衡。
- ◆ 心智化在认知—情感维度上固定在情绪的一端。
- ◆ 在自动—受控维度上固定在自动的（非反思的）一端。
- ◆ 无法获得他人心理状态的表征，并受其约束，影响交往。
- ◆ 心理等同是一种非心智化模式，常与高涨的情绪联系在一起。

可能与情绪失调最密切相关的非心智化模式是心理等同或等价。如第 1章所述，在这种模式下，情绪感觉过于"真实"，而当情绪非常激烈时，它没有给疑问留有任何空间。它使内部事件（思想和感受）的体验看起来是实在的而不是主观的，因为它与物理事件具有同样的重要性和意义；这可能正是情绪唤起具有如此压倒性的影响的原因。早上一醒来就感到厌倦和缺乏吸引力是一回事情，但把这种感觉视为是自己真的丑陋和不可爱的证明则是另一回事情。当体验世界的这种情感方式延伸到认知时，当人们的思想和感觉都变得"太真实"时，就会导致一种不允许其他视角介入的心理状态。它使情绪本身感觉起来非常直接，完全不容置疑；这种体验可能是强大和压倒性的。当这些问题出现在治疗中时，治疗师的最佳策略是避免陷入或被带入非心智化的谈话当中。我们认为，情绪失调的情绪思维引发了心理等同或等价模式的具体性，这反过来使个体难以接受可能有助于情绪的情境化和降低情绪体验强度的替代视角。

冲动

冲动性是 BPD 的第二个核心特征，这是造成自杀意向和自杀行为的突出影响因素（见专栏 2.3）。大约四分之三的 BPD 来访者至少尝试过一次自杀（Black, Blum, Pfohl & Hale, 2004）。情绪不稳定性，特别是负面情绪的广度和强度（Links，Eynan, Heisel & Nisenbaum, 2008）与冲动的增加有关（Gratz et al., 2010）。重度抑郁障碍、物质使用障碍或创伤后应激障碍、自我伤害、成年期遭到性侵害、照料者的自杀、情绪不稳定和更严重的解离等，每一个症状都被证实与自杀行为的增加有关（Wedig, Frankenburg, Bradford Reich, Fitzmaurice & Zanarini, 2013; Wedig et al., 2012）。自杀风险也与社会适应不良，缺乏家庭、工作和社会关系的支持有关（Soloff & Fabio, 2008; Soloff, Feske & Fabio, 2008; Wedig et al., 2013）。

专栏 2.3　冲动与 BPD

- ◆ 注意力不集中：注意力集中能力下降，容易感到无聊，无法集中精力完成一项任务，当脑子里出现杂念时很难集中注意力。
- ◆ 没有计划：缺乏预先计划；对后果的有限考虑；对排除考虑负面后果的高风险活动感到兴奋。
- ◆ 行动：行动缺乏反思性，不假思索地行动，迅速而莽撞地行动；有时与令人愉快和不愉快的情绪有关。

我们理解冲动性是从心智化维度的不平衡角度出发的：它主要强调自动—受控维度的自动一端（见专栏 2.4）。如果无法充分地反思自己的行为对别人或自己造成的影响，就会导致冲动行为。在这个时候，我们头脑中的反映最有可能与现实脱节，也就是说，很可能发生过度心智化或伪心智化（pseudomentalizing）。如果我做了一些无法解释的事情，我会为自己的行为编制一个理由，通常根据我的"意图"和"信念"或周围其他人的意图和信念来编制这样的理由。例如，如果我的行为背景是想象出来的视角，那么当我的恋人没有立即回短信，我就会想象自己被人轻视，我会真的根据外部出现

的这种情况来解释自己的推理和假定，也就是说，我真的认为或相信对方看
不起我。如果我在治疗中讨论这件事，我会让自己和治疗师陷入延伸的分析
中，但是这种讨论无法为我的断言提供令人信服的证据。我迫切地寻求对我
的观点进行验证，但即使验证出现，这也毫无意义，因为我同时意识到我编
造了我的解释，即我相信自己正受到轻视。因此，确认或阐述它只会增加我
的空虚感和无意义感。我的治疗师会通过中断这种非心智化的过程来帮助我，
而且越早越好。当心智化变得严重受损时，这种运作方式就会发展成为内部
与外部现实之间联系不充分的伪心智化模式。这种模式通常会导致冲动行为，
因为以外部现实为基础的认识和控制没有参与对主观冲动的缓解过程。

专栏 2.4　冲动与 BPD 的心智化

- ◆ 在 BPD 来访者中，自杀和自伤是与冲动有关的常见行为。
- ◆ 冲动性标志着反思性心智化系统的"短路"。
- ◆ 过分依赖自动—受控维度的自动—端。
- ◆ 在回溯讨论时会对行为进行过度心智化的解释，可认为这是伪装模式。
- ◆ 目的论的非心智化模式助长了冲动性。

冲动性也可能源于目的论立场。目的论的伪心智化模式主要强调可观察
到的物理结果。在目的论模式中，除了身体动作之外，个人不能接受任何事
物作为对某人意图的真实表达。对于这样的来访者，恋人或父母可以不断向
他保证他们的爱和支持，但这些都不是真实的：它没有解决来访者在某些情
况下产生的坠入"空洞"感，特别是孤单的感觉，当他感到可怕的空虚时，
情绪会十分可怕。对于这样的来访者来说，看起来有帮助的是让他感到真实
的身体动作，例如，有些暴力地抓挠自己。只有当他们的意图被行为证明时，
意图才能被接受，除非他们的意图产生了可观察到的结果，否则意图就是无
意义的。这可以解释自我伤害行为，向自己证明自己仍然有自我介入的力量，
这与侵犯他人的行为原因类似。试想一下，如果人际情感只能伴随身体行为
来成为现实（这可以解释一些有风险的性行为），那么，这一过程也会使人们
产生创造身体娱乐的需求，它让人们感到，人际情感中的口头表达是没有实

际意义的。目的论立场是一种非心智化状态，高度固定在心智化的内部—外部维度的外部一端，反映出受控心智化的瞬间丧失。

社会功能失调

社会功能失调通常被视为 BPD 症候群核心三元素组合中的第三个元素。例如，与其他临床组群相比，BPD 来访者在解决社会问题方面会遇到更大的困难，并且会在恋爱关系中出现高度紊乱。解决社会问题的困难很可能与功能失调的依恋过程直接相关（见专栏 2.5）。一项针对 BPD 来访者样本的研究（Fonagy et al., 1996），在控制了 BPD 的常见共病条件后发现，BPD 与迷恋型依恋存在特定的关系（符合 BPD 诊断标准的来访者中，有 75% 的人属于依恋的一个亚型，即"与创伤有关的恐惧迷恋型"，这个类型在成人依恋中是极少出现的）。许多研究报告称，BPD 个体对社会拒绝非常敏感，表现出焦虑地预期、过度地察觉和过强地反应。我们和许多在临床实践和研究领域工作的人一起，重点强调了 BPD 来访者的恐惧型依恋（依恋焦虑和关系回避）、不能容忍孤独的痛苦、对社交场合高度敏感、对他人的敌意反应保持警觉，以及大量减少的人际互动积极记忆（例如，Gunderson & Lyons-Ruth, 2008），这些特征都是恐惧型依恋的模式。

专栏 2.5　BPD 的社会功能失调和心智化

◆ 社会和人际关系问题表明依恋过程的功能失调。
◆ BPD 来访者表现出不安全的依恋模式。
◆ 依恋模式与心智化过程有关。
◆ 难以使用受控心智化来调节自动心智化→对负面体验高度敏感。
◆ 过分注重自己和他人的外部心智化→高度警惕并需要安慰。
◆ 要求他人建立自己的内部心理状态。

由于心智化是社会认知的核心，很显然，心智化程度不高的个体更可能出现社会功能障碍，他们发现自己很难通过运用反思思维来缓和自己对他人的自动假设。此外，如果过分强调将基于外部线索的心智化作为心理状态的

指标，必然导致社会功能失调。在理解和联结自己的思想和感情方面的困难，会促使人们持续地、强烈地寻求安慰，以防止空虚和无意义感的冲击与伤害。这会导致对他人的需求和依赖，这也是与 BPD 相关的社会功能失调的一个常见表现。关注外部线索可能会产生一种高度警惕的态度，还会使其他人认为个体可能有不合理的寻求安慰的要求，这两个因素增加了被拒绝的可能性。当个体依赖他人时，会对他人的情绪和他们所说的话高度敏感，会产生变色龙效应（模仿他人行为的无意识倾向），也会出现自我感丧失的恐惧，这些会促使个体更加依赖他人。来自他人的拒绝会引发恐慌，因为这意味着他人的肯定和安慰的停止。人们感受到一种威胁，觉得自我感会被他人代表，而这种威胁是无法低估的：可以感觉到它的冲击是真实存在的。面对这种脆弱，其中一种应对方式是，通过果断而脆弱的行为，在人际互动中寻求对自我认同的强烈确认。无论这种应对和防御是多么地可以理解，但是，这种攻击性或支配行为都会导致他人做出防御反应，通常会导致人际冲突和强烈的情绪，从而进一步削弱个体的心智化能力。

依恋、心智化和 BPD

我们对 BPD 的治疗方法有三个关键观点（见专栏 2.6）。

1. 我们认为早期受到抚养人忽视（尤其是情感上）的成长史，以及早期社会环境的受损，在 BPD 人群中很常见，并且我们假设，这些条件会破坏一些人全面发展心智化的能力。

2. 我们认为，特别是在这些人身上，之后的逆境或创伤可能会进一步扰乱心智化。一方面，这些个体为了保持自己的适应性会限制自己（如通过逃避）暴露于残酷的社会心理环境中；另一方面，依恋过度激活和紊乱的依恋策略所产生的高情绪唤起水平，会妨碍个体发展出实用的和高层次的认知能力。

3. 心智化是一种多方位的能力，因此不同的 BPD 来访者都会在这些能力上有特定的损害。

专栏 2.6　BPD 的依恋和心智化

我们认为：

◆ 早期的（尤其是情感上的）忽视和混乱的社交环境会损害心智能力的发展。

◆ 以后的逆境或创伤会进一步妨碍心智化的形成。

◆ 依恋过度激活和杂乱无章的依恋策略会破坏更高的认知能力。

◆ 心智化表现为多方面，不同亚型的 BPD 来访者具有特定的心智化维度缺陷。

这预示着：

◆ 更高层次的不安全依恋策略，特别是依恋混乱。

◆ 与早期的严重（情感）忽视和后期的创伤的相关性。

◆ 一种复杂的心智化缺陷模式，根据下列情况而异：

  ● 任务的性质；

  ● 任务对个体情感和依恋的要求；

  ● 个体依恋史的性质。

从这些观点可以得出一些预测。在 BPD 来访者中，我们可以看到：

◆ 更高层次的不安全依恋策略，特别是依恋混乱。

◆ 与早期的严重（情绪）忽视和后期的创伤的相关性。

◆ 一种复杂的心智化缺陷模式。根据任务的性质、任务对个体的情感和（特别是）依恋的要求以及个体依恋史的性质，这些缺陷会有所变化。

　　因为本书主要是一本治疗指南，而不是对研究证据的全面回顾，因此我们只能希望读者自行参考 Fonagy 和 Luyten 的论述（2016），他们对这些假设中的每一个都进行了详细回顾。

BPD 在四个维度上的心智化轮廓

　　回到第 1 章讨论的心智化四个维度——自动和受控、自我和他人、内部和外部、认知与情感，我们将简要地重新考虑一个典型 BPD 来访者，其心智化的强项和弱项是如何体现在这些维度上的（见图 2.1）。

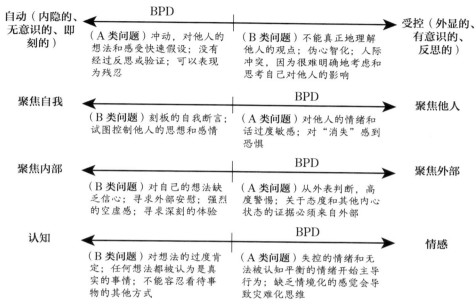

图 2.1　BPD 人群心智化维度失衡所产生的问题。不平衡地强调每个维度中的一个极端，以至于在整个维度上产生了不良的失衡后果。（A 类问题是由于过分关注偏好的某一端产生的，B 类问题产生于任务的功能失调，通常是因为受到了未充分利用的相反一端的影响。）

自动和受控：缺乏充分反思的能力，高估直觉

　　BPD 个体往往倾向于表现出内隐的或无益的心智化形式（见专栏 2.7）。这可能是较为简单的；通常为自动的、无意识的和不敏感的；不太可能对此进行真正的口头解释，因为其逻辑是直观的、不合理的、非言语的；其特点是毫无根据的肯定，暴露了不反思的根源。就像在强烈的依恋关系中那样，BPD 个体在情绪唤起增强时，特别容易转向自动心智化。因此，他们往往表现出严重的社会认知功能失调；例如，他们可能过于不信任他人（偏执），或相反，过度信任他人（天真）。他们的想法具有冲动性：他们会对别人的想法和感觉做出快速的假设，这些想法和感觉没有经过认真的思考或验证。这些个体可能会发现，考虑和反思自己对周围他人的影响非常具有挑战性、非常

困难，因此，就会滋生人际关系冲突。此外，由于缺乏换位思考，他们的思想和行动中在某种程度上（无意的）可能会出现残忍。没有真实的反思时，可能会发生伪心智化。此外，由于不受现实检验的限制，他们的心智化往往是过度的；这被描述为过度心智化，这可能是患有人格障碍的青少年的特殊特征（Sharp, 2014）。

专栏 2.7　BPD 中的自动和受控心智化

- ◆ 过度或不恰当地使用自动的和不受控的心智化。
- ◆ 情绪唤起程度高时过度警觉。
- ◆ 过于敏感，不是多疑就是过于信任。
- ◆ 快速决策，对他人反应的非反思性。
- ◆ 逻辑为直觉的、非理性的和非言语的。

自我和他人：因他人的过度影响而坚持自我

一些具有边缘特征的来访者可能会过度关注自己的内心状态，而表现出过度担忧（例如，在自我的关系上进行了过度心智化）（见专栏 2.8）。与此同时，这些关于自我的观点是在没有考虑社会现实的情况下发展起来的（一种对他人如何看待自己的认识）。如果不能在自我认知和对他人如何看待自己的真诚好奇心之间找到平衡，就会导致自我形象的夸大，无论是正面的还是负面的。一种平衡的、适应性的自我心智化形式消失，而且个体认同的现实性也会在这种过度心智化的幻想中消失。

专栏 2.8　BPD 中的自我与他人心智化

- ◆ 关注自我内部状态和自我一致性，恐惧"消失"。
- ◆ 他人的心理状态可能会对自己产生过度影响。
- ◆ 对他人的情绪敏感。
- ◆ 严格控制他人的思想感情以保护自己。
- ◆ 自我过度心智化很少受到外部现实的约束。

内部和外部：以牺牲内部为代价对外界过度敏感

BPD 来访者往往在理解他人意图的任务上表现不佳。然而，他们可能对面部表情高度敏感（事实上，一些研究探讨了个体对情绪状态的视觉线索的敏感性，结果，患 BPD 的受试者的表现要胜过那些无 BPD 的受试者）。BPD 来访者在情感体验上的高度敏感性，本质上似乎与他们对自我和他人的外部特征（关于精神状态的信息来源）的敏感性增强有关，也可能与他们倾向于被周围人的情感状态过度影响有关。过分关注外部可能会使一个人对他人的感受或想法保持高度警惕，但无法根据背后的心理状态对他人做出准确的评估（见专栏 2.9）。

专栏 2.9　BPD 中的内部和外部心智化

◆ 以牺牲内部状态的理解为代价，对外界线索过于敏感。

◆ 根据外表、面部表情、眼睛运动和声音音调做出判断。

◆ 关于态度和其他内心状态的证据必须来自外部。

◆ 增加了自己对他人的想法和感受的确信。

只有在评估内外线索是否平衡（常用于建构他人心理状态）时，这种类型的心智化功能失调才会变得明显起来。例如，要准确描述一位治疗师的责任感，只能考虑以下方面，定期问诊通常所需的动机水平、接受相对较低的报酬、很少接受明确表达感激的方式。然而，如果一个人无法获得对内部状态的这种评价，那么外部态度指标就显得至关重要。违反承诺的外部小指标，比如，治疗师开会迟到，可被认为是背叛的灾难性证据。在 MBT 中，心智化的干预通常需要从接受来访者的主观经验开始。这通常是淹没性的、冲击性的，而不是建立于对于证据评估的基础上。在更平衡的状态下，来访者也会承认现实的证据，有能力认识到他人的主观经验往往不同于他本人的观点，而在他处于高度情绪唤起状态时，来访者做不到这一点，主观经验被其认为是绝对真实的。

认知和情感：认知心智化的失败

有边缘人格特征的来访者通常会被自动的、感觉驱动的心智化所淹没，并且缺乏利用更具反思性的认知功能模式来平衡感觉驱动的能力（见专栏2.10）。在临床上，我们看到的绝大多数BPD来访者都表现为情绪失调，这些情绪不能被认知能力充分平衡（或者根本不平衡），从而开始主导行为。其导致的结果是灾难性的。认知帮助我们区分感觉和现实。如果我意识到我在思考什么，这意味着我知道想法只是一个想法，我的期望可能不是真的。现实是一个带有情感的"组合体"。如果我感觉到疼痛，就很难说服自己这个疼是想象的产物，或者试图告诉自己我只是在想象背部疼痛。有了认知，人们总是会怀疑。认知牢牢地存在于自我之中，我知道信念在我的头脑中。但情绪不一样，情绪会受到社会环境的影响而产生扭曲和回应。如果我感觉有人视我为"二等人"，如果我只是在体验这个想法，而没有反思这个想法，那么这个想法会带来像背痛一样的内部确认，这个想法会变成我无法反驳的东西。

专栏 2.10　BPD 中的认知与情感心智化

- ◆ 压倒性的情绪失调，伴一意孤行。
- ◆ 对体验缺乏质疑。
- ◆ 情绪未被认知平衡；认知奖赏下降。
- ◆ 没有将感受融入现实情境，导致灾难化思维。
- ◆ 伴装模式。

让这个问题更加复杂化的是，强烈的情绪会妨碍正常的情绪调节过程，即认知评价。如果我被朋友认为是"二等人"，这一感觉在我身上产生了强烈的情绪反应，我便无法用我对那个朋友的了解以及我们过去的经历来检验我的假设。认知评价的缺失还会导致对情绪线索的过度敏感，在社会环境中，当一个人的强烈情绪体验触发另一个人的情绪反应时，会产生压倒性的"情绪传染"体验，反过来，使这个人的情绪体验变得更加难以控制。比如，对于想象出来的朋友的轻蔑，我可以用轻蔑（甚至公然侮辱）加以回应，于是

我的朋友可以看出我的不友好态度。在这种情况下，一个人可能会失去区分自我边界的能力，更易将自己的糟糕精神状态归因于他人。我会认为，朋友的反应清楚地表明了他脆弱的自我感，而其明显的自我保护意图，同样清楚地表明了他的不可信和不可靠。最后，我对他感到深深地失望，感觉完全被这个朋友遗弃和孤立了。因此，尽管 BPD 来访者会对他人表现出明显的情绪化，但情绪风暴会导致他们真实的共情能力严重受限，当他们面对他人的悲伤或痛苦时，他们可能会表现出以自我为中心的痛苦，而不是真正指向他人的共情。

反社会型人格障碍

DSM-5 列出了 ASPD 的四个诊断标准。它们分别是：

1. 自 15 岁起，普遍漠视和侵犯他人权利，描述为以下内容中的三项：

   a. 不遵守有关合法行为的社会规范，多次出现被逮捕的行为；

   b. 欺骗，表现为反复说谎、使用化名，或为个人利益、乐趣而欺骗他人；

   c. 冲动或缺乏提前计划；

   d. 易怒和具有攻击性，表现为反复的肢体冲突或攻击；

   e. 行为鲁莽，不顾自己或他人安全；

   f. 一贯地不负责任，表现为经常性无法履行工作职责或财务义务；

   g. 缺乏悔意，对伤害、虐待或偷窃他人的行为漠不关心或将其合理化。

2. 至少年满 18 岁。

3. 有证据表明，品行障碍的有关症状发病年龄小于 15 岁。

4. 反社会行为的发生并非仅仅发生在精神分裂症或躁郁症发病期间。

ASPD 的描述性临床症状包括：不遵守行为法规、冲动、易怒、具有攻击性、行为鲁莽、不负责任和缺乏悔意。很显然，这些症状会让他人对患有这种障碍的人感到非常担忧（见专栏 2.11）。

专栏 2.11　ASPD 的临床特征

◆ 不遵守有关合法行为的社会规范。

◆ 欺骗。

◆ 冲动或缺乏提前计划。

◆ 易怒、具有攻击性。

◆ 行为鲁莽，不顾自己或他人的安全。

◆ 一贯地不负责任。

◆ 缺乏悔意。

这些特征都令人厌恶。ASPD 来访者自私自利的态度及其不可预测性，使人们对他们保持警觉态度。

据报道，英国总体人口中，ASPD 的患病率为 0.6%（National Institute for Health and Clinical Excellence[1]，2010），尽管该疾病在社区中可能存在漏诊的问题。但是，ASPD 在普通人群和罪犯中的患病率存在很大的差异：据报告，在英国的监狱服刑人口中，63% 的男性在押囚犯、49% 的被判刑的男性囚犯和 31% 的被判刑的女性囚犯患有 ASPD（Singleton, Neltzer, Gatward, Coid & Deasy, 1998）。ASPD 对暴力犯罪行为的影响显而易见：ASPD 显著增加了暴力行为的可能性，并且对未来的暴力行为、未来的再次判决或刑满释放后的再次监禁具有高度的预测性。治疗 ASPD 是一个公认的优先事项，但在撰写本文时，还没有建立有效的干预措施作为治疗该症状的方法（National Institute for Health and Clinical Excellence，2010）。治疗 ASPD 非常艰难，并且患有这种疾病的人得到的精神卫生保健服务的质量非常差，无论是精神治疗还是心理治疗。

现在，我们将描述，ASPD 的行为特征有多少是与心智化异常有关的，理解这些特征可为有效治疗提供一条途径。首先，我们将回顾一些表明 ASPD 和有限的心智化能力之间存在关联的证据。

---

[1]　即英国国家卫生与临床优化研究所。——译者注

早期一项研究使用"反思功能量表"（Reflective Functioning Scale）来评估罪犯的成人依恋访谈记录，结果显示，相比有人格障碍但无犯罪史的人以及正常的对照者，这些患有 ASPD 的犯罪者的反思功能水平最低（Levinson & Fonagy, 2004）。与其他人格障碍（例如偏执型人格障碍）来访者相比，ASPD 来访者的心理功能似乎不那么僵化。他们的心智化有时表现出灵活性，但当环境变得不确定时，他们会使用前心智化的思维模式来组织他们的心理历程，及解释外部世界与人际关系。心智化各组成部分间的平衡也可能会被打破。自恋型人格障碍来访者有很高的自我关注度，表现为对他人的心智化理解非常有限（Dimaggio, Lysaker, Carcione, Nicolo & Semerari, 2008）。相比之下，ASPD 来访者是读懂他人内心状态的专家，他们甚至到了可以随意利用这种能力来强迫或操纵他人为自己服务的地步，但他们却无法对自己的内心世界产生真正的理解。此外，他们缺乏准确读懂某些情绪的能力（心智化的外部组成部分），并且无法从面部表情中识别恐惧情绪：反社会行为与识别恐惧表情的特定缺陷之间存在着强有力的联系（Marsh & Blair, 2008）。实验室的研究结果还表明，暴力罪犯不能体验和理解受害者的绝望状态（Blair, Jones, Clark & Smith, 1997）。

心智化能力低下是有反社会犯罪行为史的个体所呈现的画像的一部分，这一点在那些符合 ASPD 诊断标准的个体身上得到了体现。最近的一项研究验证了这种假设，具有反社会（特别是暴力）历史的个体在准确想象心理状态方面存在特定的问题（Newbury-Helps, Feigenbaum & Fonagy，出版中）。研究者从英国伦敦的缓刑服务机构招募了 82 名在社区接受矫正的男性犯罪者（其中 65% 达到 ASPD 的诊断门槛），要求他们完成一系列计算机化的心智化测试，这些测试需要他们进行观点采择，从面部表情中识别心理状态，以及在社会互动环境中识别心理状态。研究者将他们与 43 个没有任何犯罪史的对照组进行了样本匹配和比较。相比对照组以及已发表研究中抽取的样本，犯罪组在所有任务中均表现出心智化障碍。三个心智化分量表都有一定的能力预测 ASPD 的严重程度。这三个分量表包括："他人视角敏感度任务"（Sensitivity to Others' Perspectives task）、"社会认知评估电影"（Movie for Assessment of Social Cognition）、"视觉测验中的读心术"（Reading the Mind in the Eye Test）。

　　另一项研究证实，在 97 名有品行问题的青少年中，心智化在儿童期虐待经历和攻击行为的关联中具有中介作用（Taubner & Curth, 2013）。结果表明，反思功能是早期虐待和攻击行为之间的完全中介。相反，心智化能力高是早期虐待经历与攻击行为发展之间的保护因素。一项更进一步的研究涉及 104 名平均年龄为 16.4 岁的青少年（男女都有），使用成人依恋访谈中的"反思功能量表"来评估心智化能力（Taubner, White, Zimmermann, Fonagy & Nolte, 2013），并通过自我报告来测量精神变态（psychopath）特质和攻击行为。心智化缺陷与精神变态特质和主动攻击显著相关。心智化起到了调节作用，当个体具有更高的心智化能力时，具有更广泛的精神变态倾向的个体不会表现出更强的主动攻击性。精神变态特质只能在一定程度上解释青春期的攻击性。尽管有些人具有精神变态特质，但高心智化可作为一种保护性因素，防止主动攻击行为的出现，因此，心智化可以作为减少此类个体攻击性的干预目标（Taubner & Curth, 2013）。

ASPD 在四个维度上的心智化轮廓

　　在某种意义上，ASPD 必然会导致心智化障碍，而通往暴力的一条常见途径是心智化能力的暂时抑制。然而，认为 ASPD 来访者就是彻底的心智化不足的断言是过于简单化的。例如，有证据表明，尽管自相矛盾，但在某些特定领域（如前面提到的），更好的心智化能力可能与心理障碍中的暴力有关（见专栏 2.12）。例如，有精神分裂症的暴力来访者在复杂的心理理论上往往表现得比非暴力类来访者要好。与 BPD 一样，我们需要从心智化的具体维度和它们产生的主观心理状态来思考问题，而不是把"心智化"当成单一的实体来思考。ASPD 来访者更擅长外部的心智化而不是内部的心智化，更擅长认知的心智化而不是情感的心智化，更擅长冲动直觉（自动）的心智化而不是反思（受控）的心智化。

专栏 2.12 心智化和 ASPD

◆ 暴力罪犯比非暴力罪犯表现出更低的反思功能。

◆ 相比偏执型人格障碍以及可能的自恋型人格障碍，ASPD 的心智化更为灵活。

◆ 患有 ASPD 的人可能擅长读懂他人的思想，导致滥用心智化。

◆ 但是，它们显示：

● 准确读懂情绪的能力普遍降低；

● 无法从面部表情中识别恐惧情绪，缺乏对受害者痛苦的关注。

◆ 心智化可以对有品行障碍的青少年在虐待和攻击之间进行调解；心智化是一个保护因素。

临床上，由于正常人的心智化是根据情境和情绪而变化的，由此可知，人格病理学并非仅仅因为失去心智化而产生。首先，重要的问题是个体是如何轻易地失去心智化能力的。有些人是敏感的和消极被动的，并且在各种各样的环境中迅速转向非心智化模式。其次，同样重要的问题是，一旦失去心智化，他们会多快地重新获得心智化。我们认为 BPD 的特征是以下三种的组合：频繁、快速且容易引起人际关系中的心智化丧失，在恢复心智化方面存在相关困难，以及随后会长期陷入非心智化的体验模式（Bateman & Fonagy, 2004）。最后，心智化可能会变得僵化、缺乏灵活性。例如，患有偏执型人格障碍的人，经常表现出对自己内部精神状态的僵化，过度心智化，以及缺乏对他人的真正理解（Dimaggio et al., 2008；Nicolo & Nobile, 2007）。在最好的情况下，他们只是怀疑别人的动机；但在最坏的情况下，他们认为人们的动机有恶意，而且坚信这一点，无法被说服。

应当为患有 ASPD 的人实施基于心智化的治疗计划，从这个角度来看，我们必须尝试从心智化的维度出发，更明确地确定其心智化缺陷的性质。这是本章下一部分的目标。总结我们的观点：我们认为，反社会特征通过使用前心智化的思维方式使原本不可预测的人际关系变得僵化，并由此来维护自己心智化过程的稳定。

自动和受控：自动心智化的常见失败

处于更高层次的受控或外显的心智化，涉及心理治疗的本质问题。例如，可能会要求来访者重新反思，认识到其他人对相同情况的可能不同看法，或者评估他自己的想法，并根据之前相反的评价标准更仔细地评价这些想法。重要的是要注意，只有当认知与对物理现实的直接体验之间的联系是清楚而强大的时候，外显心智化才是真实而有效的。认知具有"抽象的或无实体的"特性，很容易在很大程度上以自我服务的方式被扭曲，因此变成严重的歪曲，而无法代表现实。如果我在主观上忽略了现实的关键方面，比如和我同行的人的安全，那么我就可以以危险的速度来开车，并报告说我的同伴和我一样享受这次旅行。在这个过程中，我忽略了来自同伴的外部信号，也忽略了内隐心智化的直觉，而我原本可能已经意识到这与同伴的紧张经验有关，如他紧张得指关节发白、紧盯着仪表盘等。我对他心理状态的精细加工完全是自我服务的、主观的，因为无论出于什么原因，我都想有个伴。如果直接面对现实，我可能已经部分地承认了他的痛苦，但这不会影响我的行为，因为承认只是理智层面的。

这种共情能力对患有 ASPD 的人来说是一个问题，在治疗过程中，治疗师可能会要求他们进行外显的心智化，但他们不会对理解产生任何情感上的重视（见专栏 2.13）。无论是对自我还是他人，他们在认知和情感体验之间建立的联系都是脆弱的。因此，要求一个患有 ASPD 的人考虑他人的心理状态，并对他人富有同情心并不容易，只有当他们的心智化能力足够强大，使他们能够建立这一联系时，他们才有可能真正从别人的立场上考虑问题。在这个方面，自动心智化不足以发挥作用，而受控心智化所做出的贡献更大。因此，反社会行为可能与自动和受控心智化的不平衡存在直接联系。正如我们之前强调的，为了感受"真实"和"有意义"，受控与反思的心智化要求人们在基于对他人心理状态的直观意识上，去了解更广泛的背景。自动和受控心智化的不平衡永久地将患有 ASPD 来访者置于这样一个状况，即这些来访者认为体验到的外显心智化是无意义的，因为这种体验的获得并不是基于对他人心理状态的直觉和内隐意识。ASPD 来访者与他人产生共鸣的能力有限，无论他们对他人的外显看法多么准确，都是缺乏意义的，因为他们不能用这些看法来调节自己的行为。即使意识到我对老板造成了伤害和痛苦，因为我是根据自己的方便而不是老板的需要来工作的，而且我也意识到老板会认为我是一个不能依赖的人，但这种想法没有力量改变我未来的行为。因为他人的反应和情感体验不会限制我。

专栏 2.13　ASPD 中的自动与受控心智化

- ◆ 内隐和外显心智化之间的持续不平衡。
- ◆ 人际交往主要依赖于自动心智化。
- ◆ 受控心智化过程并没有被体验为有意义的过程。
- ◆ 治疗师在治疗中应谨慎地要求外显的心智化，直到更好地建立心智化。

自我和他人：不能看到他人的自我

如上所说，ASPD 来访者往往善于解读他人内心状态的认知方面，甚至他们很自私地滥用这种能力，或者强迫或操纵他人，而另一方面，他们却无法形成对自己内心世界的真正理解和觉察（见专栏 2.14）。ASPD 来访者可能善于解读他人的思想，并滥用该思想，例如，善于说谎。当我说谎掩饰自己时，我必须非常清楚对方知道什么和不知道什么。这需要换位思考。正如我们看到的，ASPD 来访者通常不擅长换位思考。事实上，正是因为这个原因，有些 ASPD 来访者的确是非常可怜的说谎者。然而，另一些 ASPD 来访者却也擅长歪曲事实。例如，有些人可以同时保持几个身份，为了保持每个身份，他们必须能够记住在过去的经历中，他们与交谈过的人分享了哪些事情。那么，我们如何才能解释这种特殊心智化和显然非常有限的社会协作能力的混合呢？我们假设，这是由于某些类型的心智化的贡献。这与 Treffert（2010，2014）描述的学者症候群的原则相同。正如只有十分之一的自闭症来访者拥有学者技能（Treffert, 2014），也只有少数（可能是十分之一）的 ASPD 来访者虽然普遍漠视他人的权利，但是在与他人交往时，具有异常高的反思和认知的心智化能力。但是，与自闭症的学者症候群一样，这种心智化能力是基因预定的释放结果，而不是以正常发展个体相同的方式获得的能力（通过依恋关系）。

专栏 2.14　ASPD 中的自我与他人心智化

◆ 能够解读他人并以服务自我的方式使用这种能力——滥用心智化。

◆ 从认知角度解读思想，但缺乏对他人情感体验的共情。

◆ 在善于说谎者和可怜说谎者之间摆动。

◆ 目的不是促进社会和个人合作，而是加以利用。

◆ 不愿探索和了解自己的内心世界。

◆ 总体而言，通过成为让他人为其做事以满足自己的要求的专家，来关注自己的内心状态。

抛开某些人的特殊心智化能力的悖论，一般而言，ASPD 来访者（不管其能力如何）使用心智化理解他人的主要目的不是为了促进社会协作，而是为了自己的利益而利用他人。ASPD 来访者是从认知角度解读他人内心状态的相关专家，但他们无法以同情的方式认同自己的状态并同情他人。这种不对称助长了对他人权利的漠视（见下文）。此外，他们滥用自己的认知和聚焦其他方面的心智化能力，来强迫或操纵他人。正是这种对他人心灵的分割的、局部的感觉，构成了反社会行为的关键。承认他人有独立的思想会抑制暴力行为；而丧失心智化使人可以利用他人来满足自己的需要，或对他人进行身体攻击，因为他人只不过是一副躯体或让人感到威胁的存在。ASPD 来访者可能会专注于自己和自己的内心状态，并成为让他人为其做事以满足其要求的专家。

因此，过分关注自我或他人会导致单方面的关系及社会交往中的扭曲。不可避免地，这将反映在个体如何接受治疗的过程中，从而影响来访者与治疗师的互动。ASPD 来访者倾向于固定在自我—他人维度的一个极端上，这种固定取决于环境的要求。

内部和外部：无法透过外部看到内心

内部心智化是一种对自己或他人的内心状态的关注，即思想、情感和欲望的关注。外部心智化意味着依赖外部特征，例如面部表情和行为。正如前文所述，ASPD 来访者对面部表情或其他外部的情绪表达反应有限；这表明，在这些个体中，他们能够非常快速和容易地获取心理状态的信息，却没有反思功能（见专栏 2.15）。

专栏 2.15　ASPD 中的内部和外部心智化

- ◆ 对外部情感表达的反应有限。
- ◆ 对危害自我的外部证据关注较少。
- ◆ 大多数暴力个体很少关心自己和他人的内心状态。
- ◆ 较少提及内心状态，这与精神症状和人际问题的报告较少有关。
- ◆ 对从内部了解他人更感兴趣，也会有更高的治疗参与度。

ASPD 来访者不能很好地理解传达情感的面部表情。如果我们对某人进行心智化以便可以"感受"他们的感受，那么显然这会让他更不容易受到伤害，因为我们会被他人的情感所束缚。只有在暂时抑制或解除心智化时，才有可能采取激进的行为。其实，这种抑制解除可能具有良好的进化意义。在一项前瞻性研究中，关押在一家戒备森严的医院里的 66 名暴力罪犯，也同时具有其他类型的人格障碍，他们接受了有关犯罪行为表现的访谈（McGauley, Ferris, Marin-Avellan & Fonagy, 2013）。访谈发现，这些人对人际暴力和恶意所持有的内部（而非外部）表征的程度，可以预测随后的暴力行为，越是能意识到内部的恶意会越少地表现出犯罪行为。有趣的是，那些最有可能出现暴力行为的人，是那些认为自己病态症状较少，且人际关系问题较少的人，他们在描述其犯罪行为表现时最不能够提及内心状态。这说明，优先关注外部会损害对内部的关注，这同样适用于自我和他人的心智化维度，优先关注他人会损害对自我的关注。值得注意的是，在此样本中，对受害人产生了更多内部表征的来访者也更愿意接受治疗。

心智化通过提高对人际关系的理解来实现社会协作（Tomasello, 2014）。暴力行为显然会减少有效合作的机会。因此，从进化的角度来说，推动合作文化和抑制暴力的潜在能力将带来巨大的选择性优势。然而，在某些情况下，如在生死搏斗中，不能使用暴力是一种不言而喻的障碍。在这种情况下，对他人内心状态敏感度受损的个体却能够很好地适应环境。要在这种情况下取得成功，社会团体必须同时包含两种人。在社会团体中包含一定比例能够严重伤害他人的个体是具有明显的选择性优势的，因为他们施暴时不会被观察到的外部痛苦信号困扰。然而，同样显而易见的是，太多暴力个体也会造成危险，并威胁到社会团体的协作能力。最好是根据具体情况改变这些暴力个体的比例：在某些情况中，拥有更多的暴力个体是一种优势；但在其他情况下，也是灾难。在人类这种物种中，这些暴力个体可以通过两种方式获得发展：遗传和早期发育。本章的最后（见"ASPD、依恋、暴力和精神变态"一节），我们将回到自然选择如何解决环境差异的问题上来，它通过使用依恋系统作为"早期预警系统"来向婴儿进行指示，在以后的生活中在何种情况下可能需要暴力行为。

认知和情感：情感心智化的失败

ASPD 来访者对心理状态有着明显的认知理解，但与人类体验的情感核心没有联系（见专栏 2.16）。这使他们能够真正共情的能力受到损害。患有品行问题的青少年在观看唤起正常情绪反应的图片时，如描绘引起情绪痛苦的攻击行为的图片，其大脑的杏仁核（大脑中在处理情绪方面起关键作用的区域）产生较低水平的反应（Jones, Laurens, Herba, Barker & Viding, 2009）。相反，一些患有攻击性行为障碍的青少年在观看这类图片时，大脑的杏仁核会产生过的反应，如观看他人被门夹到手的画面（Deceti, Michalska, Akitsuki & Lahey, 2009）。这种杏仁核反应模式与父母对青少年孩子的大胆行为和施虐行为的评价高度相关。杏仁核反应的增强可能表明，对他人疼痛的享受或过于激动的反应。通过研究发现，杏仁核反应不足和反应过度似乎都与反社会行为和共情功能障碍有关。

专栏 2.16　ASPD 来访者的认知和情感心智化

◆ 理解认知心理状态，但忽视了人类经验的情感核心（自我和他人）。

◆ 通过认知理解来控制他人的心理状态。

◆ 避免自我情绪状态，尤其是羞辱。

◆ 减少了识别自我情绪的范围。

ASPD 和前心智化模式

ASPD 的所有显著特征都反映了非心智化（或前心智化）操作方式的转变。我们假设，在一些个体中，可能是那些经历过与依恋相关的创伤的个体（如遭受过严重的父母虐待或家庭暴力的），依恋系统的激活会抑制其心智化的各个方面。

如第 1 章所述，前心智化功能的特征是心理等同模式、佯装模式和目的论模式（见专栏 2.17）。在心理等同模式中，"仿佛"的感觉消失了，一切体验都是如此"真实"，这使个体过于严肃地体验了自己和他人的想法和感受，而陷入了夸张的反应中。与 ASPD 尤其相关的是羞耻感的影响：当陷入心理等同模式时，羞耻感真的可以造成毁灭性的后果，它根本不可能被容忍。

专栏 2.17　ASPD 中的前心智化模式

◆ 心理等同模式：

　● 由于心智化维度的不平衡；

　● 羞耻和其他情绪可能会造成毁灭性后果。

◆ 佯装模式：

　● 受害者的心理与施虐者的心理完全脱节；

　● 可能导致暴力行为，因为不受约束；

　● 缺乏对行动的反思，因为没有产生他人心理的表征，缺乏对他人体验的情感认同。

> ◆ 目的论模式：
>   - 体验仅在具有明显后果时有效；
>   - 惩罚必须是躯体的（接受其他形式，如司法系统、监狱，及按照相同的规则行事）。

　　这种状况反映了心智化维度的长期不平衡。具有反社会行为的个体，不能觉察其他人的潜在意图以及仅基于外部表现推断他人动机，从而导致了社会交往问题。这通常被描述为具体思维，即心理等同的另一个方面，过度基于外部线索进行心智化，因此这种心智化具有内隐性和非反思性。由于过分强调内心状态的外部指标，ASPD 来访者的极端反应就可以被理解了，这种反应不受反思的检验，可能会对他人的意图产生令人困扰的期望。

　　佯装模式允许个体在心理上毫无负担地实行暴力行为，在犯罪过程中，仿佛受害者的心理痛苦和伤害是不存在的，于加害者而言，受害心理是很陌生的、异化的，完全无法与加害者的心理进行沟通和联结。当自我和他人的心智化维度缺乏适当的平衡，思想和情感就会分离开来，甚至可以达到毫无意义的程度。罪恶感、对他人的爱以及对后果的恐惧等情绪能力，通常有助于抑制暴力行为。但一些暴力分子丧失了心智化，无法充分体验这些情感并与之产生共鸣，因此阻碍了这些抑制机制的激活。如果一个人对自己没有恐惧，并且觉得与暴力有关的危险不重要，那么就更加不能抑制暴力行为了。佯装模式的出现使得犯罪被抓到的风险看起来不真实，并产生了一种虚假的安全感。内部状态与外部现实不再相关："像电影中发生的那样""这似乎不是真的"。

　　ASPD 来访者有时会用上述模式反思自己的反社会行为，但是发现没有什么值得反思的。这些人在思考他人的心理状态时，不会在精神上感到痛苦；因此，试图通过"对思维的思考"来改变 ASPD 来访者的行为通常是无效的。重要的是，普通的心理治疗可能是无效的，因为对内部状态的讨论与现实几乎没有真正的联系，也没有意义。

　　目的论模式倾向于支配 ASPD 来访者的行为动机。在这种模式下，只有当体验的结果是明显和容易觉察的时候，他们才会认为这种体验是有效的。

回报必须是有形的、看得见的。有趣的是，司法系统大体上采取了相同的目的论立场。囚犯和狱警在同等程度上接受了"正义能够得到伸张"的逻辑。偏离这些简单的原则，试图将心智化的思维引入系统，会让所有人感到不安，并可能造成困惑（Gilligan, 2000）。一个成功的反社会分子给人的典型刻板印象是，戴着首饰或昂贵的手表，开着豪华汽车，通过暴力袭击敌人来展示对朋友的忠诚（同样，要求别人以类似的方式展示对他的忠诚），这可能是一个编剧的幻想，但这也是基于对反社会个体的外表和"外形"的巨大价值的认识（Gilligan, 2000）。

ASPD 和异化的自我

无论是在一个类似帮派的群体中，还是在一个更私人的环境中，ASPD来访者都需要人际关系。这些关系倾向于等级分明和组织严格。然而，在这类关系中，人际相互作用的本质是受控制的和局限的，但这不应导致我们低估组织的强度和重要性；里面的人对他人和组织具有强烈的忠诚和认同感。这种严格的人际关系对 ASPD 来访者非常重要，这使他们的自我存在感获得稳定性。原因有两个：首先，这样的组织关系可以肯定和确认他们的自我状态（对于 ASPD 来访者来说，这种肯定和认同的感觉是一种罕见的体验，因为他们的行为往往会使他人疏远）。其次，这种社会关系往往是一个可以将异化的、陌生的自我外化的地方。他人成为难以忍受的情绪的寄主，否则这些情绪会破坏 ASPD 个体自我感的稳定性（见图 2.2；关于异化自我的进一步讨论见第 1 章）。对于 ASPD 而言，异化的自我必须被外化。这可能发生在同伙关系中，这样的同伙成为没有心灵的服从者（"对待女人要像对待狗一样，她们需要被驯服，只能逐渐地放开引导"）；也可能发生在与系统的关系中（"警察要抓我，他们只是想害我"）。因此，关系的这些特征通常被刻板地维系着，任何可能的威胁都会触发情绪唤起，比如一个同伙想要更多的独立性。这种唤起产生了对失去主动性和自我感的恐惧，而进一步削弱了心智化。在向下的螺旋中，心智化的进一步丧失会加强失去主动性和自我的感觉，从而增加了对威胁的感知。解决方法是将无法忍受的脆弱、羞愧或软弱的感觉外化给他人。外化异化自我的动机给治疗带来了挑战：治疗师必须对刚性关系的概念化进行挑战，但是这样做要非常小心，因为这样的挑战可能会引起来访者的暴力和攻击感受，因为关系中感知到的任何变化都会引发对暴力控制的需求，这种暴力反应是自动化的。

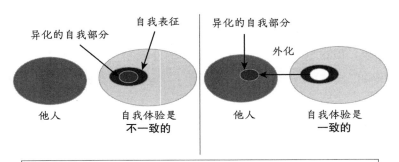

通过强迫的、控制性的行为，ASPD来访者在他们的自我表征中达到了一定的一致性。ASPD来访者需要控制他人才能恢复失去的自我肯定。

图 2.2 ASPD 来访者的异化自我和自我一致性恢复

ASPD、依恋、暴力和精神变态

人类天生就有攻击性和暴力倾向。就像我们之前讨论过的那样，人类之间的攻击性是一种至关重要的进化适应。在某些人类环境中，暴力很可能对个体基因的存活做出了重大贡献。然而，在其他情况下，暴力具有严重的不适应性。因此，暴力是我们应该具备的潜在能力，但如果我们的环境不要求我们为了生存而进行身体攻击，我们就要能够停止这种行为。考虑到这些不断变化的情境，个体在攻击性和暴力的发展上存在差异就不足为奇了。大多数学龄前儿童经常使用身体攻击（Tremblay et al., 2004）。例如，英国国家儿童健康和人类发展研究所[1]（NICHD Early Child Care Research Network, 2004）等进行的纵向研究表明，个体越早出现问题行为，其持续攻击和暴力的风险就越高。只有一小部分人（大概 5%~10%）会持续进行身体攻击；其余的人

---

[1] 即 National Institute of Child Health and Human Development，简称 NICHD。——译者注

在 10 岁前就越来越不愿攻击他人。那些持续发生暴力行为的人的家庭环境与那些逐渐停止暴力行为的人明显不同。在一项对 1 万多名 2—11 岁儿童进行的纵向研究中发现，与父母相关的因素能够区分具有持续攻击性行为的儿童（Cote et al., 2007）：具有高度稳定攻击性行为的儿童与父母之间的积极互动要少得多，他们经历了更多具有敌意的、无效的教育以及更严重的家庭功能障碍。

早期依恋的质量可能在引导幼儿趋近还是远离暴力的轨迹中发挥着关键作用（见专栏 2.18）。根据约翰·鲍尔比（John Bowlby, 1982）的依恋生物模型，我们认为早期的依恋关系是新生儿的一种信号系统，有助于他们识别自己期望经历的环境。发展轨迹的早期选择是必要的，正如我们已经讨论过的，遵循人身攻击的轨迹是有进化（生殖）代价的。安全依恋确保婴儿能充分学习社会认知能力，如情感理解能力。但是，如果抚养者没有时间、资源或意愿把注意力放在婴儿身上，就会形成不安全的环境，与婴儿需要的安全环境相比，在这种环境中成长的婴儿更有可能使用暴力。

专栏 2.18　ASPD 和依恋

◆ 学龄前儿童在人际互动中经常使用暴力。

◆ 安全依恋在暴力行为低发的发展轨迹中起着至关重要的作用。

◆ ASPD 来访者和有暴力史的人：

　● 成人依恋模式是不安全 – 忽略的模式；

　● 倾向于否认依恋关系的重要性；

　● 在可能的情况下，依恋激活系统失效。

ASPD 来访者通常没有机会在适当的依恋关系中了解心理状态。或者，他们的依恋体验可能被残酷地或持续地破坏；对另一些人来说，他们的依恋对象可能已经摧毁了他们初期的心智化能力，依恋对象让孩子对自己的想法和感受产生了很多焦虑，从而使孩子希望避免思考人的主观体验。在一项针对大量高风险样本的纵向分析中，在婴儿期，母亲的回避与退缩可以预测孩子 20 年后出现 ASPD，并且这个预测不受儿童期后期受到的虐待情况的

影响（Shi, Bureau, Easterbrooks, Zhao & Lyons-Ruth, 2012）。在对儿童中期样本的随访中发现，混乱型的依恋行为和学校的不适应行为可以加强对未来生活中的 ASPD 特征的预测。这些发现证实了依恋是如何破坏社会适应的，反过来，社会适应增加了暴力的风险。几项横向研究中有合理的证据表明，ASPD 来访者，尤其是那些有暴力史的人，一般具有不安全－忽略（insecure-dismissing）的成人依恋关系模式，这会切断自己与依恋关系的联系，并否认依恋关系的重要性（Frodi, Dernevik, Sepa, Philipson & Bragesjo, 2001; Levinson & Fonagy, 2004; van IJzendoorn et al., 1997）。后来发展为 ASPD 的来访者，在早期生活经历中遭遇了发展中的依恋系统被威胁，如失去重要他人的保护、与重要他人的分离、被忽视，以及身体和性虐待（Luntz & Widom, 1994; Pert, Ferriter & Saul, 2004）。许多研究报告指出，儿童时期的心理社会剥夺，包括虐待，与成年期的 ASPD 特征有关（e.g., Kumari et al., 2013; Liu et al., 2012）。当然可能也有遗传因素。表现出低质量看护的父母也可能会遗传那些会导致反社会行为风险的基因。有必要进行双胞胎和领养研究，以确定环境因素本身是否会带来反社会行为的风险，或者是否可能存在混淆的遗传因素。越来越多的证据表明，人际关系理解能力（社会能力）的缺乏和对环境需求反应的灵活性受限，在儿童虐待和外化问题之间起着中介作用（e.g., Mayberry & Espelage, 2007）。

综上所述，我们认为，对于 ASPD 来访者来说，依恋系统一直处于失活状态。在这个过程中，来访者较少看到"他人"的人性一面，并经常处于未被心智化的状态，把他人当作一件"事物"而不是一个人来对待。如果不把另一个人看作是有意向的主体，他就会得到非人性化的对待。对待他人的这种态度消除（或暂时减少）了对他人施暴的一个关键性的抑制壁垒。在心智化能力减弱的情况下，非心智化思维占主导地位。ASPD 来访者的非心智化思维的特点是，对行为的心理驱动因素缺乏直觉，无法预见与自我体验相关的他人的体验，无法根据外部线索描述他人的内部体验，无法完全将情感心智化。在这个过程中，有一个从心理到身体的转变，ASPD 来访者用自己的身体和生理模式体验着自己的和其他人的心理状态；同样地，这也为暴力行为打开了道路。暴力行为很可能是对世界的误解或错误观察的反应，包括对他人的行为或意图的误解或错误观察（例如，把别人无关轻重的评论理解或体验为严重的羞辱），或者把难以忍受的情感和身体的感觉，推卸给异化的自我，无法思考和理解这些情感。

儿童的早期经历也与精神变态的问题有关，我们在此加以讨论。精神变态与 ASPD 共享很多特征，但表现出了额外的人际关系和情感特征（如肤浅的情感、低焦虑和恐惧、冲动、支配性、冷漠、肤浅的魅力及控制欲）。一些被诊断为 ASPD 的来访者有精神变态的特征，但大多数人没有。一些治疗师认为，虽然精神变态和 ASPD 有许多共同的特征，但其潜在的心理生物学过程可能是不同的，而且这些不同的特征使精神变态来访者很难通过心理社会治疗获得改变。我们可以根据精神变态来访者的人格特征，可靠地描述和验证不同类型的 ASPD 的行为表现。这些亚类型分别是：没有精神变态的 ASPD 来访者；有少量精神变态症状的 ASPD 来访者；伴随可怕的精神变态的 ASPD 来访者，他们可以被双重诊断，既患有精神变态，又患有 ASPD（Cox et al., 2013; Poythress et al., 2010）。工具性的攻击行为（为达到目标而进行的有计划的攻击）的倾向性，能够区分伴随精神变态与未伴随精神变态的 ASPD 来访者和品行障碍来访者。后者的攻击行为与情感反应性的攻击有所不同，情感反应性的攻击通常是冲动的，源于挫折和愤怒，而工具性攻击则是故意的、有计划性的和有目标的。对社会化缺乏响应（似乎是无法阻挡的），在伴随精神变态症状的攻击行为的病因学中扮演着重要角色。

许多研究结果强调了情感 – 人际特征在区分精神变态和 ASPD 中的重要性。在一项研究中，与未伴随精神变态的 ASPD 者相比，精神变态组的参与者（几乎所有人都符合共病 ASPD 的标准）对威胁的防御反应表现出减弱的特点（Drislane, Vaidyanathan & Patrick, 2013）。对威胁的防御反应缺陷与未伴随精神变态的 ASPD 者的情感 – 人际特征有关，他们的反应模式与典型的成年人在失控时的表现相同。核磁共振成像研究还表明，共病精神变态和 ASPD 的暴力来访者，其大脑结构异常（灰质体积明显减少）；但被诊断为只有 ASPD 的暴力个体，其大脑结构与非犯罪者相似（Gregory et al., 2012）。与精神变态来访者的病史相比，心理创伤在 ASPD 来访者的反应性攻击中起着更大的作用，因为创伤使人对压力敏感，降低了情绪反应的阈值（Allen,

2004）。Blair（2008）提出，由于精神变态来访者的情绪反应不足，他们不太容易受到潜在的创伤性压力的影响。

我们建议治疗师不要将与精神变态有关的人格障碍来访者纳入 MBT 方案中，为此，我们在这里对精神变态进行了一些讨论。我们确信，无论是生物学还是其他病因，本书中概述的模型都不适合原发性精神变态来访者的群体（Poythress et al., 2010）。然而，我们应该谨慎地对待将这一群体扩大化的倾向。一个孩子或年轻人可能表现出明显的冷漠，这种冷漠来源于对依恋关系的焦虑：他们可能并不是冷酷无情的（Viding, 2009），但他们是害怕的，也许是为了寻求更可靠的依恋关系（Fonagy, 2004）。在这里，我们主要关心的就是这种情况。如前所述，童年早期的恶劣环境可能预示着未来更需要人际暴力来解决问题，同时也会破坏认知的正常发展和潜在心理状态的表达方式。总之，在治疗 ASPD 的过程中，我们建议治疗师必须了解导致失控的原因，并接受个体通过保持对异化自我进行外化的方式来构建与他人的互动，因为他们有这种外化的需要。ASPD 来访者在依恋关系中经历了发展障碍，其中以羞耻感和耻辱感为主。丧失了心智化的健全发展，留下了对内心情感状态的终生敏感。在心理等同模式中，任何羞耻的体验，无论它多么微小，在心理环境中都被体验为自我的崩溃，因为在应对这些体验时没有得到次级表征水平的缓冲。对自我的威胁实际上意味着可耻的异化自我的回归，它们必须得到控制才能使人生存。ASPD 来访者没有学会通过心理表征和情感处理来控制当下恐怖的心理状态，而是通过控制物理环境（例如，通过胁迫和暴力）来缓解内心的恐慌。治疗的本质是在不引发羞耻和羞辱威胁的前提下，激发来访者的归属感。同时，必须在依恋过程中培养信任、诚实和率真的感觉。

MBT 研究结果的总结

BPD

最近出现了一些关于 BPD 的社会心理干预的综述。尽管不是从健康经济的角度（疗程的长短）出发（Brettschneider, Riedel-Heller & Konig, 2014），但这些综述承认，在对 BPD 的治疗上，支持 MBT 疗效的证据基础总体上仅次于辩证行为治疗（例如，Budge et al., 2013; Nelson et al., 2014; Stoffers et al., 2012）。令人欣慰的是，一项关于来访者治疗目标的大规模定性研究证实，MBT 的目标与来访者希望从治疗中获得的目标是密切适合的（Katsakou et al., 2012）。

少量随机对照实验（randomized controlled trials，简称 RCTs）和一些自然研究已经检测了 MBT 对 BPD 来访者的有效性。一项在部分住院的环境下进行的随机对照实验，探讨了针对 BPD 的 MBT（Bateman & Fonagy, 1999, 2001），在为期 18 个月的治疗项目中，来访者在心境状态和人际功能方面取得了显著而持久的变化。测量结果包括企图自杀和自残行为的频率、住院次数和持续时间、是否需要护理，以及自我报告的抑郁、焦虑、一般痛苦症状、人际功能和社会适应等。相对于常规的治疗（treatment as usual，简称 TAU），来访者的获益是巨大的，这大约需要两个疗程；此外，在 18 个月的随访期间，研究者观察到来访者的获益在持续增加。对来访者的医疗保健使用情况的分析表明，BPD 的住院治疗费用并不比一般的精神变态治疗昂贵，而且在治疗后节省了相当多的费用。在 BPD 来访者完成全部治疗 5 年后和初次入组 8 年后进行随访研究，结果发现 MBT 组的情况仍优于常规治疗组。自杀倾向（MBT 组 23%，常规治疗组 74%）、病情复发情况（MBT 组 13%，常规治疗组 87%）、护理使用情况（MBT 组 2 年，常规治疗组 3.5 年），以及其他测量指标，如药物使用、总体功能和职业状况，均显示 MBT 组均有较好的改善（Bateman & Fonagy, 2008）。

对门诊 MBT 进行了两项控制良好的单盲试验：一项针对的是 BPD 成人来访者（Bateman & Fonagy, 2009）；另一项针对的是接受临床常规治疗的有自残行为的青少年，其中绝大多数符合 BPD 标准（Rossouw & Fonagy, 2012）。这两项实验发现，MBT 在减少自残（包括自杀）和抑郁方面优于常规治疗。重要的是，在成人实验中，对照组接受的是手册化的、高度有效的治疗和结构化的临床管理（Bateman & Fonagy, 2009），但是仍然不如 MBT 疗效好；尤其在长期干预中，MBT 优于这种常规干预（Bateman & Fonagy,

2013）。对来访者进行的一项事后分析发现，除了 BPD 外，获得诊断的人格障碍数量是严重程度的关键指标，它可以预测是否需要使用 MBT，因为在这些来访者中，常规治疗和结构化的临床管理对这些来访者的多数结果指标似乎没有什么益处（Bateman & Fonagy, 2013）。在以青少年为样本的实验中，MBT 带来的改善似乎是通过心智化水平的提高、减少回避型依恋，以及改善参与者的突发 BPD 特征来实现的；接受 MBT 的参与者的恢复率为 44%，而接受常规治疗的恢复率为 17%（Rossouw & Fonagy, 2012）。应当注意的是，目前在 MBT 中，关于心智化对治疗改变的中介作用的证据是有限的，而在使用其他方法进行治疗时，关于心智化对治疗改变的中介作用的证据则更多（Forster, Berthollier & Rawlinson, 2014; Goodman, 2013）。这两项实验的持续随访表明，至少 MBT 组的改善能够维持，在大多数情况下，改善的效果可以在治疗终止后持续，且与对照组相比仍具有显著性差异。

最近的三项研究进一步支持了 MBT 能够有效治疗 BPD 的结论。丹麦的一项随机对照实验发现，与低强度、手册化治疗组相比，MBT 对 BPD 来访者的治疗效果更加显著（Jørgensen et al., 2013）。研究将来访者随机分为 MBT 组（$n = 58$）或手册化治疗组（$n = 27$），施于的每一项干预都结合了心理教育和药物治疗。在一系列心理和人际关系测量指标上（如总体功能、抑郁和社会功能），联合的 MBT 和较低强度的手册化治疗都取得了显著改善，并减少了符合 BPD 诊断标准的诊断数量；且效应量（effect size）较大（$d = 0.5\~2.1$）。在治疗师评定的"整体功能评估"（Global Assessment of Functioning）中，联合的 MBT 优于低强度的手册化治疗。一项 18 个月的自然随访发现，终止治疗后，MBT 的效果在 18 个月内都仍然维持着（Jørgensen et al., 2014）。在随访时，MBT 组中有一半的来访者符合功能障碍缓解的标准，而手册化治疗组只有不到五分之一的来访者符合该标准，但在刚结束治疗时，按照诊断标准评估，两组来访者都有四分之三的人得到了缓解，且几乎一半的来访者在症状上得到了缓解。这项研究的一个局限性是，相同的治疗师提供了两种干预措施（因此，两种治疗之间存在溢出效应的高风险）；另一个重要的局限性是数据不完整。在丹麦的另一项研究中（Petersen et al., 2010），一组来访者在接受了部分住院治疗后再接受团体 MBT，结果显示，治疗之后（平均时长 2 年）来访者在多个测量指标上有所改善，包括"整体功能评估"、住院率和职业状态，而在 2 年后的随访里，这些方面有了进一步改善。

挪威的一个专科治疗中心进行了一项质量改进研究，其中一组 BPD 来访者接受 MBT，另一组接受传统的心理动力学治疗（Kvarstein et al., 2015），以考察 BPD 来访者的治疗结果。这项纵向比较研究的样本为 345 名 BPD 来访者，其中 281 名接受了心理动力学治疗，64 名接受了 MBT，他们在所有指标上的初始严重程度和功能受损程度相当。结果测量包括"症状清单 -90"（Symptom Checklist-90）、人际关系问题、"整体心理功能"（在整个治疗过程要例行测量）、自杀和自我伤害行为、入院率、药物治疗以及职业状态，分别在基线和治疗结束时测量。MBT 与传统的心理动力学治疗相比，来访者退出率减少（MBT 的退出率为 2%）。接受 MBT 的来访者，在症状改善、人际关系、总体心理功能以及职业表现方面均有改进。尽管这种变化与引入 MBT 有关，但在这样的设计中是否可以建立具体的因果关系，需要进一步的研究。

Bales 等人（2012）在荷兰进行了一项自然研究，他们调查了一项为期 18 个月的 MBT 方案对 45 例确诊为重度 BPD 的来访者的有效性。（DSM-IV 轴 I 和轴 II 上的症状有很高的共病率。）研究结果显示，MBT 在症状困扰、社会与人际功能、人格病理学与功能方面，均有显著的积极效果；效应量为中度到高度（$d = 0.7{\sim}1.7$）。这项研究还表明，在治疗期间和治疗后，需要进行额外治疗的数量和精神病来访者住院率显著减少。这项研究缺乏对照组，这限制了其关于 MBT 疗效的结论的有效性。另一项研究（Bales et al., 2015），将严格接受其他专业心理治疗的 175 名来访者，与 29 名接受 MBT 的来访者进行匹配。接受其他专业心理治疗的来访者产生了很大的改善，但这种效果通常只是中度的；相比之下，接受 MBT 的前—后测效应量很大，在 18 个月和 36 个月时，精神症状降低的科恩系数 d 分别是 -1.06 和 -1.42，而在人格功能领域的改善上，科恩系数 d 的范围在 0.81${\sim}$2.08 之间。考虑到非随机研究设计以及参与者接受的治疗剂量差异，应谨慎解释这两种情况下的疗效差异。同一团队目前正在进行多位点随机实验，他们比较了对 BPD 来访者进行 MBT 密集门诊治疗和部分住院治疗（Laurenssen, Westra, et al., 2014）。

最近的一项自然试点实验，研究了 11 名患有边缘症状的女性青少年（14—18 岁）接受 MBT 住院治疗的可行性和有效性（Laurenssen, Hutsebaut, et al., 2014）。治疗开始一年后，他们的症状明显减轻，人格功能和生活质量得到改善；效应量 d 在 0.58~1.46 之间，代表中度到高度的效果。此外，91%（$n = 10$）的青少年在"简短症状问卷"（Brief Symptom Inventory）上表现出了可靠的改变，18%（$n = 2$）的青少年的测量结果进入了功能正常的范围。一份关于在社区中应用 MBT 的报告，也显示了积极的结果（Jones, Juett & Hill, 2013）。完成 18 个月治疗的来访者表现出了明显的症状改善，反映其社会和职业功能的检测指标也发生了显著变化。

ASPD

英国国家卫生与临床优化研究所（National Institute for Health and Clinical Excellence, NICE, 2010）总结了截至 2009 年的针对 ASPD 治疗的研究，证实了对 ASPD 干预措施的研究不足，且缺乏关于其治疗的证据。NICE 的作者总结说，关于 ASPD 治疗的证据非常有限，不支持制定任何治疗的建议（NICE, 2010）。我们复制了 NICE 的搜索，但聚焦在 2009 年之后发表的论文上，所使用的搜索策略包含了随机控制实验以及结合了 ASPD 主题词和关键词的系统回顾过滤器。我们只搜索出了 5 个满足筛选标准的结果：三个实验和两篇综述。只有一篇论文提到了在社区环境中进行的干预研究（Davidson et al., 2009）；这项认知行为治疗的研究是一个探索性的实验，而不是一个完整的随机控制实验。两篇综述的结论是，没有一致的证据表明 ASPD 干预措施的有效性，并建议迫切需要进行研究以检验针对该障碍的干预措施（Gibbon et al., 2010；Khalifa et al., 2010）。

McGauley、Yakeley、Williams 和 Bateman（2011）开展了一项应用 MBT 治疗 ASPD 的可行性研究，他们的报道发现来自一项由英国伦敦塔维斯托克（Tavistock）和波特曼（Portman）基金会信托项目资助的小样本研究（$n = 9$）。研究中的 9 人接受了团体和个体的 MBT。使用"外部攻击性行为量表"（Overt Aggression Scale）评估的初步结果表明，参与者自我评估的攻击性

（指向他人和自身）的严重程度，在治疗中的前 6.5 个月有所下降；相反，他们的易怒评分没有改变。在 6 个月的随访中，"简短症状问卷"上的精神症状严重程度显示，参与者所经历的与症状相关的痛苦程度有所下降，其中，参与者报告在抑郁、焦虑和敌意症状方面，其痛苦程度下降最大。

　　最后，我们注意到，在早期描述的针对 BPD 的 MBT 门诊治疗中，实验参与者中有一个重要的子样本（Bateman & Fonagy，2009）也符合 ASPD 的诊断标准。对这些共病 ASPD 的来访者进行单独分析显示，他们从 MBT 中获益显著。

第 3 章

共病

抑郁症

抑郁症与 BPD 高度共病:抑郁情绪是 BPD 的一个重要特征。研究还表明,具有 BPD 特征的抑郁症共病对抑郁症的治疗过程及效果都会产生不良影响(Levenson, Wallace, Fournier, Rucci & Frank, 2012; Stringer et al., 2013)。在临床工作中,我们建议根据具有 BPD 特征的抑郁症来访者的严重程度来决定如何更好地对他们进行治疗(见专栏 3.1)。

专栏 3.1　BPD 和共病

◆ BPD 与其他许多心理健康状况有关。

◆ BPD 会干扰对其他疾病的有效治疗。

◆ 如果要治疗共病,那么治疗 BPD 则是必需的。

◆ 然而,治疗共病并不能改善 BPD。

虽然从研究的角度来看,抑郁症和 BPD 之间的确切关系还需进一步阐明(目前还不确定抑郁症和 BPD 在多大程度上应该被视为情感障碍的同一谱系),但是从临床的角度来看,这种关系十分重要,我们无法对它视若无睹。伴有 BPD 的抑郁症来访者在情感上会表现出更大的不稳定性,这就使得与非边缘型抑郁症相比,边缘型抑郁症来访者的压力体验和抑郁发病之间的关系并不那么明显(Kopala-Sibley, Zuroff, Russell, Moskowitz & Paris, 2012)。研究

还表明，具有 BPD 特征的来访者会体验到更为痛苦的抑郁感受，这一点可以从"自陈式抑郁量表"分数更高得到证明，尽管这并非一项基于观察的测量依据（Levy, Edell & McGlashan, 2007; Silk, 2010; Zanarini et al., 1998）。此外，这类人还会体验到更为强烈的空虚感和弥散性负面情绪，更高程度的自我批评，以及更关注被抛弃的恐惧感（Levy et al., 2007; Wixom, Ludolph & Westen, 1993）和羞耻感。

从 MBT 理论的角度来看，BPD 个体在心智化平衡方面的局限性极大地放大了他们的抑郁症状。BPD 来访者采用非心智化的方式来回应他们自身的主观体验，这导致他们体验到更加强烈的抑郁感受（见专栏 3.2）。在心智化缺失的情况下，个体会在"心理等同模式"（见第 1 章）中体验到挫败、被拒绝和被抛弃，这些会给他们带来一种不可撼动的压迫感和紧张感。从另一方面来看，当心智化水平得到了恢复，上述感受的改善速度远比重度抑郁症所预期的改善速度要快得多。

专栏 3.2　BPD 和抑郁

- 抑郁的症状会被 BPD 放大，例如，情绪更不稳定。
- BPD 的非心智化模式会让抑郁症状在主观上让人感觉更严重。
- 增加试图进行自伤和自杀可能性。
- 抑郁症比 BPD 改善得更快。
- 除非将 BPD 纳入考量，否则针对抑郁症的标准治疗技术将无法有效进行。

我们可以通过 BPD 紊乱的自我结构特征来理解抑郁症与自伤行为之间的关系。当来访者试图去减轻、分散或"外化"（即将其知觉为是来自外部的体验）这些关键体验时，他们依然会从内部感受到它们，但这并非属于体验自我的一部分（即"异化的自我"，见第 1 章），并且这种方式会导致更加严重的自伤和破坏性结果。而对于那些没有 BPD 共病的抑郁来访者而言，他们在心智化上同样也会遇到困难，他们有时也会发挥心理等同模式。对于这类来访者而言，他们显然缺乏的是用一种"假装"或"游戏"的态度去看待世界，他们有着消沉的现实感，以及对内心世界持有一种静态不变的看法（见专栏

3.3）。在伴有明显 BPD 特征的来访者中，心理等同则深入地解释了更多极端的内部痛苦和绝望，这或许也解释了为何那些伴有抑郁的 BPD 来访者有着更严重的生理疼痛和疲劳（Hudson, Arnold, Keck, Auchenbach & Pope, 2004; Van Houdenhove & Luyten, 2009）。与此类似，在心理等同模式中，被感知到的批评会被认为是对自我具有高度威胁性的攻击：被拒绝本身就是一件让人感到痛苦的事情（Eisenberger, Lieberman & Williams, 2003）。

专栏 3.3　BPD、抑郁和非心智化模式

- ◆ 心理等同：
  - 在 BPD 自我结构紊乱的情况下会导致自我伤害；
  - 自我批判的想法在感受上是真实的；
  - 对抛弃和丧失的恐惧被体验为事实。
- ◆ 佯装模式：
  - 从低心智化反弹到过度心智化；
  - 遵循失败和徒劳无益的自我实现逻辑；
  - 自杀是过度心智化过程的一部分。
- ◆ 目的论模式：
  - 迫切需要依恋对象；
  - 要求额外的治疗次数；
  - 潜在的边界僭越。

如果目的论模式占主导地位，那么这会让那些感到抑郁的 BPD 来访者试图以一种具体的方式来处理丧失感，以及随之而产生的不被爱、被拒绝或被排斥的感觉。这显然是一种绝望地想要接近依恋对象的努力（这也包括治疗师），例如，他们会要求进行更多的治疗或者希望被拥抱或触摸；这些做法当中都包含了一种明显的僭越边界的潜在风险。尽管没有 BPD 特征的抑郁症来访者也可能有类似的冲动，但他们能更容易抵制这种冲动，并且也更有可能知觉到这种冲动是不合时宜的。

同时，这类来访者也常常具有第三种非心智化模式，即佯装模式。低心智化之后常常跟着过度心智化。在没有 BPD 共病的抑郁症来访者中，尽管他们常常会做出重复、过度分析以及自我批评的表述，但这种过度心智化会给治疗师一种颇为准确和与现实相关的印象。与此相反，在 BPD 来访者中，这种佯装模式通常是与现实脱节的，它常常表现为非常具有自我服务性或是带有强迫性的，以及它会被情绪淹没。

换言之，不论是在有或无 BPD 特征的抑郁症来访者中，我们都可以识别出非心智化，并且当个体的心智化能力消解时，这三种工作模式就会占据主导地位。然而，没有 BPD 共病的抑郁症来访者在外显思维、受控思维、有意识思维、反思性思维上具有更强的能力，并且他们也更容易做到自我纠偏和恢复心智化的平衡。此外，他们体验到的要消除外化的异化自我的压力也要小得多。最后，没有 BPD 共病的抑郁症来访者往往具有较低水平的认知高度警觉（如第 1 章所讨论的），这意味着他们可能会更积极回应他们所处的社会情境及社会线索（包括心理治疗），这反过来可以支持他们更快速地恢复到一种更为平衡的心智化状态当中。

具有 BPD 特征的抑郁症来访者的心智化障碍表现为低心智化和高心智化的循环，以及因要外化让人感到痛苦的异化自我而带来的巨大压力。自杀意念反映了这些问题：研究发现，伴有 BPD 共病症状的抑郁症来访者中有着更高的自杀行为风险（Bolton, Pagura, Enns, Grant & Sareen, 2010）。与此相似，Stringer 及其同事（2013）在一项涉及 1838 名来访者的研究中发现，每增加一个单位的 BPD 特征，企图自杀的概率就会增加 33%，这个数字高得惊人。BPD 来访者的高自杀率和自杀意念可能与较高的冲动和攻击性有关，这两者都反映了目的论模式对主观性具有更强的控制。在没有 BPD 共病的抑郁症来访者中，他们的自杀想法和行为更多是"与客体相关"的，这通常直接关系到他们的人际环境、严厉的自我批评感受、想要"杀死"自我憎恨部分的感觉，或者想要与失去的爱人重聚的感觉。在 BPD 来访者中，自杀冲动往往与主观体验本身直接相关，几乎不受内容的影响，他们希望以此来平息在心理等同模式和目的论模式中所体验到的内部强烈痛苦。

与 BPD 相关的心智化障碍意味着这类来访者不太可能具备反思能力，而反思能力可以使没有 BPD 的抑郁症来访者从心理表征方法中获益，例如，这种方法包括关注自我和他人的内心。伴有 BPD 的抑郁症来访者可能会感到这种反思的方法没什么帮助，甚至认为这种反思的需要是由治疗引起的；这种要求可能会妨碍来访者与治疗师联盟的发展，并会造成具有破坏性的焦虑或兴奋，从而导致来访者采取非心智化模式，特别是佯装模式。我们认为，一种注重强化积极的、结构化的、支持性的和人际关系的心智化方法将对这些来访者更有益处。

治疗方案

当治疗伴有 BPD 的抑郁症来访者时，理想的方式是同时处理两个问题（Bateman & Fonagy, 2015）。

用于治疗抑郁症的 MBT 方法可以分为三个阶段，每个阶段都有特定的目标和策略。贯穿这三个阶段的核心特征是始终如一地注重来访者的思想而非行为。治疗师的干预主要是把人际交往过程与来访者的心理状态联系起来。

治疗第 1 阶段（见专栏 3.4）的目标如下。

◆ 让来访者参与治疗。通过采取积极的、支持性的和共情作用的治疗立场，让来访者参与治疗，提供希望和结构，并与来访者一起积极工作来帮助人际关系的改变。这需要治疗师的协同努力，来帮助来访者识别出当被鼓励或有意要做出改变时可能激发出来的焦虑和防御（即改变的障碍），从而为来访者消除障碍，让他们能够尝试与他人建立起更恰当的关系。

◆ 修复心智化。根据来访者特定的状况使用不同的干预措施来恢复他们的心智化，对严重的抑郁症来访者尤应如此。（例如，支持性技术以抱持和涵容为目标，心理教育提供不同的视角来看待症状和控诉，适当的药物治疗，关注"睡眠卫生"以修复睡眠问题，鼓励户外活动，等等。）

◆ 识别和探索适应不良的典型人际循环或人际叙事。典型依恋策略过去常常用于处理人际关系问题，现在使用非结构化（例如在临床访谈或初始会谈时）和结构化（例如使用依恋的叙述）的方法将其与特定的症状和诉求联系起来。

专栏 3.4　BPD 和抑郁症的治疗：第 1 阶段

◆ 积极的、支持性的、有效的治疗立场，并注重人际关系。

◆ 参与治疗过程和治疗的规划。

◆ 注重心智化的恢复。

◆ 识别适应不良的人际循环和人际叙事。

第 2 阶段（见专栏 3.5）主要目标如下。

◆ 修通人际问题和冲突。通过培养针对自我和他人的心智化来修通人际问题和冲突。随着治疗的进展，来访者能够有效地思考这些问题的程度是非常重要的，尤其是在治疗关系中，因为这为治疗师提供了机会"在线"评估来访者在高唤起状态下的心智化。关注这种特定人际关系的目的是为了提高来访者对自身行为受到心理状态驱使的觉察。这种觉察有助于心智化进步，这种进步有望成为一种超越心理治疗中所处理的特定人际动力范畴的心理能力，而迁移到日常生活中。

◆ 对防御的工作。这一工作涉及对来访者的防御以及防御所带来的代价进行再认。使用对防御进行验证而非解释的方式来抵消不可避免的羞耻感，这有助于来访者对自己展现更多的同情心，让他们能够更好地调节焦虑和羞耻感。还有助于来访者认识自己的优点，以及在治疗中对防御行为做出挑战。在一些自我表征有着严重缺陷的个案中，认识到来访者的自我表征的局限性至关重要，治疗工作也是侧重于自我表征方面的更多矫正。培养心理韧性。通过积极鼓励来访者反思和尝试处理逆境的新方法，特别是与他人和自己相处的新方法，从而培养他们面对过去、现在和未来逆境的心理韧性。

专栏 3.5　BPD 和抑郁症的治疗：第 2 阶段

◆ 在来访者与治疗师的关系中处理人际问题。

◆ 防御的验证和再认（而非解释）。

◆ 通过关注应对逆境的新方法来培养韧性。

第 3 阶段（见专栏 3.6）的目标如下。

◆ 修通丧失与分离议题。通过鼓励来访者表达他们对即将终止治疗的恐惧和愿望，处理因即将结束治疗而引发的关于丧失和分离以及自主性和认同的问题（例如害怕失去治疗师、害怕复发、害怕重返工作所遭遇的失败等）。

◆ 巩固取得的变化和预防将来复发。通过回顾治疗过程，检验已取得的成果，并积极探索来访者在未来将如何运用这些成果来整合变化以及预防未来复发。

专栏 3.6　BPD 和抑郁症的治疗：第 3 阶段

◆ 认真商议治疗的终止。
◆ 管理分离与丧失。
◆ 识别对自主性和认同的恐惧。
◆ 巩固取得的变化和预防复发。

因此，治疗抑郁症的心智化聚焦方法可以作为一种简短的、有时间限制的治疗方法来实施，其治疗目标是专注于改善当前与心智化相关的人际关系（Lemma, Target & Fonagy, 2011），伴有 BPD 的抑郁症来访者可能需要更长时间的开放式治疗，从而能够更详细地关注当前和过去的关系与功能之间的联系。

创伤

与创伤的共病同 BPD 的治疗关系尤为密切。事实上，BPD 可以被视为复杂的创伤性应激障碍（complex traumatic stress disorder）的一个例子，因为这种病症的症状是多方面的，而且通常与一系列的共病交织在一起（见专栏 3.7）。

> **专栏 3.7　BPD 和创伤**
>
> ◆ BPD 与复杂的创伤性应激障碍有共同的特点。
>
> ◆ 童年性虐待在 BPD 来访者的历史中往往占有重要地位。
>
> ◆ BPD 中的依恋创伤被理解为在心理上对难以忍受的情绪状态的反复经历。

Ford 和 Courtois（2009）回顾了描述创伤后应激障碍（post-traumatic stress disorder，简称 PTSD）的一系列文献。在这篇文献的回顾中，复杂的心理创伤被定义为"是由于下面三个原因造成的：（1）暴露于严重的、重复的或长期的应激源；（2）被抚养者或其他负有监护责任的成年人伤害或遗弃；（3）发生在受害者生命中发育最脆弱的时期——如儿童早期或青少年时期"。研究者 Ford 和 Courtois 将这些多方面的后遗症解释为复杂的创伤性应激障碍，即"在复杂的心理创伤之后经历的心理、情感、身体和人际关系的变化，包括严重的分裂、情感失调、躯体痛苦、关系或精神异常等问题"。因此，复杂的创伤性应激障碍可能导致广泛的共病，包括一系列症状和临床综合征以及人格障碍。

尽管童年时期遭遇虐待既非这一成因的必要条件也非充分条件，但童年时期的虐待是创伤后应激障碍症形成的一个重要原因。虽然儿童期性虐待可能在 BPD 的发展中发挥着特别突出的作用（Paris & Zweig-Frank, 2001），但这种行为往往与更广泛的家庭扰动模式交织在一起。Zanarini 等人（1997）指出："边缘型来访者报告的儿童期性虐待可能是他们所经历的家庭功能障碍严重程度的一个标志，同时也是一个创伤事件或一系列事件本身的标志。"

研究表明，那些遭遇过创伤经历的人的心智化能力往往会受到损害。例如，研究表明，受过创伤的儿童更难学会表达情感的词汇（Beeghly & Cicchetti, 1994），而成年人则更难识别面部表情所包含的意义（Fonagy, Target, Gergely, Allen & Bateman, 2003）。

Allen（2004, 2012, 2013）运用心智化框架，阐述了一个复杂的创伤模型，将创伤与依恋理论联系起来，并将其定义为"一种被置于无法忍受的情绪状态中的心理孤独体验"。这是一种潜在的创伤，部分是因为缺乏有助于心智化的社会支持。治疗需要创造一种有助于心智化的安全依恋环境，在这种环境中，以前无法忍受的情感状态变得可以忍受。自我同情、正念和心智化全都例证了，在亲子关系、友谊关系、爱情关系和"治疗关系"中，安全依恋的敏感反应性（Allen, 2012）。这一观点使人们更加重视提高个人心智化能力的心理治疗方法。治疗师利用好奇心和通过来访者的眼睛看世界的决心，含蓄又明确地产生一种宽容、同情和接受主观经验的态度，并逐渐减轻我们所有人都必须为自己的感觉感到自责的倾向。

　　情绪调节和社会理解的共同作用有助于确保我们的正常发展，而这两个方面的脱节会为创伤的产生制造可能性。如果负面情绪通常通过他人（例如依恋对象）的敏感反应来调节，那么当人们失去依恋对象而产生恐惧或悲伤，且没有得到合理的平复时，会发生什么呢？当重复的、无法忍受的情绪状态得不到依恋对象的省映时，这些情绪就会成为心理创伤，因为这些情绪缺少另一个具有共情或省映能力的心灵的省映，或者痛苦得不到适当的回应。

　　在面对创伤时，心智化的瓦解导致个体对内部体验和外部现实之间的联系失去了意识（Fonagy & Target, 2000）。非心智化模式的运作开始占据主导。在创伤后的闪回中，记忆失去了与主体连续性的衔接，而是以物理现实体验（心理等同）的全部力量来体验。在解离性的分离中，情感的心智化失败会产生一种不真实的感觉（佯装模式）。来访者报告说"头脑一片空白""闭口不言"，或者像在梦中一样回忆他们的创伤经历。创伤的一个标志是，个体在心理等同和体验内心世界的佯装模式之间摇摆不定（见专栏 3.8）。

专栏 3.8　BPD、创伤和非心智化模式

- ◆ 心理等同：
  - 缺乏内部体验和外部现实的知觉：闪回、回避行为、拒绝回想事件和问题。
- ◆ 佯装模式：
  - 解离：不真实的体验，头脑空白，在"醒着的梦"中。
- ◆ 目的论模式：
  - 通过行动改变想法和感受：吸毒、酗酒、清除型暴食和自残。

受过精神创伤的人也可能试图通过滥用药物、自残或清除型暴食，来保护自己以免经历闪回（Nock, 2009；Roemer & Orsillo, 2009）。这种行为在目的论模式中十分典型。在遭受创伤之后，口头上的安慰几乎毫无意义。此时，与他人在精神层面的互动已经由试图通过行动改变想法和感受所取代。

通常情况下，遭受过创伤的人只是简单地拒绝回想他们的经历，因为对他们来说想到创伤就意味着让创伤重现。创伤的治疗创造了一种情境，使适当敏感的个体（治疗师）能够以共情的方式和正念的接纳态度，来回应来访者所感受到的主观痛苦，并使来访者能够从他们一直寻求的避难所中充分体验、表达、理解和反思其主观状态。

治疗方案

共病 BPD 的创伤来访者，他们接受治疗不仅仅是为了应对所经历的逆境。依恋创伤带来的精神功能破坏削弱了应对普通精神生活变迁的能力。生活中所有无法避免的痛苦，都经由一个没有受到心智化提供的"表皮"保护的外露伤口，直接被体验到。

治疗创伤来访者的总体目标是，帮助他们建立一个更强大的心智化自我，使他们能够对创伤和冲突进行心智化，从而发展出更为安全的依恋关系。心智化在感受与行动之间充当了一个缓冲地带，实际上是提供了一个"暂停按钮"（Allen, 2001）。心智化可以抑制泛滥的情绪和冲动行为，使自己与他人有机会去监控和理解这些动机。从这个意义上来说，促进心智化并不必然要求直接处理创伤记忆，而是要在依恋关系的背景下，对痛苦的情感与冲突进行心智化。在这种情况下，治疗需要促进来访者自我部分的心智化，而不仅仅是与创伤有关的部分。此外，我们发现，心智化需要通过一个适当的发展过程来发现或恢复，这个过程包括，将一个处在互惠的心智化关系中的人作为良性依恋对象，通过他的心智来帮助来访者发现真实的心理自我（见专栏 3.9）。

> **专栏 3.9　BPD 和创伤的治疗（1）**
>
> ◆ 创伤带来的心理痛苦体验是未经过心智化加工的。
>
> ◆ 目标是促进心智化，在感觉和行动之间设置一片缓冲地带（"暂停按钮"）。
>
> ◆ 新的心理自我是通过一个依恋对象的心理发展起来的，这个依恋对象要处于一种互惠的心智化关系中。

这种二元关系也有问题。来访者的破坏性行为会导致与他们生活在一起的人产生难以忍受的情绪，这无疑很容易破坏安全的依恋关系，并随之破坏心智化修复的可能性。创伤来访者可能会因为被他人孤立而不得不去面对痛苦的情绪，并进一步受到创伤，而这种孤立是由他们施予周围人的创伤性影响造成的（Allen, Fonagy & Bateman, 2010）。治疗师因来访者而感受到的害怕和超负荷感受一点也不亚于来访者的家属，这些感受有可能大大地限制了治疗师的共情理解能力，而这可能给来访者带来伤害而不是帮助。

在第 4 章中，我们讨论了理解依恋、心智化和压力之间的关系"转换"模型。依恋系统被压力激活的难易程度因人而异，压力会触发从受控到自动的心智化转换。童年创伤可能会使个体在两种心智化模式之间进行切换：有创伤史的人通常会对压力和唤起的增加做出反应，而在其他人身上，这些压力和唤起的强度不足以抑制受控的心智化。鉴于心智化能力在共病创伤和 BPD 的个体中是不稳定的，所以治疗师要评估创伤来访者是否准备好听取意见和想法，这一评估是很关键的。随着唤起的增强，创伤来访者可能变得无法谈论自己的想法，这也许部分是为了回应治疗师进行的解释性工作，或是回应治疗师的坚持，他们认为来访者的注意力集中在他们那些不准确的想法上。因此，MBT 建议在建立起对唤起的管理之前，对这些来访者要谨慎进行解释工作。将来访者与治疗师的关系解释为代表来访者过去某些时候的关系，无论多么准确，都可能远远超出了来访者的接受范围。而对创伤进行心理治疗的临床重点必须是降低唤起程度，这样来访者才能重新思考其他观点，也就是进行心智化。

在创伤过后，个体对生活和他人的安全感、信任感会受损伤（Janoff-

Bulman, 1992）。当难以想象或意想不到的事情发生后，随之而来的是一种充满恐惧的心态，这占据了主导地位。因此，头脑会处于一种高度警惕的状态之中，而这反过来又破坏了心智化。因此，提供安全和包容的环境是治疗的必要先决条件。治疗师有很多方法可以做到这一点。就最基本的层面来说，抱持是通过建立安全要素来实现的，在这样的安全要素中，治疗过程得以展开，并且来访者也可以依赖治疗师。安全可靠的框架的重要性是不言而喻的，对于那些从依恋对象身上经历过创伤体验的来访者来说更是如此。

在治疗情境下，至关重要的是，尽可能在治疗师和来访者之间建立一种"人际安全感"，这种安全感将抱持来访者的焦虑（见专栏 3.10）。这一过程包括关注来访者的治疗体验，并以真挚的好奇和坦诚来回应所有的焦虑或问题，而这两方面都是 MBT 的核心过程，也就是，治疗师要采取积极的治疗立场，并保持开放的心态来面对来访者的问题和痛苦。在治疗过程中保持长时间的沉默，或者用一种更传统的解释立场来回应来访者的问题或焦虑很可能毫无帮助，这种情况对于那些曾因严重人际创伤而丧失了对他人行为意图的信任的来访者来说更为突出。这样的方法只会加剧他们的焦虑，以及降低他们探索自己潜在感受或想法的可能性。由于他们的创伤经历，这些来访者会表现出相当程度的偏执焦虑。治疗目的不是通过不透明来加剧这种焦虑，而是尽可能为来访者创造好的条件，让他们能够在自己的脑海中接近那些让他们感到最不安和恐惧的东西。

专栏 3.10 BPD 和创伤的治疗（2）

- ◆ 详细监测唤起水平，保持最佳的心智化，防止其崩溃为非心智化模式。
- ◆ 注意不要要求来访者做超出他们心智能力所允许的事情。
- ◆ 注意来访者的高度警觉性和反应性。
- ◆ 建立人际安全。
- ◆ 对创伤的意义和影响（而非创伤内容）保持一种心智化的立场。

在临床上，治疗的中心任务不只是处理创伤事件的内容，还包括促进来访者形成对创伤的意义及其影响的心智化立场（见专栏 3.10）。也就是说，重

点不是创伤事件，而是来访者的心理。而心智化的立场强调过程多于内容。然而，在与创伤个体进行工作时，内容显然是重要的。这不仅仅是因为来访者所经历的事实可能需要治疗师去做验证，还因为来访者内心处理事件的方式本身也常常是问题的一部分。因此，实际创伤事件的内容在情感细节上很可能还需要进行更多的精确加工。

一般而言，人们对过去事件的回忆是通过故事形式实现的，这些故事会随着时间改变而不断变化，同时它们也会引发出一些可被管理的感受。在创伤事件的直接后果中，大多数人都会经历一定程度的压力，而创伤可能会对来访者的记忆造成暂时性影响。正如之前讨论的，来访者发展成创伤后应激障碍的一种显著特征是心理等同模式（van der Kolk & Fisler, 1996）。理智变成了一种"危险地带"，对它最好避而远之。反复出现的侵入性症状和再次活现会共同出现在一些来访者的身上（van der Kolk, 1989）。再次活现会让侵入性症状持续下去，反之亦然（Allen, 2001）。这种恶性循环会造成一种被困在过去的创伤中的感觉。这种对过去的持续性沉浸有两个重要的后果。首先，它切断了创伤前的自我和创伤后的自我之间的联系：由于创伤一遍又一遍地重演，而使个体被创伤定义。比如，之前的坚韧品质将不复存在。其次，也与第一点相关，"被困住"的感觉带来了一种自相矛盾的困境，一方面来访者避免去想起关于创伤的各种复杂内容，但又因此而不得不面对痛苦的情绪。来访者只站在了一个角度上想问题，并且深陷其中无法脱身。虽然来访者可能觉得他的头脑完全被创伤填满了，但他并没有思考，以对他的感受和想法产生更为细致入微的理解。可以理解的是，许多创伤来访者都不愿回忆和思考那些让他们感到极度痛苦的经历。

与创伤事件相关的有意识和无意识的意义理解及情感是问题的核心部分，也是来访者康复的核心部分。治疗师通过集中的问题和观察对意义和情感进行精细加工，这有助于逐渐将意义和感受整合为一个关于自我的一致叙述。Fonagy、Huppert 和 Cahill（2006）将叙事一致性作为 PTSD 暴露治疗中变化的机制。从本质上讲，这个过程包括建立一个关于创伤的叙述，以连接创伤前和创伤后的自我，并且这也是具有前瞻性的（见专栏 3.11）。

专栏 3.11　BPD 和创伤的治疗（3）

◆ 侵入性症状在过去一直在维系着"受困"的感受。

◆ 创伤前的自我与创伤后的自我合并，创伤后的自我占主导地位。

◆ 治疗师应该把一些心智化过程集中在非创伤功能上，以便更细致地探索当前的想法和感受。

◆ 重建工作用来识别令人困惑的刺激，它有着明确的焦点，即关注当前对个人心理经验的影响。

重构是任何治疗过程的重要组成部分，这在治疗创伤来访者时尤其重要。原因之一在于，这些来访者对创伤事件的记忆编码存在特定问题。一方面，来访者抱怨他们的记忆中有过多闯入；而另一方面，相矛盾的是，来访者也可能对创伤性事件呈现出十分零碎的记忆。侵入性症状经常是由支离破碎的感觉印象构成，而大部分是视觉上的症状（Brewin, Dalgleish & Joseph, 1996; van der Kolk, 1994）。来访者也可能会重新体验特殊的生理感觉或情感，如强烈的恐惧，却不记得事件本身。

来访者对创伤事件的记忆越零散、越混乱，就越有可能患上慢性 PTSD。这可能部分是因为，他们无法有意地提取创伤记忆，并无法将它们融入事件发生前和发生后的生活叙事中，使之具有一致性（由此成为自传式记忆的一部分）。因此，他们仍然被创伤事件的强烈知觉启动（内隐记忆的一种形式）所绑架。因而，他们很难区分创伤期间出现的刺激和其他类似的刺激。他们越觉得自己被过去所经历的侵入性症状"纠缠"，就越倾向于采用各种逃避策略来保护自己免受痛苦情绪的折磨。最常见的策略之一是，试图抑制关于创伤的想法。然而这并不能起作用，因为一个人越是试图抑制这些侵入性想法，这些想法就会出现得越频繁（Wegner, 1994）。

治疗性干预的一个核心特征是提供安全的环境。在安全的环境中，来访者通过接受帮助，结合创伤所引起的情感与意义来对创伤经历进行回忆。如此一来，这些认知和情感成分可以逐渐被分解。与创伤来访者一起工作必然涉及处理过去发生的事件。特别是在与遭受过依恋创伤的人一起工作时，这些创伤在创伤发生的许多年后依然持续着，例如，童年有过性虐待经历人，在成年后仍然寻求帮助。虽然我们强调，发展对创伤的叙事过程对来访者是有帮助的，但我们并不是说治疗的主要目的是挖掘过去，提取被压抑的记忆是为了发展出真知灼见。MBT 的目标是帮助来访者对他的思想感到好奇，从而关注当前的心理状态。治疗师的目标是帮助来访者理解创伤对其当前的功能和当前关系的影响，这也包括与治疗师的关系。

这项工作有时会不可避免地涉及重温早期经历，特别是当创伤涉及童年时期的虐待时。情境化的创伤事件对于一个人随着时间变迁的经历的叙事是相当重要的，但是这不太可能足以支撑改变的发生。对遥远过去的重构也许最好被视为治疗工作的一部分，因为这项工作的重点是，探索那些令人感到痛苦和费解的早前经历的当下意义。其目的是帮助来访者通过对当前经验的重新加工，来重塑对过去的看法（Bateman & Fonagy, 2004）。

进食障碍

长期以来，治疗师一直观察到，进食障碍和人格障碍（尤其是 BPD）之间存在高共病率。Godt（2008）报告，30% 的进食障碍来访者也符合人格障碍的诊断标准，BPD 和神经性贪食症之间有着特别高的关联。进食障碍和人格障碍都具有易受心智化障碍影响的特点，并且与不安全的依恋类型高度相关（见专栏 3.12）。

专栏 3.12　BPD 和进食障碍

◆ BPD 和进食障碍有 30% 的共病发生率，以神经性贪食症最为常见。

◆ 在共病 BPD 的情况下，进食障碍的治疗效果较差。

◆ 增加了自我和他人心智化困难的脆弱性。

◆ 进食障碍被理解为是自我感觉失调的表现。

因此，一种用于处理这种共病的心智化方法是，设法找到这两者所表现出来的共同缺失的心智化。共病 BPD 和进食障碍的来访者显然面临着一系

列复杂的挑战，两种病症之间有着相当高的疾病转化的动机水平（Zanarini, Reichman, Frankenburg, Reich & Fitzmaurice, 2010）。相比只患有进食障碍的个体，同时具有这两种病症的人更有可能经历一个复杂的过程（Robinson et al., 2014）。

在治疗进食障碍方面存在着许多挑战，包括来访者不了解这种状况和它的其严重性，营养不良的心理症状，以及可能随之而来的内分泌失调。这就使来访者存在着很高的风险会退出和中断治疗关系。因此，这对于建立治疗联盟将会是一个挑战。来访者可能很难接受自己有问题，或者缺乏改变的动力（Geller, Williams & Sriskameswaran, 2001）。进食障碍和 BPD 的共病可能会让这些困难进一步加剧，因为我们认为，这些来访者在自我和他人的关系中具有十分脆弱的心智化。

从心智化理论的角度来看，进食障碍被理解为一种自我感觉失调的表现。解决这种自我感觉不一致的方法是，将身体及外部与主观自我等同起来，努力恢复自我一致性和追求价值感。MBT 的治疗方法是通过使来访者能够处理自己的想法及情感来改善心智化，这样就不会那么容易退回到，将不满的感觉体现在身体上这样一种非心智化的功能模式了。

另外，有研究发现，在进食障碍和缺乏安全感的依恋之间存在着重要的联系。较高的焦虑型依恋与症状的严重性和较差的治疗结果显著相关（Illing, Tasca, Balfour & Bissada, 2010）。也有证据表明，进食障碍和心智化障碍之间确实存在着很强的关系（Kuipers & Bekker, 2012; Russell, Schmidt, Doherty, Young & Tchanturia, 2009; Zonnevijll-Bender, van Goozen, Cohen-Kettenis, van Elburg & van Engeland, 2002）。Skårderud 强调心智化受损在神经性厌食症中的重要性以及 MBT 与神经性厌食症治疗的相关性（Skårderud & Fonagy, 2012）。进食障碍是由于无法将日常的社会经验进行心智化，以及前心智化模式功能大量显现而导致的结果。如果这些心智化障碍与其他风险因素同时发生，例如，不良的养育（尤其是亲子之间缺少接触、父母对孩子的高期望和父母不和），性虐待，家庭对节食的关注，家庭或他人对体重或体型的批评，以及来自社会、职业或媒体的减肥压力，最终都可能导致进食障碍（Fairburn & Harrison, 2003）。因此，MBT 的理论基础对于共病 BPD 的进食障碍的病因和治疗均有重要意义。

　　在对进食障碍来访者的工作中，当考虑心智化的过程和损害时，非心智化的心理等同模式是高度相关的（见专栏 3.13）。由于它将内部世界和外部世界结合在一起，进食障碍中的心理等同使得内部（心理）现实和外部（身体）现实更加具体。这一点在心理状态上得到很显著的体现，包括过分关注身体外表的负面因素，以及无法将自己与不满情绪隔离。比如，一个人不停地照镜子、打量自己、衡量自己的体格，以及想象别人如何欣赏自己。换句话说，这些外部指标被感知为真实地存在于自己的身体体验上。

专栏 3.13　BPD、进食障碍和非心智化模式

- ◆ 心理等同：
  - ● 心理现实＝物理（身体）现实；
  - ● 高度具象化状态：消极的身体关注、照镜子、测量体重和体型、想象自己会被注视等。
- ◆ 佯装模式：
  - ● 无具象化的状态：没有能力去认知真实的外表和身体上的需求。
- ◆ 目的论模式：
  - ● 基于身体外部呈现的自我价值：减重、清除行为和过度锻炼。

　　然而，在心理等同模式中出现的高度具象化状态常常与无具象化的状态相结合，这会形成和身体体征高度扭曲的关系。这意味着，可能没有能力去认知真实的外表和身体上的需求。这种功能性的佯装模式会让治疗师在治疗过程中感到非常沮丧，而无具象化和高度具象化的心智化的同时出现，会让治疗师感到非常复杂、困惑和难以理解。

　　在非心智化的目的论模式中，情感、行动和信念取决于身体外部呈现的意义，这对于理解来访者对心智化崩溃的反应也相当重要。很清楚的一点是，进食障碍是一种高度目的论式的功能模式：自我价值和意义只有在实现诸如减重、清除行为或过度锻炼等身体活动时才能实现。

治疗方案

　　针对进食障碍的 MBT 旨在减轻症状、激活心智化、加强治疗配合度，并防止来访者中途退出治疗。心智化治疗方案由个体咨询、团体咨询和心理教育团体的组合构成。该治疗方案的基本格式和传统的 MBT 结构相符（见第 11—12 章）。该治疗方案包括一个为期 12 个月的项目，每周组织一次团体治疗（作为一个渐行开放的团体），每周开始的个体治疗（后期频率逐渐减小），加上有限的心理教育团体会议。在治疗期间，根据治疗师的要求，MBT 的治疗师有责任确保来访者的身体测量被监测（例如，在诊所或由来访者的全科治疗师进行）。经过为期 12 个月的治疗后，由临床团体的一名成员对来访者进行重新评估，如有需要，将来访者转介给更上层的管理人员。每个 MBT 组最多有 10 名参与者，现有的支持服务会为家属和照看者提供考勤表。如有需要，也可纳入家庭治疗会谈。

　　MBT 治疗进食障碍的重点在于，探索心智化中断和非心智化功能模式何时出现。当这种情况发生时，可以运用的方案是，让来访者"返回（rewind）"到心智化崩溃的那一刻，探索情感的环境信号，并识别治疗师和来访者之间的情感状态（见第 6 章）。基于这一点，治疗师还需要识别他自己可能存在的对心智化崩溃的推动作用（见专栏 3.14）。

专栏 3.14　BPD 和进食障碍的治疗

◆ 伴有家庭支持和家庭治疗的标准 MBT 结构。

◆ 治疗师负责与临床医生一同监测体重。

◆ 集中于心智化与非心智化模式的产生。

◆ 注意不要假设来访者具有良好的社会认知能力。

◆ 仔细对依恋激活和治疗联盟进行监测。

◆ 专注于"将身体心理化"，即对身体和食物的具体体验进行细致的识别和探索，将它们与情感、认知和关系体验重新联系起来。

　　治疗的重点是，用这个过程将治疗关系心智化，但需要非常柔和和循

序渐进。该过程要求治疗师不要假设来访者具有良好的社会认知能力，要保持共情，并意识到心智化遭受破坏的经历。此外，治疗师还必须不断意识到过度激活依恋系统可能造成医源性伤害，这种伤害容易导致心智化的进一步崩溃。

MBT 试图通过一个所谓"将身体心理化"的过程，让来访者打破其飘忽不定的非具体化状态或超具体化状态。这项技术包括，刺激来访者调查他对身体和食物的具体体验，并将它们与情感、认知和关系体验重新联系起来。这涵盖了一种特定类型的专注，专注于触发身体感觉、心理状态的微小变化，这些变化可以在身体和心理上扰乱来访者，并导致恐惧和焦虑被具体化为对食物和体重的关注。"将身体心理化"治疗团体可能涉及身体意识的讨论，专注于个体如何感觉自己的脚放在地板上，坐在椅子上时腿的位置，以此激发对身体的意识，将注意力从客观化的身体转移到经常使用的身体上。治疗还可以包括一起进食，来访者和治疗师各自准备自己的餐点并在一起吃。可以探索这一过程所激发的影响，并考虑其背后的心智化崩溃和波动。

纵观这些不同的模式，将治疗结构化的目的在于每一种模式都加强了心智化的不同方面。心理教育的部分通过激发好奇心和鼓励对临床案例的不同观点进行讨论，并为心理等同中那些明确不变的方面带来一些可变性。

该项目还包括医学评估和管理，具体目标是减少症状。对于体重不足的来访者，减少症状意味着进行如何恢复体重以及如何快速恢复体重的讨论。对于那些暴饮暴食和酗酒的来访者来说，减少症状意味着就如何减少这些行为的频率达成一致。由于进食障碍来访者经常表现出的目的论立场，我们认为书面协定在这里非常有用。类似地，清晰的书面处方（规划）是整个过程的一部分。

心智化方法与治疗依从性的形成问题紧密相关，因为心智化方法具有明确和持续的重点，也就是根据目前治疗关系的状态，把它作为一种示范的和实验方式，将其与此时此刻的波动进行心智化。治疗师的心智化立场与此紧密相关；在治疗进食障碍方面，这一点也许尤其值得强调，因为这些情况往往会对治疗师的心智化造成特殊的影响。治疗师可能意识到自己的身体正在被仔细检查和判断。与进食障碍相关的身体危险也会造成相当大的压力，因此，面对来访者对治疗的抗拒和与身体现实的明显脱节，治疗师可能会感到沮丧和焦虑。来访者的症状和行为极有可能引起治疗师的强烈反应，甚至有可能导致过度反应。鉴于这些对治疗师潜在的挑战，心智化立场是至关重要的，它可以促进建立治疗关系的可能性。我们重申心智化的立场并不意味着治疗师永远不会经历任何心理上的困难：这种想法既不现实也没有潜在的积极作用。正好相反，治疗师应该将自己在心智化过程中的波动作为一个机会，来模拟心智化是如何工作的，展示心智化是一个怎样的互动和情境驱动过程，并与来访者一起思考治疗关系。

当一名来访者的心智化被严重破坏时，他可能认为许多干预措施都是侵入性的、不真实的或无关紧要的。如果来访者处于高度焦虑状态，过度的心智化挑战可能会让他们感到敌意或沮丧。如此一来，治疗师的立场就显得尤其重要。关于导致治疗性退出的因素的一项研究发现，治疗太困难是其中很重要的因素，此时来访者会认为治疗方法不合适，而且缺乏自由和信任（Vandereycken & Devidt, 2010）。MBT 对治疗配合度的关注旨在想办法克服这些困难，利用治疗关系作为一个安全地学习心智化的机会，使来访者努力恢复反思功能，克服焦虑或压倒性的影响所造成的非心智化模式。

针对进食障碍的 MBT，其首要目标是减少症状，以及提高来访者理解自己和他人想法的能力。我们对心智化过程进行细致而系统的关注，通过心智化能力的提高来改善情感调节能力，帮助来访者减少陷入根深蒂固的非心智化模式。对于共病进食障碍和 BPD 的来访者来说，心智化困难和自我感觉的紊乱可能会表现得更加强烈。在这样的情况下，治疗师的心智化立场显得尤其重要。

第 4 章

心智化的评估

心智化评估中的重要原则

评估个体的心智化水平时，需要对其整体心智化的优势和弱点进行评估。这包括对心智化四个维度的模式和平衡进行评估，这些问题我们在第 1 章与第 2 章已经讨论论过。心智化过程十分复杂，这意味着心智化损伤可能有不同的表现形式，这取决于心智化的哪些元素受损。对心智化过程进行准确评估是十分重要的，因为不同的心智化障碍需要不同的治疗方法。

心智化以及心智化语言是我们每个人的基本成分。因此，即使我们没有以积极的反思方式来思考我们的心理状态，而仅仅通过使用碎片化的心智化语言，我们大多数人都可以看起来好像在进行心智化。然而，碎片化的心智化语言并不意味着说话的人真正地与那种感觉或想法相关联了。例如，如果我说"他很生气"，我可能会想到对方愤怒的面部表情或身体反应，而不是考虑他的心理状态，更不用说对他的感觉的反应了。因此，对心智化的评估必须超越有可能是碎片化的心智化语言，也应该关注个体应对不同心智化挑战的能力。

心智化对情境因素高度敏感。在大多数人际情境中，一个人可能是很熟练、很稳定的心智化者（mentalizer），除非强大的情绪唤起或依恋观念的激活破坏了这个人理解、关注他人感受的能力。因此，对心智化的评估需要考虑个体的心智化如何受到不同情境诱因的影响，考虑他是如何在不同的情境和关系中（尤其是依恋关系），对压力或兴奋做出反应的。

对心智化的评估首先要鉴别出心智化缺陷较严重的个体，因为他们的心智化能力太过糟糕，以至于难以确定其心智化缺陷的确切性质。例如，如果来访者不能有效回答他们的感受以及他们在想什么问题，那么就很难确定他们的心智化水平。如果情况并非如此（比如，对于心智化能力受损程度较轻的个体而言），心智化的评估就可以从心智化失败的诸多表现形式中得到鉴定。

心智化评估有双重目的：首先，它可以帮助治疗师创造一个心理治疗的关注点；其次，结合对来访者人际关系的评估，心智化评估可以帮助治疗师理解来访者在特定关系与情境下的表现，以及个体在这种情境与关系中的心智化问题。

必须牢记的一点是，心智化损伤并不总是一模一样的。一个例子就是所谓的边缘共情悖论（borderline empathy paradox; Dinsdale & Crespi, 2013）。长期以来人们观察到，患有 BPD 的个体不一定无法进行心智化，他们在其他某些方面和某些情况下表现出正常、甚至更高的心智化能力。具有 BPD 的个体通常擅长一种特定形式的心智化：直觉共情（intuitive empathy）。来访者在直觉共情中具有较高的心智化能力，这和他们在其他领域严重损害的心智化存在反差，这种反差通常被称为共情悖论。边缘型共情对于许多治疗师来说都是很熟悉的，因为来访者在这种体验中表现出十分敏锐的洞察力。然而，BPD 个体经常表现出的这种洞察力，在面临人际压力以及依恋系统激活时无法使用。

如果不能认识到个体心智化能力的不均衡性和复杂性，就会导致 BPD 治疗的失败（Higgitt & Fonagy, 1992）。与 BPD 来访者一起工作过的治疗师通常会认识到，不应该将来访者异常的人际关系敏感性作为心理咨询的指标（Bateman & Fonagy, 2006）；最好将其视为所谓的学者症候群（Treffert, 2014），也就是严重缺乏相应功能，会使得大脑在另一替代领域表现突出，尽管大脑其中一个领域的发展非常有限（关于这个问题详见第 2 章的进一步讨论）。个体擅长通过解释面部表情来判断主观状态，并不意味着个体能对心理状态有充足的理解。然而，一些治疗师可能会误判这一点，导致他们以很复杂的方式处理这一问题，而这超出了来访者的理解能力（Fonagy & Bateman, 2006）。同样地，正如我们看到的，ASPD 个体似乎在认知心智化方面以及对认知、情绪状态的心智化上能力很高，给人一种具有高社会认知的印象，但是他们对自身行为可能对他人造成的情绪影响并没有多少觉知（Viding & McCrory, 2012）。

心智化的非结构式临床评估

实际上，并没有单独的技术可以评估心智化，所以这里将讨论一些方法。但总的来说，心智化的评估应该在常规的生活情境下进行。对心智化的综合评估需要至少一次、最好是两到三次的详细临床访谈。特定类别的访谈问题（见专栏 4.1）可能在评估中特别有用；此外，来访者对问题性的或成功的人际事件的情境描述可以提供有价值的信息（参见专栏 4.2 关于情境事件的例子）。

专栏 4.1　揭示心智化质量的问题

- 你描述了父母和你在一起，那你知道他们为什么按照他们自己的行为方式行事吗？
- 你认为小时候发生了什么事情，可以解释你作为成年人的生活方式？
- 你是否可以将发生在身上的任何事情想象为是一个孩子给你造成的问题？
- 你小时候有没有觉得自己好像并不被需要？
- 关于损失、虐待和其他创伤，你当时的感受如何？随着时间的推移，你的感受如何变化？
- 从小时候到现在，你和父母的关系有什么变化？
- 从小时候到现在，你有什么重要变化？

专栏 4.2　情境事件的例子

"昨天晚上，在我是否做够了家务的事上，瑞秋和我发生了争吵。她认为，我家务做得没她多，应该做更多。我说我已经完成了尽可能多的家务义务。瑞秋生气了，我们不再和对方说话。最后我同意从现在开始负责采购，但我最终对她感到愤怒。"

　　这些访谈应该回顾来访者的依恋史，尤其是过去和现在的关系；并且应该包括来访者的需求问题，这些问题明确表达了来访者在以下条件下的心智化：过去的与现在的依恋关系、来访者经历症状时的情境。如果没有对来访者进行这样的探索，心智化的初步评估很有可能会让评估者（以及治疗师）产生错解的印象：认为他们自己是在和心理洞察力很高的人一起工作，进而认为来访者非常适合以洞察为导向的心理治疗。来访者将他们的症状展现给治疗师看，反过来为治疗师衡量他们的心智化损伤提供了可能，同时也帮助治疗师衡量来访者从心智化损伤中恢复的能力高低。例如，大多数 BPD 来访者在谈论自我伤害或自杀时表现出部分心智化损伤，随后他们可以在访谈中恢复心智化。然而，有些来访者完全不能说明解释这些经历，并且心智化变得更加糟糕（这常常在具有严重创伤历史的来访者中可以观察到），或者有些来访者沉迷于对症状进行过于冗长的评论（通常在强迫症来访者中可以观察到）。重要的是，评估者需要从更广泛的角度看到过去在症状、主诉和问题本质上的评论。这些症状和问题经常可以从其他专业人员、来访者、亲友和互联网中获悉。

　　在评估的第一阶段，评估者应该尝试对来访者的总体心智化能力有一个良好的印象。这涉及对心智化四个维度的全面评估（见专栏 4.3—4.6）。不同心智化模式的一般性、根源性特征都应该得到评估（有关这个主题的更多信息，请参阅后边的内容）。心智化受损最严重的来访者似乎是那些最常使用扭曲的心智化的人，他们利用这种扭曲的心智化来抵御现实中的痛苦感受，或者试图操纵与控制他人。例如，边缘型来访者会对他人的情绪状态过度敏感，产生高度的情绪感染倾向，这往往导致恶性的人际循环，具体表现为对他人的行为进行敌意归因，进而引发内疚、羞耻、冲动性的攻击行为，以及随后的被他人拒绝（Fonagy & Luyten, 2009）。ASPD 来访者通常对他人的内部情感状态持有一种漠然的态度，尽管他们有足够的认知洞察力去获得他人的信任，可以去共情他人、探查他人的敏感性，例如诱使他人购买或者出售商品，但他们也有可能利用这些能力（有时故意）破坏他人的心智化能力。

专栏 4.3　内部和外部聚焦的心智化

◆ 意识到自我和他人的内部与外部特征，以及两者间的关系。

◆ 对自我和他人的内外部特征的敏感度。

◆ 能够根据对外部特征的感知纠正对他人的初始印象（例如，我很快在他的脸上看到他不可信；我不喜欢他说话的方式，因此我永远不会喜欢他），并且有能力让他人纠正这些印象。

专栏 4.4　对自我和他人心智化

◆ 自我主义，也就是以自我的方式来看待他人的能力，相比对自我视角的控制和抑制程度。

◆ 自我的情绪传染（对心理状态的自我扩散），相比对他人心理状态的防御性分离。

◆ 对反向移动的反应，特别是在自我视角和他人视角之间的灵活移动。

◆ 能够将符号化的知识与关于自我和他人的反思性知识进行整合。

专栏 4.5　认知和情感心智化

◆ 认知焦点：倾向于将"读心"看作是一种智力的、理性的游戏。

◆ 认知和情感心智化过程中的过度心智化与伪心智化倾向。

◆ 情感焦点：思考心理状态时倾向于被情绪压倒。

◆ 有能力参与心智化的情感（mentalized affectivity）和具体化的心智化（embodied mentalizing），即将自我和他人的认知知识与情绪知识结合起来。

专栏 4.6　在特定情境与关系中的自动和受控心智化

◆ 在心智化方面是否存在整体性障碍（如基于对自我和他人的扭曲假设进行明显的自动心智化），还是更加局部的障碍？

◆ 在非压力状态下和压力状态下的心智化是否存在显著差异，或者两种情况下的心智化水平相差不多？

◆ 足够高的心智化能力的最佳压力水平是多少？

- ◆ 心智化水平是否存在和自我—他人以及与情境有关的差异？尤其是依恋关系（例如，在自我和他人之间，或者在一个依恋对象和另一个依恋对象之间，存在心智化的严重失衡）。
- ◆ 压力情境下心智化损伤的可能性有多大？
- ◆ 恢复心智化的时间（例如，相对较快或较慢）。
- ◆ 在高压情境下，进行自我纠正，或被他人纠正的能力。
- ◆ 对评估人员或治疗师来说，来访者是否存在足够的安全感（例如来访者可能感到非常紧张，或者经常处于警戒状态，或者来访者表现出一种不切实际的安全感，好像他们已经认识治疗师很多年了）？
- ◆ 是否存在特定的依恋关系导致心智化损伤？

心智化的结构化测量

"反思功能量表"（Fonagy, Target, Steele & Steele, 1998）的编制与使用，大大地推动了心智化的测量工作。"反思功能量表"是对心智化的一般性测量，可通过评估访谈的转录文本测得（评分系统具体见表 4.1），例如"成人依恋访谈"（Adult Attachment Interview, AAI; Hesse, 2008; Main, Hesse & Goldwyn, 2008）或"儿童依恋访谈"（Child Attachment Interview; Shmueli-Goetz, Target, Fonagy & Datta, 2008）。"反思功能量表"最初是用来评估不同情境下、不同依恋关系中的心智化，但也能评估个体在特定心理状态下（如焦虑；Rudden, Milrod, Meehan & Falkenstrom, 2009; Rudden, Milrod, Target, Ackerman & Graf, 2006）、特定依恋关系中（Diamond, Stovall-McClough, Clarkin & Levy, 2003）以及与特定创伤经历相关（Ensink et al., 2015）的心智化。"反思功能量表"作为一项自陈测验，其效度已经得到了验证（Fonagy & Ghinai, 2008; Perkins, 2009），也已经有了青少年版本（Ha, Sharp, Ensink, Fonagy & Cirino, 2013）。此外，研究者发展出了用于临床评估的多维度"反思功能量表"（Meehan, Levy, Reynoso, Hill & Clarkin, 2009），Vrouva 与 Fonagy（2009）发展了"青少年心智化故事测试"（Mentalzing Stories for Adolescents test）。

表 4.1　"反思功能量表"的评分系统

评分	反思功能描述	
9	**完整的或杰出的** 访谈者的回答非常优秀，能用准确的因果关系对心理状态进行合理的推理	**从中等水平到高水平的反思功能**
7	**出色的** 访谈者的回答完全体现了反思功能的特征，能意识到心理状态的本质，能看到行为背后的心理原因	
5	**确定的或普通的** 访谈者表现出一定的反思功能，哪怕是由访谈者引导的而不是自发的	
3	**有问题的或低水平的** 通过访谈能看到访谈者对心理状态有一定的理解，尽管这种理解非常粗糙	**从消极的反思功能到有限的反思功能**
1	**缺失的但不否认** 访谈者完全没有或几乎没有反思功能	
-1	**消极的** 访谈者在访谈中完全抵制进行自我反思	

　　关系特定的心智化评估，包括评估父母的心智化。基于"父母发展访谈"（Parent Development Interview; Slade, 2005; Slade, Bernbach, Grienenberger, Levy & Locker, 2004），父母心智化可以通过修订版的"反思功能量表"测得，也可以通过改编版的"儿童访谈工作模型"（Working Model of the Child Interview）测得（Schechter et al., 2005）。此外，"母性意识量表"（Maternal Mind-Mindedness Scale）包含了不同类型的叙事材料（Meins & Fernyhough, 2006），也可作为评估父母心智化的手段。再者，已有研究者验证了"父母反思功能问卷"（Parental Reflective Functioning Questionnaire）的信效度（Luyten et al., 2009），也有研究者开发了评估儿童与青少年心智化的实验模型（Sharp & Fonagy, 2008）。具体可参见近期关于心智化测量的综述（Katznelson, 2014）。

　　然而，心智化的测量手段绝不仅限于此，很多其他测量工具也涉及了心智化的不同维度（见表 4.2, Sharp & Fonagy, 2008）。这些测量工具可对心智

表 4.2　心智化不同维度的测量工具列表

问卷	自我—他人		认知—情感		内部—外部		自动—受控	
	自我	他人	认知	情感	内部	外部	自动	受控
情绪信念量表（Beliefs about Emotions Scale; Rimes & Chalder, 2010）	×	(×)	×	×	×			×
多伦多述情障碍问卷（Toronto Alexthymia Questionnaire, Bagby, Parker & Taylor, 1994）	×		×	×	×			×
肯塔基正觉知量表——描述和行动意识分量表（Kentucky Mindfulness Scale-Describe and Act with Awareness subsceles, Baer, Smith & Allen, 2004）	×		×		×		(×)	×
正念注觉知量表（Mindful Attention Awareness Scale, Brown & Ryan, 2003）	×		×		×		(×)	×
情绪意识水平量表（Levels of Emotional Awareness Scale, Lane, Quinlan, Schwartz & Walker, 1990）	×	×	×	×	×			×
心理意识量表（Psychological Mindedness Scale, Shill & Lumley, 2002）	×	×	×	×	×			×
人际反应指数——视角采用分量表（Interpersonal Reactivity Index-Personality Taking Subscale, Davis, 1983）	×	×	×	×	×			×
共情商（Empathy Quotient, Lawrence, Shaw, Baker, Baron-Cohen & David, 2004）	×	×	×	×	×		(×)	×
梅耶—沙洛维—库索情绪智力测验（Mayer-Salovey-Caruso Enotional Intelligence, Salovey & Grewal, 2005）	×	×	×	×	×	×	(×)	×
反思功能问卷（Reflective Functioning Questionnaire, Fonagy & Ghinai, 2008）	×	×	×	×	×	(×)		×
父母反思功能问卷（Parental Reflective Functioning Questionnairel, Luyten et al., 2009）	×	×	×	×	×	(×)		×

（续表）

	自我—他人		认知—情感		内部—外部		自动—受控	
	自我	他人	认知	情感	内部	外部	自动	受控
青少年心智化故事（Mentalizing Stories for Adolescents, Vrouva & Fonagy, 2009）		×	×	×	×	(×)		×
访谈和叙事编码系统								
成人依恋访谈——反思功能量表（Adult Attachment Interview-Reflective Functioning Scale, Fonagy, Target, Steele & Steele, 1998）	×	×	×	×	×	(×)	(×)	×
父母发展访谈——反思功能量表（Parent Development Interview-Reflective Functioning Scale, Slade, Aber, Berger, Bresgi & Kaplan, 2002）	×	×	×	×	×	(×)	(×)	×
儿童访谈工作模型——反思功能量表（Working Model of the Child Interview-Reflective Functioning Scale, Grienenberger, Kelly & Slade, 2005）	×	×	×	×	×	(×)	(×)	×
多伦多述情障碍结构性访谈（Toronto Structured Interview for Alexthymia, Bagby, Taylor, Parker & Dickens, 2006）	×		×	×	×		(×)	×
精神状态测量和情感表达量表（Mental States Measure and Grill de I' Affect, Bouchard et al., 2008）	×	×	×	×	×	(×)	(×)	×
元认知评估量表（Metacognition Assessment Scale, Carcione et al., 2007）	×	×	×	×	×		(×)	×
意向性量表（Intentionality Scale, Hill, Fonagy, Lancaster, & Broyden, 2007）	×	×	×	×	×	(×)	(×)	×
内部状态词典（Internal State Lexicon, Beeghly & Cicchetti, 1994）	×	×	×	×	×		(×)	×
实验和观察范式								
视觉测验中的读心术（Reading the Mind in the Eye Test, Baron-Cohen, Wheelwright, Hill, Raste & Plumb, 2001）		×	×	×		×		×

（续表）

任务	自我	他人	认知	情感	内部	外部	自动	受控
听觉测验中的读心术（Reading the Mind in the Voice Test, Golan, Baron-Cohen, Hill & Rutherford, 2007）		×	×	×		×		×
视频任务中的读心术（Reading the Mind in Films Test, Golan, Baron-Cohen & Golan, 2008）		×		×	×	×		×
国际情感图片系统（International Affective Picture System, Lang, Bradley & Cuthbert, 2008）		×	×	×		×		×
NimStim 面部表情集（NimStim of Facial Expressions, Tottenham et al., 2009）		×	×	×		×		×
面部合成（Face Morphs, Bailey et al., 2008）	×	×	×	×		×	(×)	×
动态身体表达（Dynamic Body Expressions, Pichon, de Gelder & Grèzes, 2009）		×	×	×	×	×	(×)	×
面部模拟的肌电图（Electromyography of Facial Mimcry, Sonnby-Borgström & Jönsson, 2004）	(×)	×	(×)	×		×	×	
情感标签（Affect Labeling, Lieberman et al., 2007）		×	×	×		×		×
社会认知评估电影（Movie for Assessment of Social Cognition, Dziobek et al., 2006）		×	×	×	×	×	(×)	×
信任任务（Trust Task, King-Casas et al., 2008）	(×)	×	×	×	×			×
内感敏感度（Interoceptive Sensiteivty, Barrett, Quigley, Bliss-Moreau & Aronson, 2004）	×			×	×	×	×	×
对他人痛苦的同情（Empathy for Pain in Others, Hein & Singer, 2008）	(×)	×	×	×		×	×	×

（续表）

	自我—他人		认知—情感		内部—外部		自动—受控	
	自我	他人	认知	情感	内部	外部	自动	受控
操纵身体意识（Manipulating Body Consciousness, Brass, Schmitt, Spengle & Gergely, 2007; Lenggenhager, Tadi, Metzinger & Blanke, 2007）	×	×	×	×	×	×	×	×
儿童心理理论动画理论（Animated Theory of Mind Inventory for Children, Beaumont & Sofronoff, 2008）		×	×	×	×	×	(×)	×
母性的将心比心（Maternal Mind-Mindedness, Meins & Fernyhough, 2006）	×	×	×	×	×	(×)	(×)	×
母亲读心术（Maternal Accuracy Paradigm, Sharp, Fonagy & Goodyer, 2006）		×	×	×	×	(×)	(×)	×
奇怪故事任务（Strange Stories Task, Happé, 1994）		×	×	×	×		×	×
投射测验								
投射想象力测试（Projective Imagination Task, Blackshaw, Kinderman, Hare & Hatton, 2001）	(×)	×	×	×	×	×	(×)	×

注：× 表示适用，（×）表示部分适用。

化进行标准评估，也可对这些工具进行改编，以测量特殊人群的心智化。例如，治疗 ASPD 来访者的治疗师，可能想评估来访者的认知和情感心智化（Bateman & Fonagy, 2008）；治疗 BPD 来访者的治疗师，可能更想评估来访者的自我和他人心智化（Fonagy & Luyten, 2009）。因此，对治疗师和研究者而言，表 4.2 呈现的测量工具既可以帮助他们关注心智化的不同层面，又可以在他们检验特定人群的心智化损伤假设时，帮助他们选择适合的测量工具。

毫无例外地，表 4.2 中的大多数工具测量的都是受控心智化，也有少数工具测量的是自动心智化（如 AAI-RFS）；当然，这些工具也可以经过改编，测量不那么受控的心智化（如通过压力或情感启动、眼动追踪或脑电技术）。并且，这些测量工具有些评估的是"离线（off-line）"心智化；有些测量工具评估的则是"在线（on-line）"心智化，即在真实情境与社会交互中的心智化。目前来讲，后者这种心智化是很难测量的。然而，如前人发现的那样，在真实情境，尤其是社会交互中，个体心智化的缺损才是临床上最为关心的话题。因此，有必要编制一套简短的、有效的、使用便捷的测量工具，来测量这种心智化的特征。表 4.2 列举的大多数测量工具，都依赖于参与者完成任务或问卷时，其认知与情感的整合情况。

勾勒心智化轮廓

评估访谈之后，临床研究者应该勾勒出个体的心智化轮廓（见图 4.1）。首先，在心智化的不同维度，确定个体的准确位置。其次，考虑心智化不同维度之间的关系。心智化的这些维度使得个体的心智化困难像滚雪球般增大吗？还是说，心智化的这些维度之间互相补偿？专栏 4.3—4.6 表明了平衡的（比如，好的）心智化在这些维度上是如何具体表现的，并给出了心智化维度失去平衡时（在各维度上倾向于某一端）的例子。

这样的一个评估过程，应该考虑到个体是如何在受控心智化和自动心智化之间转换的（详见第 1 章）；以及这种转换发生之后，个体花费了多长时间才恢复为受控心智化。鉴于此，对个体的人际关系进行细节化评估是十分必要的；尤其需要关注个体的依恋史，以及个体对依恋策略（安全的、过度激活的或者去激活的）的使用情况。评估者需要考虑，特定的依恋关系在多大程度上能增加个体心智化转换的敏感性（从受控心智化转换为自动心智化），个体在多大程度上能够对心智化欠缺进行自我纠正，以及个体在大多程度上允许评估者（或者更普遍来说，依恋对象）帮助他们修复心智化。

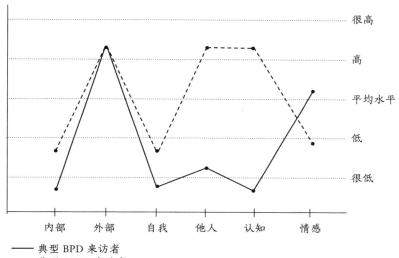

—— 典型 BPD 来访者
- - - 典型 ASPD 来访者
* 在自我—他人维度上两极的关系显示了 ASPD 来访者的反转模式。

图 4.1　典型 BPD 与 ASPD 来访者的心智化轮廓

　　心智化的四个维度，自我—他人、认知—情感、内部—外部、自动—受控，为心智化评估提供了重要的结构框架。因为这四个维度阐述了在心智化评估过程中，如何考虑来访者对自我和他人的内部与外部特征、对自我和他人的内部状态的关注，以及对认知和情感特征的整合。例如，评估者可能会问这样的问题："你认为他为什么对你这么生气？"或者是，"你一直在告诉我你对她的感受，但是你认为她的实际感受如何？"又或者是，"你一直在告诉我你在这种情况下的想法，但是你的感受是怎样的？"这种从自我到他人视角的转换，或者通过反事实的回应（如，向来访者暗示另一种解释，这种解释与来访者的解释相反）来挑战来访者的心智化，可能会显现出来访者的不同心智化能力之间的差异，尤其是伪心智化模式与心理等同模式。例如，一些来访者的注意力分配是不平衡的，他们过度集中于情感而非认知，并且被心理等同模式所支配，可能无法从他们自己的视角完全转换到其他人的视角。或者，来访者过度集中于认知而非情感，当问及他们的感受如何（而不是问他们在特定情况下的想法或"应该有的感受"），来访者可能会感到惊讶。最后，如果来访者的心智化在内部—外部维度中倾向于自动心智化，那么，当来访者同意尝试转换视角时，挑战其视角可能会帮助揭露伪心智化模式。

好的心智化是什么样的

正如我们将要解释的，尽管心智化缺失可以划分到几种模式中的某一种，但是测量心智化的范式却只有一种。为了帮助提高心智化评估的质量，我们编制了一个简单的评分表，即"心智化临床评估清单"（check-list for the clinical assessment of mentalizing）。这个评分表和对分数的解释可在安娜·弗洛伊德中心的网站上免费下载。

在完成这个评估清单的过程中，评估者只需要反思他们刚刚进行的访谈，并在评分表中不同的心智化类别下，提供足够的例子，进而在"强有力的证据"或"只有某些证据"栏记标记。心智化的四个维度都要评估。在这里，我们考虑了几种情境，在这些情境中评估者可能会注意到高水平的心智化，我们将之列举为简单的描述性特征。但是在实际评估中，治疗师要在与来访者的交谈中寻找这些特征的证据，而不是简单地对来访者的自我陈述做出反应：他们具有这些属性。

1. 关于他人的想法与感受

   A. 不透明性：承认经常不知道别人在想什么，但是不会被别人的想法所迷惑（如，克里斯发生的事情让我意识到，我们经常误解别人的反应，哪怕是我们最好的朋友）。

   B. 不存在妄想：不把别人的想法看成是对自己的威胁，并牢记一个人的想法是可以改变的（如，我不喜欢他生气，但可以通过和他交谈来安抚他）。

   C. 沉思与反思：以放松的方式（而不是强迫），去思考别人如何思考（如，在面谈期间，积极地思考为什么自己所熟悉的某个人会表现得那样好）。

    D. 观点采择：基于个人经验，接受这样一个事实，即同一事物从不同视角看可能非常不同（如，描述一个人际拒绝事件，然后尝试搞明白这件事是如何被误解为拒绝的）。

    E. 真实的兴趣：对他人的想法和感受表现出真实的兴趣，不仅仅是对内容感兴趣，也会关注他人的行事风格（如，这个人似乎喜欢讨论人们做事情的原因）。

    F. 对探索的开放性：这个人不愿意对别人的想法和感受做出假设。

    G. 宽容：接纳别人，有理解他人心理状态的条件（例如，一旦他们理解了为什么其他人会这样做后，他们对某事的愤怒就会消散）。

    H. 可预测性：只要知道他人的想法和感受，他们的反应整体上就是可预测的。

2. 对自身心理功能的认识

    A. 可变性：对他人的看法与理解可以随着自身的变化而变化。

    B. 发展性视角：随着了解的深入，对他人的理解也会变得更加复杂（如某人承认，随着个人的成长，他越来越能理解父母的行为）。

    C. 现实的怀疑主义：认识到一个人的感受可以是混乱的。

    D. 承认前意识的功能：认识到一个人在任何时候，都不可能意识到他感受到的所有东西，尤其是在有矛盾的情境中。

    E. 矛盾：意识到自身可能会拥有互相矛盾的想法与感受。

    F. 自我好奇的态度：对自身的想法与感受抱有真实的好奇心。

    G. 对差异的兴趣：对一个人的想法与行为存在差异感兴趣（如对儿童的所思所想感兴趣）。

    H. 意识到情感的影响：洞察到个人情感是如何曲解对他人的理解的。

3. 自我表征

    A. 高超的教育和聆听技巧：来访者感到他们能够向别人解释事情，并且被别人认为是耐心的、是能够倾听的。

    B. 自传的连续性：一种记得自己孩提时期经历的能力，并且这些经历具有思维的连续性。

C. 丰富的内心生活：一个人很少体验到他们的思维是空虚的或无内容的。

4. 普遍性价值与态度

A. 暂时性：整体上来说，对什么是正确的、什么是错误的并不武断判断，并且偏爱复杂的、相对的思考方式。

B. 稳定性：一种在自己和他人心理状态之间保持平衡的态度，这种态度来自于，接受自己在自身或他人的心理状态上，都没有处于特权地位；充分地监控自我，以识别心智化缺陷（例如，我注意到，有时候我对事物的反应有些过度）。

非心智化是什么样的

心智化缺失或非心智化模式可能包括一系列标志性特征。专栏 4.7 罗列了一些典型的例子。有些关键性指标，与来访者的叙事风格、内容以及叙事中隐含的态度有关。

专栏 4.7 非心智化是什么样的

- ◆ 过分关注细节，消除自身的动机、感受或想法。
- ◆ 关注外部社会因素（如学校、地方议会、住房部门、邻居）。
- ◆ 关注身体或结构化标签（疲倦、懒惰、聪明、自毁倾向、沮丧、急性子）。
- ◆ 对规则和责任的迷恋，"应该"和"不应该"。
- ◆ 拒绝参与问题解决。
- ◆ 责怪或挑剔。
- ◆ 对他人的想法或感受表示过度肯定。

非心智化模式在个体的叙事中非常常见。例如，在谈论心理状态时，来访者可能更关注外部因素（如社会机构、物理环境、政府或者其工作地的组织管理），而不是关注自身的心理状态。他们专注于规则、角色、义务和责任，就好像这些才是对其行为的合理解释。这些表现可能是非心智化叙事风格的特征。其他来访者的叙事风格可能会表现出拒绝参与的特征，这说明他们拒绝心智化，以及不愿意以有意义的方式理解自己和他人的心理动机。

非心智化也反映了来访者在进行概括与贴标签时是存在偏差的。例如，来访者对行为的解释可能是在绕圈子。最常见的是，他们认为行为是由诊断结果或人格所解释的，比如，"我对他发脾气是因为我是个急性子"，或者"我在这些考试中失利，是因为我有比较高的自毁倾向"。

并非所有的非心智化模式都是可以根据叙述内容鉴别出来的，也可以从叙事风格和内隐层面中识别，这都是显而易见的。非心智化的叙事风格可能是过度匮乏或过度具体的。如果是过度具体的，那么来访者会非常深入地描述事件，以至于叙事本身淡化了他们自身的心理状态。例如，来访者可能会叙述无穷无尽的小故事，或对物理细节进行过度描述。

在内隐层面上，非心智化很容易被看到，但是也很容易被忽视。个体可能会对他人的想法与感受表现出不合理的肯定，就好像他们看待他人想法的方式是唯一正确的答案，且从来不质疑。相似地，对他人的心理动机缺乏好奇心，也会导致非心智化模式。在其他来访者中，会表现出一种责备和挑剔的态度，表明他们并不希望获得对心理状态的真正理解。

评估过程中极端的心智化缺失

在评估个体心智化的过程中，个体的反应可能会损害这一评估过程。当询问来访者对自身心理状态的归因时，他们可能抱有敌意、主动回避（如改变话题、拒绝回答问题等），甚至表现出非言语反应，例如在评估过程中突然走掉，或者开始打电话。从合理评估心智化的角度来看，有些个体的表现并没有这么极端，但是同样对评估也没有帮助。当探索自身的心理状态时，这些个体不能精加工自己的理解。对一个特定个体来说，当询问他们为何会有特定的感受时，他们说"我不知道"，这可能准确表达了其真实的想法，但也可能是在传达"我不想去思考这个事情"。

在另外一些情况下，不能精加工自身的心理状态，也反映了个体整合能力的缺失，或者是完全混乱的。来访者偶尔会做出不合理的反应，例如来访者的一些推论完全没有前提条件，有些来访者胡乱猜测评估者的意图，或者只关注访谈内容的字面意思。我们认为，上述情况都是评估心智化过程中要面临的挑战与威胁。一些有过创伤经历的个体，当被迫去思考自身的想法与感受时，的确会表现出反抗与抵制。在这样的例子中，我们将心智化编码为"缺失的"。

必然地，治疗师一定想知道，具有这种心智化模式的个体是否能通过MBT 得到治疗，或者通过其他一些治疗形式得以治疗。然而，这些个体处于一种令人绝望的境地。他们的人际关系通常是不稳定的、短暂的，他们也总是怀疑他人的心理动机；在日常人际交往中，他们总是充满高焦虑，情绪总是缺失的或是严重失调的。我们并没有足够的研究证据，证明这组来访者在MBT 中比其他来访者更不好治疗。然而，临床经验显示，治疗师的治疗重点是，首先要与来访者形成治疗上的统一战线，他们必须要坚信：改变是可能的。治疗师开展针对性工作的过程中，要与来访者建立信任感，进而形成良好的治疗关系。并且，在治疗早期，治疗师要帮助来访者设立一些可控的、可完成的目标；来访者在这些目标中获得的"胜利"，也能稳固治疗师与来访者的关系。有时候，医患交互中需要关注的是对来访者的共情认可，而非挑战（详见第 8—9 章关于干预类型的讨论）。

心智化的整体和局部困难

心智化严重缺失和非心智化模式都是非常典型的，也相对比较容易鉴别。然而，进一步判断来访者对心理状态理解的精确程度，或者鉴别来访者伪心智化的程度是有挑战性的。如果来访者的心智化问题是整体性的，即在评估过程中一致表现出心智化缺失，那么我们认为来访者是严重非心智化的。例如，如果个体对人际交往始终采取客观解释，那么他们可能会只关注于某人做了某事（外部），或者只感知到与人际交往相关的物理条件［如疾病、疲劳或饥饿（内部）］。情绪知觉的系统化扭曲，是来访者整体心智化困难的表现。比如，面对某人的悲伤或焦虑情绪时，来访者可能将之识别为敌对情绪。沟通与关系的固化是来访者相对整体的心智化困难的标志，如认为人际关系不能改变、也不会改变，认为与某人的交往将会永远保持一种特定的状态。一般情况下，对这种固化的沟通与关系的操纵使用，是整体心智化困难的另一个标志。

与之相对地，当来访者的心智化困难围绕在特定的想法、感受或情境中时，我们称之为局部心智化困难。通常，当来访者因为特定的人想起曾经的创伤经历时，他们的心智化能力就会崩溃，进而对这个人的心智化就会变得困难，或者不可能实现心智化。与之相类似，在一些个体中，特定的情绪状态可以和创伤经历存在交互作用。因此，抑郁可以使一个人固着自己的想法与感受，并且变得无法心智化。一般来讲，高唤起、强烈的依恋感都能暂时降低个体的心智化。在这种情况下，一个短暂的、不可接受的、不合理的想法，也能变得像现实那样真切。此外，与特定个体的人际交往可能会妨碍心智化，这可能发生在那些能引起情绪唤起的话题中；或者在与特定人物相处时，心智化能力会失效，因为这些特定的人让来访者意识到自己是被矛盾对待的那个人。

评估心智化时，我们需要留意到每一种心智化困难，这种困难是整体的还是局部的（见专栏 4.8）。以我们的经验来看，局部心智化困难更容易得到纠正，尽管这种纠正绝不是一劳永逸的，因为许多局部心智化问题对临床干预表现出抵抗。

专栏 4.8　整体与局部心智化困难

整体心智化缺失或非心智化

◆ 一致性的心智化缺失。

◆ 人际交往中常见客观性表达（内部，如生病；外部，如某人做了某事）。

◆ 情绪知觉的系统化缺失。

◆ 沟通与关系的固化。

◆ 对特定的沟通与关系的操纵使用。

局部心智化缺失

◆ 局限于特定的想法、感受与情境（情境依赖性）。

◆ 特定的情绪状态能与创伤经历发生交互，并损伤心智化。

◆ 能被情绪唤起、抑郁或强烈的依恋感诱发。

◆ 面对与创伤相关的想法时，心智化能力崩溃。

◆ 与特定个体的交往会妨碍心智化。

心智化模式的转换

我们提出的转换模式（switch model），可帮助理解依恋、心智化与压力这三者之间的关系，也有助于理解局部心智化困难（Fonagy, Luyten & Strathearn, 2011; 见表4.3）。我们认为，为了应对压力，个体的依恋系统得到激活，相当于开关打开了。在这种状态下，个体转换为自动心智化模式，而非受控心智化。对人类来说，这是一个非常普遍的过程，即在需要时寻求安慰与确定。然而，人与人之间存在许许多多的差异，这些差异体现在：依恋系统激活的难易程度、转换之后的自动心智化强度，以及恢复为受控心智化的速度。根据转换模型，采用过度激活策略（焦虑的和阻抗的）的个体将更快转换为自动心智化模式，并且花费更久的时间恢复为受控心智化。

表4.3 依恋策略、唤起，以及从受控心智转换为自动心智

依恋策略	转换门槛	自动化反应的强度	恢复为受控心智化
安全的	高	中等强度	快
过度激活的	低，过度反应的	很强	慢
去激活的	较高，反应很弱，但压力增大时，激活反应强	很弱，但压力增大时为中等强度或很强	较快
混乱的	无条理的，过度激活的，但是经常疯狂地试图去压抑	很强	慢

混乱型依恋就像焦虑型依恋一样，常常与BPD相关（Choi-Kain & Gunderson, 2008）：他们在面对压力时会产生过度反应，尽管他们试图去压抑这种反应。然而，这种情况下他们会非常快地转换为自动心智化，并且这种转

换会持续很久。对于安全依恋的个体来说，当面对压力时，他们有比较高的转换门槛，即不容易从受控心智化转换为自动心智化；即使转换了也会很快恢复为受控心智化。去激活的依恋策略（回避）对这种转换通常具有较高的抵制，也不太容易打开开关，但是当压力增大时，这些个体的心智化将会更加容易受到影响。然而转换之后，他们也会相对较快地恢复为受控心智化。

在压力情境下还能保持高心智化，与安全依恋有关；心智化能力受损时，其恢复也和安全依恋有关。如前所述，心智化失误是心智化正常功能的一部分。真正发展均衡的心智化能力表现出如下特征：能适时地从自动心智化转换为受控心智化，即使在压力条件下也能维持心智化的能力，在心智化崩溃时也能相对较快恢复的能力。

在压力情境下保持心智化的能力，与 Fredrickson 所谓的安全依恋的"扩展与建构循环（broaden and build cycles）"有关（Fredrickson, 2001）。这些策略能帮助个体发展出安全依恋、个人主动性与情绪调节（建构），也能将个体引入不同的、更适应的环境中去（扩展；Mikulincer & Shaver, 2007）。因此，高水平心智化与压力情境下的韧性有关，也和面对逆境时采取不同视角的能力有关。而且，高心智化者有很高的能力去打造关系，即他们能成为关心他人、帮助他人的人（Hauser, Allen & Golden, 2006）；他们也有能力有效地调节压力与逆境（Luyten, Mayes, Fonagy & Van Houdenhove, 2015）。

面对压力时的扩展与建构能力，与过度激活或去激活的依恋策略并不共存。这些策略限制了其他能提升韧性的行为系统，如探索、联结和照料。非常典型的是，当进入或维持一段持久的关系时，过度激活和去激活策略往往导致个体遭遇困难，包括与治疗师的关系。使用这些策略的个体，在探索他们自身或他人的内心世界时，往往表现出低于正常值的兴趣或能力。

每个个体心智化的"转换点（switch point）"，决定了关系中另一方的心智化能力，这说明了心智化是如何被我们周围的环境与事件所塑造的。有些关系可以强化心智化强度，毕竟如果不是这样，心理治疗又有什么意义呢？相反地，有些关系却可以诱发、加大心智化困难，这会导致心智化的恶性循环。心智化在依恋关系中得到发展，它毕生都与依恋关系紧密相关。

总的来说，对心智化的准确评估应该考虑到情境变量，而且不能仅仅关注于单一关系（Choi-Kain & Gunderson, 2008）。治疗师尤其应该注意到，个体在不同情境下、不同关系中（如想到与父亲、母亲或伴侣的关系）的心智化技巧是如何波动的。因此，评估心智化时，评估者应该抓住来访者广泛的人际背景，探索来访者没有描述的或是简单描述的人际关系。最后，如我们所说，心智化评估应该考虑到：来访者与评估者一起共同应对、调节压力的能力，以及心智化在评估中受损后恢复的能力。

在心智化治疗过程中，当"转换模式"被诱发时，来访者会频繁经历心智化的短暂失败。当来访者大喊"你在试图让我疯狂"或者"你憎恨我"时，他们所针对的那个人（或者旁观者）的想法与感受，可能已经不能被他们清楚地感知到了。事实上，不仅仅是具有人格障碍的来访者，我们所有人都会经历这种短暂的心智化失败。有三个因素阻止我们的生活受到这些事情更广泛的影响，而这些因素对于那些长期难以实现心智化的个体来说都不存在。

1. 一个自我纠正的机制，可以排除不合理归因。
2. 情绪激活事件的时间很短，不足以造成影响。
3. 最重要的是，与他人互动时他人通常会有的纠正反应。

对 BPD 来访者来说，这些机制都不能发挥应有的作用。他们在特定背景下的心智化短暂失败，可能会发展成为严重的心智化损害，这种影响会持续数小时之久。当我们以正常的方式行事时，社会背景线索会帮助我们重新调整对他人的感觉。然而，BPD 来访者不能做到这一点，因为他们不能准确感知、也不能留意到他人态度的细微变化。如我们所见，他们不太可能、也没有足够的能力，去检验对他人初始印象的准确性。他们对正常的社会环境是不敏感的，反而，对他们来说社会环境总是不正常的。他们在社会环境中的反应，是由于心智化的短暂失败造成的。对于正常人来说，这种情况就没有那么典型了。最后，正如人们经常指出的那样，BPD 来访者很难抑制冲动，因此他们只能限制冲动爆发的时间。

在心智化评估过程中，治疗师可能不经意间就会诱发来访者的这种心智化失败。在许多情况下，出现这种诱发的可能性并不大。来访者的情绪唤起，加上依恋关系的增强，可能是导致这种诱发的原因。然而，这种诱发出现的情境非常重要，因为这个情境指明了来访者不能继续维持心智化的症结。通常情况下，这些情境都会涉及一段特定的关系（与一个特定的个体）、一个特定的场景（在这个场景中曾经出现过这种诱发），或者一个特定的主题或事件。临床观察时应该注意到，这种特定的情境需要逐步挖掘。因为无论来访者的先前经历是由何种关系、场景或事件引起，心智化的缺失都会加大治疗师鉴别这种情境的难度。

前心智化模式的评估

从受控心智化转换为自动心智化，经常会涉及个体思考内部状态时的前心智化模式，即表征自我和他人内部世界时的心理等同模式、佯装模式和目的论模式（见第 1 章）。在那些具有创伤史的个体中，这些模式特别容易出现。非常典型的是，这些个体为了实现自我保护，会中断自身的心智化，避免思考那些创伤经历（经常伴随自伤行为或药物滥用）；他们也会对他人表现出令人不愉快或惊恐的心理状态（如对他人大呼小叫、侮辱或威胁他人）。ASPD 来访者可能会使用这些策略，作为一种故意控制他人或者削弱自身的思考能力与心智化能力的手段。

心智化评估首先应该考虑到，诱发出来访者的心智化转换时，来访者唤起程度的高低。这需要在不同的唤起情境中进行评估，并且评估者可能需要积极探索、检验来访者的心智化过程。这项工作需要评估者谨小慎微地完成。具有创伤史的个体很容易被淹没。然而，与之相对地，对于那些具有自恋特征的个体，为了准确评估其心智化，可能需要更多的努力。此外，尤为重要的是，心智化评估要发生在一个崭新的、由来访者与评估者共同构建的关系当中。来访者对新关系的反应，以及这个关系对来访者心智化的影响，应该被评估者仔细衡量。来访者有没有表现出对评估者所思所想的兴趣呢？或者，他们有没有对评估者的反应表现出过度警惕呢？另外，当评估过程受阻时，来访者的以下两点表现可提供重要线索。第一，在评估过程中，来访者在评估者的帮助下，能在多大程度上调整唤起水平。第二，当探索来访者的内心世界时，来访者在多大程度上能与评估者一起调节压力。另一个重要的启示是，评估者应该重点关注个体在使用次级依恋策略（回避、焦虑、安全的策略）上的差异。

最终，正如我们所提到的，治疗师应该根据来访者不同的依恋策略，调整对来访者心智化损伤的干预措施。具体来说，有证据表明，对于使用过度激活策略的个体，治疗的重心应该是给来访者提供支持性的治疗措施，治疗师应该努力为来访者的心智化能力提供脚手架，以支撑其情绪，尤其是在治疗早期（Blatt, 2008）。而且，治疗师应该密切监管自身在保持亲密与保持距离之间的平衡。因为对来访者的过度亲密可能容易导致来访者自我—他人关系的混乱，进而损害其心智化能力；而对来访者过于疏远则会导致来访者的被拒绝感，从而导致来访者的脱落（Fonagy & Luyten, 2009）。对于使用去激活策略的个体，整合其认知与情感心智化将会是治疗的重心：让来访者贴近自身情绪，尤其是与治疗师构建治疗关系时。此处的危险在于，当来访者意识到治疗涉及与治疗师构建新的关系时，他们可能会脱落。因为这违背了他们使用去激活策略的目的。另一个重要陷阱是，治疗师太容易假定来访者有足够的洞察力，并且迷失在对来访者问题的本质的探究中。

伪心智化

鉴别心智化最大的挑战是将它和伪心智化（pseudomentalizing）区别开来。在伪心智化中，个体对心理状态的理解缺少心智化的基本特征（先前已提到）。因此，伪心智化的个体可能表现出一种倾向：对他人的心理状态有过度肯定的倾向，他们没有意识到"知道"他人的所思所想存在一些固有的不确定性。

我们已将伪心智化与非心智化的佯装模式建立联系。这种体验自己心理状态的心智化模式，被认为在儿童2—3岁时得到发展。只要儿童没有在自身状态与外部现实之间建立联系，他们就能发展出这种有代表性的心智化模式。因此，尽管2—3岁的儿童能够参与"假装"游戏，但他们还是不能将内部体验与外部现实整合为一体。如果挑战一下他们的信念（如，他们推动着的椅子将其当作坦克，那它就是坦克吗），他们的"假装"游戏就会终止，因为他们还不能想象伪装的心理状态。相似地，一个伪心智化的成年人似乎就有这种想象的能力，甚至能对心理状态进行推理，但是，只有与现实世界无关的时候，这种想象与推理才能完成。

真正的心智化很少是完全服务于自己的。当某人对自己或他人的心理状态，做出完全符合个人利益或偏好的陈述时，他就可能具有伪心智化的嫌疑。在其他时候，伪心智化很容易被识别。因为伪心智化个体哪怕基于很少的证据，哪怕强行理解是不可能的和不准确的，他们也会以极大的信心对心理状态做出果断的推断。大多数伪心智化落入这三个类别（见专栏 4.9）：

1. 侵入性的；
2. 过度活跃的；
3. 破坏性的、不准确的。

专栏 4.9　伪心智化是怎么样的?

侵入性的伪心智化

◆ 不尊重心灵的不透明性。

◆ 在特定情境下夸大自己的想法与感受。

◆ 以不合理的方式表达想法与感受。

◆ 表现出丰富而复杂的想法与感受，但是没有证据作为基础。

◆ 当被他人挑战时，默认表现为非心智化模式。

过度活跃的伪心智化

◆ 自以为拥有理想化的洞察力。

◆ 对他人的想法感到困惑、模糊。

破坏性的、不准确的伪心智化

◆ 否认那些破坏他们主观体验的客观现实。

◆ 容易扮演指责他人的角色。

◆ 否认他人的真实感受，使用虚假的建构去代替。

这种分类方式作为一种启发，有助于进一步识别伪心智化。这种分类方式不能作为划分个体的方式，因为这些类别之间往往互相重叠。

侵入性的伪心智化

当个体不尊重心灵的独立性与不透明性时，侵入性的伪心智化就会出现。这样的人相信，他们完全"知道"另外一个人的所思所想。对于伪心智化个体来说，这种情况在相对紧张的依恋关系中很常见，他们在表达伴侣的感受时，会不考虑特定情境，夸大伴侣的这些感受，并以不合理的形式表现出来。大多数情况下，心理状态被他们描述得过于丰富而复杂，不太可能是基于事实的描述。当评估者在评估过程中对此进行挑战时（如，"你是如何知道他信心不足，并且对你感到敌对的？"），他们就会表现出非心智化模式，将这种"知道"归因为人格特质或个人直觉（"我就是知道……"）。

过度活跃的伪心智化

过度活跃的伪心智化表现为，个体过度消耗精力去思考他人的想法与感受，他们总是自以为拥有无与伦比的洞察力。实际上，他们所认为的心理状态与他人真实的内心状态几乎没什么关系。陷入这种心智化模式中的人，几乎不可能意识到这一点。出于改善交流的目的，使用心智化并不会诱发伪心智化的出现。但是，就算评估者帮助这些人意识到这一点，他们也很有可能发现自己的心理状态是令人困惑和模糊的。他们会对此感到非常惊讶，也没兴趣知道别人对他们的理解到了什么程度，但是他们会因为自身的这种不感兴趣而失望。这种对心理状态的好奇与热情的缺失，使得评估者几乎没有可能去测查其心智化的精确性与有效性，反而会让评估者将来访者的这种缺失归因为他们的阻抗，或者来访者对自我服务倾向的故意否认。

破坏性的、不准确的伪心智化

本质上来说，伪心智化的第一类与第二类，严格意义上都是对他人心理状态进行"不准确"的思考。尽管这种思考不可能是真实的，但是看起来又经常是貌似合理的。与此相对地，伪心智化的第三类，即破坏性的、不准确的伪心智化，表现出以下特征：否认那些破坏他们的主观体验的客观现实。通常，这种伪心智化表现出指责，比如"你激怒了我"，"你让我打你"。这种心智化的不准确之处在于否认某人的真实感受，并用错误的建构来代替。一位女儿可能会告诉她忧心忡忡的母亲："如果我死了，你会很高兴的"。极端情况下，个体的心理归因可能相当奇怪，如"你试图把我逼疯""我想你是在试图毁灭我"。当某人使用这种破坏性的、不准确的伪心智化去控制别人时，就属于心智化滥用。

评估心智化的过程中，应该注意伪心智化的标志性特征，并且和评估总体心智化一起观察。所有的心智化损伤与伪心智化形式都应该具有情境特殊性。伪心智化模式只发生在特定的依恋关系中，或者只发生在特定情境中。在这些情况下，我们认为证明伪心智化存在的证据是有限的。在评估心智化时，这些证据应该使心智化的最终判定水平往下降。换句话说，如果发现了某些伪心智化的证据，那么心智化的最终评估可能会从"好的"降低为"中等的"。如果发现了非常多伪心智化的证据，那么最终的心智化评估可能会从"好的"降低为"糟糕的"，"非常高的"降低为"中等的"。

具体化理解

具体化理解（concrete understanding）是非心智化最常见的类别，与心理等同模式紧密关联。心理等同模式反映了个体理解内部状态的失败（见专栏4.10）。具体化理解模式具有某种发展的必然性，因为这是个体体验自身主观性的必要发展阶段。心理等同模式在 2—3 岁的儿童中很典型，这种模式过于认真地对待自身的心理体验。在个体看来，主观体验、信念与客观现实之间没有明确的区分，内部世界就等同于外部世界。比如，一个孩子对鬼魂的恐惧会产生一种真实的体验，因为他们觉得可能会出现一个真正的鬼魂。同样，在具体化理解的情况下，心理状态被剥夺了自身的特殊作用，并被等同于具体可及的物理世界。

专栏 4.10 具体化理解

一般性标志

◆ 对自身的想法、感受或对他人的期望缺乏注意。

◆ 受到情境或客观世界的影响。

◆ 对行为的解释具有某种偏见或泛化的倾向。

◆ 对行为的循环解释。

◆ 这种具体的解释被扩展到了使用范围之外。

风格上的标志

◆ 说话时用绝对的口吻（如"他总是……"）。

◆ 总是责怪、挑剔他人。

◆ "非黑即白"思维的夸张表现。

◆ 归因为不可改变的个人特征。

◆ 不必要的细节描述。

◆ 不灵活地、僵化地坚持对行为的第一个合理化解释。

◆ 缺少反思，感到共鸣就会立刻触发行为。

具体化心智化的典型内容

◆ 不以心理作为解释行为的参考系。

◆ 认为人们的行为动机是基于外界的物理情境（而非心理）。

◆ 自身的想法与动机经常被错误理解。

◆ 武断地、毫不犹豫地接纳观点。

◆ 毫不犹豫地进行恶意归因。

◆ 对行为的表面化或具体化理解。

◆ 情绪识别有困难。

◆ 不能意识到自身的想法、感受对他人的影响。

◆ 将单个案例泛化到一般或极端情境中。

　　心理等同模式下的来访者拒绝在自身想法与感受之间建立联系，也不愿意在自身行为与他人行为之间建立联系。他们普遍缺乏一种注意，即注意到

自身的想法、感受或对他人的期望；他们对自身行为的理解与解释，也是建立在客观情境的基础上的，而非基于自身的感受与想法。他们表现出的这种偏见与泛化，也构成了他们自身行为的重复与循环解释。描述或分类的话语被他们视为对行为的解释（例如，他整天无所事事，因为他太懒惰了）。尽管他们的这些解释大多都是不准确的，但是也并非总是如此。然而，在这种情况下，这些解释被扩展到了使用范围之外。它们可能在错误的情境中被使用，如一个寻找内部动机的心智化解释，反而可能会转向物理环境寻求解释。又如解释暴力的产生时，来访者可能归因于住所的压迫性（空调不好，过热），但这种解释并不能说明说房间对他的影响（感到窒息、想起小时候被惩罚时的压抑等）。

具体化心智化具有一些细微的风格上的标志。具体化心智化者说话经常会使用绝对的口吻："你总是……""你从不……""你完全……""他们（一个群体，比如健康专家）总是一样，他们总会那样……"。这样一种绝对化的方式，使他们不需要获得更多关于内部心理状态的信息。他们也经常责怪、挑剔他人，不情愿去探究事件背后更复杂的原因。很显然，这种偏见是自我服务的，但并不总是如此。自责是具体化理解的另一标志。割裂的、非黑即白的思维，则是深层次特征，这是泛化的另一种表现形式，如此一来他们就能消除事件的复杂性。另外一些风格上的标志体现在他们的归因上，他们总是将行为与事件归因为不可改变的个人特征，如种族、智力或文化背景。细节化是另一种风格策略，在人际交往中他们会对事件进行过度冗长和详细的描述，这可以取代经济的、心理的解释。

具体化理解的一大特点是明显缺失灵活性。对想法与感受的理解受限，使个体变得不灵活，以至于他们坚持自己对行为的第一个合理化解释。对他们而言，在这种情况下，根本无法实现应对事件的多种可能性，并丢弃那些不合理的想法。他们应该将自身的想法与感受，不断地与现实联系起来。然而，这本身就是一种令人厌恶的体验，导致他们产生了深深的疏离感和不被理解的感觉。不经大脑的行为不仅仅是冲动抑制的失败，也是知觉和行动之间正常缓冲机制的失败。通常，对他人心理状态的共鸣会开启一个反思与反应选择的过程。当来访者对心理状态的理解极其具体时，这种共鸣就会立刻触发行为。

在内容方面，这种具体化理解说明，当需要寻找对心理状态的解释时，个体会处于不知所措的境地。他们可能不把心理作为解释行为的参考系，而诉诸神秘主义、星座、超自然，或诉诸对人际沟通的胡乱解释。通常，他们的解释一般是"就是知道"或单纯的直觉。这种具体化理解，建立在误解物理环境和心理状态的关系的基础上，如关闭着的门意味着拒绝；同时，他们本身也缺乏对这种误解的质疑。更极端的情况下，某个短暂的想法可能会瞬间侵占他们的大脑，进而变成自身既定的想法，他们对这个想法也会毫不犹豫地接纳。在这种情况下，过度专注于不满或寻求报复都是令人痛苦的。毫不质疑地对别人进行恶意归因（这符合内在恶意的假设），会诱发他们对他人的愤怒。

如我们所见，这一系列因素结合在一起，共同构成了具体化理解的标志性特征。尽管最强有力的特征是个体流于表面的、具体化的理解与解释，但是心智化失败的其他后果也会导致具体化理解的这些标志。比如说，情绪识别困难可能使人陷入"徒劳无功"的状态，试图去理解开始时根本不存在的反应，如他人的愤怒反应。如果在观察自身想法与感受时就遇到了困难，那么在理解自身想法、感受与行为对他人的影响时，也会产生问题。比如，如果一个人并不知道他让周围的人感觉很愤怒，那么他也很难理解别人对他不知不觉的敌对反应。这种对心理状态概念化的失败，很容易让他们从某个情境泛化到其他情境。例如，某人表达了对来访者的正常好感，来访者听到后，可能会对此产生曲解，他听到的可能是深切的感情，甚至是爱。这种偏差是可以理解的，但显然也是自我服务的。

活现

与人格障碍个体一起工作有个特点，那就是"治疗"的开始与结束都很少发生在咨询室中。如我们所知，这种事是经常发生的。对于治疗来说，在来访者与治疗师之间，很少会不爆发冲突的（当涉及来访者与治疗师或他人之间的行为，或者来访者自身的利益时）。有时候来访者的这些行为会让治疗师认为，来访者是挑衅的、操控的或控制的。同时，这些行为很少是中立的，而且大多数行为在治疗师中引起了普遍的焦虑。这种焦虑可能表现为，治疗师替来访者感到焦虑，或者治疗师自身的焦虑：担忧来访者的行为可能造成自己在声誉方面的损害。来访者的有些行为符合临床诊断标准，如自伤、自杀意图或暴力，以及攻击性行为。在其他时候，这些行为涉及暴力冲突，这些冲突尽管可能没有达到身体攻击的程度，但其激烈和明显不受控制的性质是不寻常的。通常治疗师遭遇的难题是来访者的如下行为，即把治疗师作为攻击对象或夸大的情感对象。然而，更常见的情境是（也很难被识别出来），在这些情境中，治疗师并非直接作为来访者行为的对象，而是来访者对治疗师有所要求，如要求治疗师写信支持来访者，或者在工作时间以外给来访者打电话。在温和的一端，来访者要求治疗师做的事可能包括回复来访者的信件；在更繁重的一端，则可能包括要求治疗师探望来访者。

以上提及的这些情境有以下共同点。

◆ 治疗师对某些事情的认识并不完全正确。

◆ 治疗师对于应该如何根据来访者的行为做出反应感到困惑，通常伴有焦虑。

◆ 对于迅速、有效地处理来访者的"紧急情况"，治疗师有一种紧迫感。

◆ 治疗师有一种深刻的、有意识的认识，即无论如何反应，都是不合适的。无论他做什么，都会导致来访者长期的严重后果，最终不会带来任何好处。

以下是在咨询督导中报告过的一个真实案例。

在一个社区心理健康团体中，来访者得到了相对成功的治疗；但来访者在这一过程中声称，她所居住的公寓阻碍了病情的进步。来访者解释说，虽然她感觉好多了，而且更"集中精力"了；但是当她回到家时，她就失去了"新发现的平衡"。由于生病，她已经很长时间无法整理公寓。的确，她的公寓已经变得乱七八糟，并且脏兮兮的。这已经超出了来访者的能力："如果我每次回家，都面对着疾病的后果，我怎么能完全康复呢？我找不到任何东西，我花了所有的时间，去寻找我的东西放在哪儿。家里乱七八糟的东西把我逼疯了，它们只是强迫我记住，过去和现在的情况是多么的糟糕。"来访者要求医院告诉公寓管理人员把公寓彻底打扫干净。心理治疗团体考虑了来访者的这个请求，经过思考和讨论后，拒绝了这个不合理的要求。他们认为来访者的这个请求是一种"活现"（具体解释见下段），遵守这个请求是有风险的。来访者写信给健康管理部门的首席执行官，提出了同样的要求，清晰地说明她的进步是如何被周围环境所限制的，同时对治疗团体在其他方面的帮助表示感谢。执行官表示同情，并要求团体成员安排对公寓的深度清洁。团体成员为此劝阻执行官，并对此展开了讨论，结果收到了执行官的简短通知："请安排。"团体成员这才勉强同意，并安排了深度清洁。来访者的心理状态似乎并没有变好，事实上，甚至稍微变坏了。意想不到的是，来访者以后每周都会给执行官写一封关于其生活护理方面的电子邮件。过了一段时间，执行官厌倦了这一点，并写信给治疗团体："请停止这一安排。"

这个例子说明，活现就像其他形式的心智化失败一样，不能、也不应该被正面地对待。心智化从来不是对非心智化的应对方式。这根本无法解决来访者的需要。在这个案例中，问题是非常清晰的：来访者希望得到干净、整洁的家庭环境，这个（目的论驱使的）愿望只是与来访者的需要（以一致的、可预测的方式去体验自身的主观性）松散地耦联在一起。如果来访者真正担心的不是能否在自己的头脑中"发现"自己的想法与感受，那么无论把家整理得多么干净、整洁，也是和病情无关的。活现是非心智化的标志性特征，具体表现为目的论模式。参与活现会强迫来访者留在缺乏心智化的领域，直接指出来访者行为背后的原因也无济于事。如果只是向来访者解释说，她想要干净、整洁屋子的愿望，只不过是其不满于自身主观状态混乱的符号性表达，并不能提供任何有益的帮助。

所以，我们应该如何理解 BPD 与 ASPD 来访者的这种"见诸行动"的需要？个体把主观经验转化为行动，主要是一种人际过程。这种行动标志着个体的心智化暂时是脆弱的，任何形式的反思都是无用的；这种行动在被执行的时候毫无意义。治疗师任何试图创造意义的尝试，都会消逝于来访者的非心智化过程中；这也反映了治疗师对整洁、有组织的主观世界的需求，而不是对来访者的经验进行描述。我们对结果导向的行为的理解是，来访者试图引导的是治疗师的主观反应，这样做的目的是减轻来访者难以忍受的感受。在 ASPD 来访者中，他们可能会引发伴侣的焦虑或无助，这样一来，他们就更能忍受自身的感受：这种感受现在在我之外，因此这种感受并不是我的。作为治疗师，我们可能会感到被控制、被操控，但是忽略了这一点：他们需要我们感到害怕或无助，这样一来他们就能忍受我们在他们身上引导出来的感受了。具有精神分析背景的治疗师，可能会试图替来访者说出这些感受，并说服来访者承认这些感受。这再次忽略了一点：活现及驱使着他们的目的论思维会再次出现，因为他们并不能忍受这些感受，也不会承认。作者中的一位（PF）有一个来访者，曾在治疗开始前在诊所的洗手间里割腕，之后一边流血一边进到治疗室：这景象令人惊恐，并引发了清晰的尖叫。治疗师在这里面对的诱惑是，表达恐惧，分享他的震惊和痛苦，并将恶意意图归因于造成这种情况的来访者。在 MBT 中，首要的临床责任是，当来访者陷入非心智化时，帮助其恢复心智化。在出现自伤行为的情境中，表达关怀是人类的自然反应。但是在 MBT 中，表达关怀后紧接着的便是对来访者的探索：在自伤行为出现之前，来访者发生了什么。当然，聆听来访者对询问的真实回答很重要：血都已经流到地板上了，因此这是很难做到的！活现很难被精确地管理，因为它对治疗师的心智化能力施加了强大的限制。我们的建议是，在解决来访者的非心智化之前，首先要确保治疗师自己的心智化是完整的。比方说，来访者可能觉得不需要绷带，但是治疗师在来访者可以扮演他的角色之前，需要准备一个绷带。

心智化的滥用

患有严重人格障碍的个体中，很大比例都会表现出过度心智化。具体表现为，来访者试图使用心智化去控制另一个人的行为，并且他们通常都会采用一种对自己有害的形式来实现这一点。"读心术"有助于来访者"按下其他人的按钮"，并让他们朝着有利于来访者的方向做出反应。这些反应通常都是消极的（如，挑衅对方以引起愤怒）。但在更广泛的背景下，这些反应可以被看作是自私的（如，来访者认为自己是正确的，并且证明自己才是被激怒之人过度反应的受害者）。在其他时候，来访者可能会利用自己的心智化能力，预见交流对象的需求或担忧，进而进行引诱或安抚（见专栏 4.11）。

专栏 4.11　心智化的滥用

一般性标志

◆ 使用心智化控制他人的行为。

◆ 经常以有害的方式使用心智化。

◆ 表现出很明显的过度心智化，以不能读懂自己的心理状态为代价。

◆ 知道他人的感受，但是无法与这种感受共鸣。

轻微滥用

◆ 较少想要控制他人的心理。

◆ 能对他人进行共情的理解。

◆ 曲解他人的感受，或者错误理解自身的经验。

◆ 在复杂的社会关系背景中，具有某种操控意图。

◆ 不太可能卷入心理虐待。

试图引发他人特定的想法与感受

◆ 以虐待狂的方式利用他人的感受。

◆ 诱发他人的愧疚、焦虑或羞耻。

◆ 诱发他人不合理的忠诚。

◆ 在 BPD 来访者的治疗中是普遍存在的。

故意损害他人的思考能力

◆ 最容易通过唤起他人（的情绪）来实现。

◆ 总是令人厌恶的。

◆ 身体威胁、大呼小叫，或者经常使用辱骂性语言。

◆ 羞辱或者威胁性羞辱，如自杀的威胁。

创伤与虐待

◆ 自我保护性地关闭心智化，以免于依恋对象恶意的影响。

◆ 在别人身上创造一种空虚或恐慌的心态。

◆ 由创伤诱发的心智化滥用反过来伤害了自己，如药物滥用、自伤行为、解离。

　　所有这些描绘，都给人一种心智化能力非凡的印象。然而，在这些人中，读懂他人的内心常常是要付出代价的，代价就是他们不能读懂自己的心理状态。对他们而言，在心智化他人和心智化自己之间，存在巨大的不平衡。更深层的不平衡还表现在两种能力的差异上，即知道他人所思所想（想法、信念）的能力和了解自身情绪、情感状态的能力。如果再极端一点，一个人可能完全理解别人的感受，但是他们却无法与这种感受共鸣。在这种情况下，他们自然获得了极大的自由，即给他人造成痛苦的自由。

　　心智化滥用的评估需要考虑到其严重性。轻微滥用的个体，只是以消极或自私的方式利用对他人心理状态的了解，他们并没有多少意图去控制他人。即使是对他人的共情性理解，也可以被用来自私地操控他人。这种心智化滥用通常涉及对他人感受的夸大或曲解，或者对自身体验的错误理解。虽然这种错误理解的经历是令人厌恶的，但是心智化滥用的目的并不是产生对心理状态的错误感知。更常见的是，在复杂的社会关系背景中，他们具有某种操控意图。例如，在涉及监护权纠纷的案例中，父母总是对孩子的悲伤情绪过度反应，声称孩子肯定因为某些事情而痛苦，这样一来，父母就能给前任伴侣造成困难。表面上来看，父母对孩子的悲伤能共情理解，但是这种理解只是作为父母在关系纠纷中的武器。这种心智化滥用很少发展成心理虐待。

　　当来访者具有很明显的意图，去诱发他人特定的想法或感受时，情况就变复杂了。极端情况下，反社会个体总是以虐待狂的方式利用他人的感受。这种操控就是所谓精神变态的特征，来访者会利用心智化来诱导另一个人的信任，这样一来，来访者就能利用他人了。这种对他人行为的精细操控，是很少见的。比较常见的是，滥用心智化来诱导他人的愧疚、焦虑或羞耻，或者诱发他人不合理的忠诚，进而企图对另一个人进行控制。在 BPD 来访者的治疗中，这种类型的心智化滥用是普遍存在的。治疗师被来访者诱导，去体验来访者自己的心理状态。

　　这种心智化滥用有一种特殊形式，即故意损害他人的思考能力。对于一个心智化能力很差的人来说，另一个心智化能力很强的人常常是具有威胁性的。损害一个人的心智化相当容易，最容易的做法是通过唤起他人的情绪来实现。这对"受害者"来说，是一种令人厌恶的经历。通过身体威胁、大呼小叫、粗鲁的言语或者只是让"受害者"的注意力过度疲劳，就能轻松损害别人的心智化。更不易察觉的是，来访者可能会羞辱他们或威胁性地羞辱他们，这样一来就很容易诱发他人的心智化失败。例如，来自来访者的自杀威胁，可能会造成治疗师的焦虑，也暗示着治疗的失败（诱发羞耻）。因此，治疗师理解来访者心理状态的心智化能力，可能会被消极情绪部分地或完全地占据。

与心智化滥用相关的另一个深层次话题，是关于创伤与虐待的。孩子通常会抑制自己对心理状态进行思考的能力，以此来应对施虐者的敌意。因为考虑施虐者（通常是依恋对象，例如父母）的心理状态往往令人感到十分痛苦了。不出意外地，到了成年期，探究虐待与创伤问题经常能损害其心智化。这种情境下，来访者极其需要在他人身上创造一种空虚或恐慌的心理状态，这样他们就能将自己从这种难以忍受的痛苦中解放出来。更常见的是，创伤诱发出的心智化滥用可能会反过来伤害他们自己，如药物滥用、自伤行为，或者以解离的状态表现出极端的佯装模式。

总结

对心智化进行完全的评估，需要考虑心智化的不同维度，不断变化的压力情境，以及不同关系中的心智化。这个阶段包括来访者是如何对评估者进行心智化的，还需要按照维度对来访者的心智化缺陷进行定位。总的来说，心智化评估需要完成以下目标。

1. 提供来访者与问题行为相关的人际关系"地图"。
2. 评估来访者在这些关系中的心智化能力。
3. 勾画出来访者心智化失败的轮廓。
4. 评估来访者的心智化是整体受损还是局部受损。
5. 有些情况下，需要评估来访者是伪心智化占主导，还是具体化理解占主导。
6. 来访者的任何心智化滥用倾向，都需要被分别考虑。

第 2 编

心智化的实践

第 5 章

心智化治疗的结构

引言

MBT 的总体目标是开发一种治疗过程，其中来访者的心智变成治疗焦点。目的是让来访者更多地了解他对自己和他人的看法和感受，这种看法和感受如何决定他对他人的反应，以及错误地理解自己和他人如何可能导致行动化，以试图保持心理稳定并减少难以理解的感受。治疗师必须确保不断提醒来访者这个目标，提醒来访者治疗过程本身并不神秘，并且确保来访者理解治疗的潜在重点。即使来访者已经参加了 MBT 引入（MBT-Introductory，缩写为 MBT-I）的课程（见第 11 章），也不能假设来访者明白治疗过程。

只有仔细定义治疗结构，才能形成心智化过程。MBT 的总体结构包括评估过程，接着是 MBT-I，然后是个体 MBT 和团体 MBT（见图 5.1）

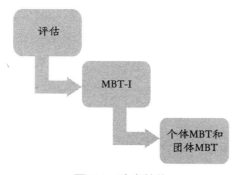

图 5.1 治疗结构

记住这一点非常重要：评估过程本身是治疗轨迹的固有部分，而不是整个治疗过程中的错误安排。它构成了初始会谈的一部分，是让来访者参与治疗过程的重要方面。由于其重要性，评估在第 4 章中做了单独讨论。

治疗轨迹

治疗轨迹（trajectory of treatment）有许多主要阶段，包括开始、中间和结束。初始阶段的总体目标是评估来访者的心智化能力和人格功能，使来访者进入和接受治疗，并界定可能干扰治疗过程的问题。具体过程包括给出诊断，提供心理教育，建立治疗目标的层次结构，稳定社交和行为问题，审查服用药物情况，定义危机路径，以及签订结果监测协议（见图 5.2）。

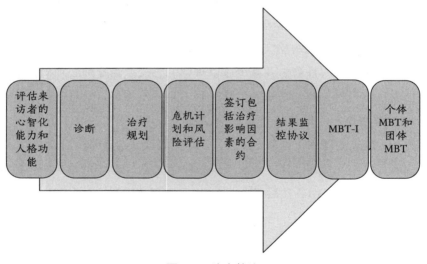

图 5.2 治疗轨迹

在治疗中期，所有积极的治疗性工作的目的是，在来访者处于情绪唤起和依恋关系的背景下，激发其更强大的心智化能力。在后面的章节中将讨论这一治疗阶段的更具体的技术内容。

在治疗后期，要为治疗结束做准备。这要求治疗师关注与结束治疗相关的丧失感，以及如何保持已经取得的成果，并与来访者一起开发适合他特定需要的后续计划。特定治疗模式的倡导者经常阐述以下观点，严重的人格障碍来访者在 12~18 个月的治疗后能够明显得到改善，以至他们要求不再进一步治疗。这一观点是一种幻想，其不切实际仍然是研究神话的一部分，而不是现实的临床实践。

初始阶段

评估心智化

第 4 章探讨了对来访者心智化能力的评估。

给出诊断和介绍方法

精神卫生专业人士对于给出人格障碍的诊断有很大的焦虑。专业人士很担心表现出贬义的暗示、批判的态度、责备来访者、攻击个人的"灵魂"以及对来访者的终身污蔑。

> 我们的一位来访者抱怨说，即使在治疗结束后，当她不再符合人格障碍的诊断标准时，医护人员一看到她的病历就会带着怀疑和不确定的态度对待她，尽管她明显有能力与医疗服务适当互动。

尽管有潜在缺陷，我们坚信给来访者一个适当的诊断是必要的和建设性的。但是如何才能做出有益的诊断呢？对于那些无共病的 BPD 来访者来说，这并不是一个大问题，尽管这样做可能会很困难。但是，如果来访者符合边缘型、自恋型、偏执型或反社会型人格障碍的诊断标准，并且还患有抑郁症等严重的精神疾病，那么就会有更多问题。我们不能躲在疾病诊断学的失败背后，把责任和责备推给不完善的诊断系统，或者简单地说我们不相信诊断。即使我们不相信分类诊断系统，精神健康服务系统中的其他人也可能会给来访者诊断或简单地告诉来访者，他们的需求在正常服务范围内无法满足，"因为他们有无法治愈的人格障碍"。不确定性和对诊断价值的怀疑可能是适当的，但回避和缺乏清晰度可能会导致来访者不信任治疗师的能力，使治疗联盟的发展更加困难。

让我们假设你对人格采取了一种分类方法，并得出结论，来访者患有BPD。根据我们的经验，最好的方法是直接的和解释性的，记住你想要刺激来访者的反思力，去反思他自己和你对他的看法。有许多方法可以做到这一点，我们并不假定有正确的答案。作为读者，你可能有更好的方式来解释诊断，如果是这样，你应该坚持你的工作。然而，从 MBT 的角度来看，给出诊断的主要目的是刺激来访者思考自身的各个方面，并在你表现出能力去思考他的问题的同时，思考你对他的想法。

在给出诊断时，有必要经常检查来访者对你所说内容的理解。对治疗师来说，假设来访者知道得多或少都是非心智化的。如果你假设来访者知道太多，会引起来访者的防御；但如果你假设来访者知道太少，你可能会被来访者视为高人一等。"确保来访者明白你在说什么"同样是非心智化的（会破坏来访者的心智化）。关键不在于"告诉"来访者你知道什么，也不在于展示你的知识范围，而在于激发思考。治疗师会找出来访者对治疗师所说的话的理解。原则上，你是在试图找出你对来访者的想法是否真的符合他在自己身上识别的精神状态。你不是在试图说服来访者接受你的观点。

开启"诊断对话"

你可能希望一开始就对诊断有一个清晰的陈述，但一般来说，最好是敏感地进行诊断，询问来访者他认为自己是什么样的人。一些问题可被用作这个过程的一部分，这些问题总结在专栏 5.1 中。

专栏 5.1　建立诊断

- 你如何描述自己？
- 是什么让你与众不同？
- 别人怎样描述你？在亲密的关系中，你是什么样的人？
- 你最大的特点是什么？

最后，应该提出以下诊断：

> 我试着把你告诉我的所有事情放在一起，我认为你有边缘型人格障碍。你听说过这个术语吗？

如果来访者对 BPD 有一定了解，那么根据他之前对 BPD 的了解，询问他的理解。更具体地说，试着去了解，来访者在思考和谈论"被诊断"的自己时所产生的感受。对一些来访者来说，这个过程可能会刺激焦虑；对另一些人来说，多年来发生在他们身上的事情被心理健康专业人士很好地认识到了，而且是一个众所周知的心理问题的一部分，这是一种解脱；然而，其他人可能会发现这是一种不人道和贬低的行为。因此，治疗师必须确保他的态度是深思熟虑的、敏感的，有时是令人安心的。特别地，讨论应该通过来访者故事中的相关例子来说明，从而举例说明真正的含义。同样地，明智地使用来自治疗师以前经历过的临床例子，可以暂时把注意力从来访者身上移开，从而缓解紧张。

根据我们的经验，一旦诊断以一种敏感的方式被提出，这个主题就不再是一个哲学难题，而是一种理解来访者潜在问题的刺激。这就需要我们对 BPD 发展的理解进行对话，给出一个解释——在这一点上，对于心智化的治疗师来说，冲突就产生了。一方面，它违背了心智化的核心，促进我们理解障碍使我们容易在依恋关系的背景下失去心智化（因为这样做我们就在冒险代替来访者自己去理解），但另一方面，重要的是来访者要理解治疗的心智化重点和我们采取这种特殊方法的原因。因此，对于治疗师来说，把这作为一种理解而不是一个"事实"是很重要的。

给出解释

心理教育

心理教育与我们的模型完全一致。因此，"介绍项目"通常持续 12 周，但有时可能更短，是治疗路径的一部分（见第 11 章）。在评估中，治疗师通过以下操作开始治疗：解释导致 BPD 的可能原因，BPD 的后果可能是心理问题和保持心智化的困难，治疗目标，以及在 MBT 中如何利用团体和个体治疗使来访者在依恋关系中稳定心智化。尽管如此，用于帮助来访者理解治疗过程的主要方法不是通过"教育"，而是通过在初始阶段让来访者参与工作。治疗师会认真聆听来访者谈论自己和他人的方式，识别出能够表明心智化力量，强调情感能力的特征，当心智化的这些积极方面出现时，用它们来解释治疗过程。

> 听起来你好像真的很了解当时发生的情况。即使在你感到沮丧、受伤或有其他感受时，治疗的核心也是提升你的能力去理解。在治疗中，我们会遇到很多来自这里和外部的经验，这些可能是我们不理解的。治疗的一个主要任务是探索那些时刻，以便我们可以了解你当时的想法。

从依恋角度理解 BPD

第 2 章概述了我们对 BPD 的理解，并在评估过程的最后与来访者进行了讨论。在这个程度上，来访者已经为介绍性的团体治疗做了准备，也就是 MBT-I（见第 11 章）。

在讨论 BPD 的起源时，一方面存在着过分简化病因的危险，另一方面也存在着变得过于复杂的危险。如果治疗师给出的解释显得老套，来访者可能会自我感觉高人一等，并以愤怒进行反应。另一些人则对这些信息感到不知所措，常常感到困惑。因此，重要的是，在开始解释之前，治疗师要先仔细评估来访者聚焦于新概念的知识和能力。根据我们的经验，越来越常见的情况是，高功能来访者在接受治疗之前会在网上查找信息，所以治疗师应该首先探索来访者对这种疾病的了解程度——"也许你已经读过一些关于 BPD 的东西？"至关重要的是，不要按照上课的形式"给出模型"，即治疗师不是作为"老师"传授来访者需要"学习"的信息。有些人希望把这个练习当作学校的课程，但这通常表明他们的心智化活动已经被切断，目的论的功能正在上升。BPD 来访者常常根据具体的结果感到被关心，所以以老师的方式传授信息可能会转化为一个信号向这些来访者指明"真正的"关心。在大多数情况下，最好让来访者从自己的生活出发，考虑发展模式的每个方面，并考虑这与他的相关性。治疗师不应该给出冗长而复杂的解释，而应该对模型的各个方面给出简短的描述，最好根据来访者自己的病史和目前的问题。解释必须针对来访者本人，以激发重新评估来访者对自己的问题的理解，并在进一步心智化的过程中，将每个问题领域与治疗方案联系起来。

　　治疗师：听起来你和你妈妈就是意见不一致，你觉得她并没有真正理解一些事情。但你没有放弃，你努力地让她知道你不开心。即使你是一个十几岁的孩子，听起来你也想让她意识到你遇到了麻烦。比如，你被学校开除时，你让她来学校；你服药过量时，你让她去医院。你怎么理解她为什么没有回应？

　　来访者：她是个可怕的女人。（一种非心智化的解释，因为它是一种描述，是绝对的，缺乏对心智内容的精细加工和反思。）

　　治疗师：我怀疑情况可能比这更复杂，在治疗中，我们会帮助你进一步探索。治疗的一个特点是，我们要求来访者重新考虑他们对事件的一些个人解释，特别是他们现在是如何理解事情的。在团体治疗中，你将有机会听到别人对你的问题的理解，这将帮助你重新评估自己的理解。一种可能性是，你会开始觉得这里的人不理解，如果是这样，你必须让我们知道。我们都把过去的经验运用到现在的情况中，你告诉我你从来没有真正信任过任何人，所以你可能一直在观察，看看我们是否理解。所以，和你的治疗师谈谈这个问题，如果你觉得他们误解了你想告诉他们的东西，或许可以想办法让他们知道。

治疗项目

　　从历史上看，MBT 有两种变体。MBT 的最初研究是在日间（部分）住院计划的背景下进行的，来访者最初每周参加 5 天。该项目的最长时间为 18~24 个月。进入日间（部分）住院项目的来访者都有一些临床的和描述性的特征，包括对自身或他人的高风险，反复住院干扰了对日常生活的适应，严重的日常药物滥用，碎片化的心智化，不充分的社会支持和不稳定的住房。

如果来访者表现出一些日常生活能力，有稳定的社会支持和足够的住所，那么更有可能在密集的门诊计划中接受治疗（见以下段落），特别是，如果他们容易失去心智过程的弱点主要局限于亲密关系。

尽管在欧洲的一些服务继续提供日间（部分）住院计划治疗（Bateman, 2005; Bateman & Fonagy, 1999），但这种更密集的治疗在英国不再提供。英国所有的来访者都接受 MBT 门诊治疗，其中研究最充分的是 18 个月的 MBT 密集门诊治疗，包括每周 50 分钟的 MBT 个体治疗和每周 75 分钟的 MBT 团体疗程（Bateman & Fonagy, 2009）。

从日间医院改为门诊有许多原因。首先，我们的研究表明，那些我们认为需要加强治疗的来访者，例如，有多种人格障碍的来访者，对自己或他人有危险的来访者，以及日常生活中严重滥用药物的来访者，在门诊治疗中表现得同样好。其次，治疗师发现，将这组来访者作为门诊来访者进行管理，并没有将他们的焦虑提升到不可接受的水平。最后，来访者与治疗师的互动水平越低，越能增加来访者的压力以维持较高的自我效能。门诊项目也更节省成本。

在过去几年，又开发了一些旨在帮助 BPD 来访者的项目。在其中一些治疗中，来访者接受了强度低于 MBT 密集门诊治疗的治疗，例如只接受团体 MBT 或个体 MBT。另一方面，现在也存在一种强度稍微高一些的治疗，MBT 高密集门诊治疗。MBT 高密集门诊治疗是在 MBT 密集门诊治疗的基础上加一个额外的元素，如表达治疗。目前，还没有数据支持这些原始心智化方法的变体，但许多针对人格障碍来访者的服务试图根据他们症状的严重程度来分配来访者进行治疗。然而，目前对于人格障碍的严重程度还没有统一的衡量标准，因此不可能根据普遍认可的严重程度评分将来访者分配到一个或另一个项目中。这可能会随着《国际疾病分类》（第 11 版）（*International Classification of Diseases*，简称 ICD-11）目前的提议而改变，该提议建议，根据严重程度对人格障碍进行组织，从轻度到中度到重度不等（Tyrer et al., 2011; Tyrer, Reed & Crawford, 2015）。到目前为止，还不清楚治疗师将如何评估病情的严重性。我们的数据表明，应根据人格障碍的共病程度，将来访者分配到不同强度的项目中，因为共病程度是严重程度、风险和社会环境不稳定的指标（Bateman & Fonagy, 2013）。

心智化项目

在所有项目中，重要的是项目不同方面的相互关系，不同治疗师之间的工作关系，不同团体间的主题连续性，以及在一段时间内所使用疗法的一致性。这些非特异性方面可能是有效治疗的关键，而治疗活动的特异性仍有待确定。

对于读者来说，通过我们对心智化的关注来实现项目整合并不奇怪。MBT 项目的所有组成部分都有一个总体目标，即在鼓励心灵对心灵进行探索的框架内增强心智化，即使实现这一目标的途径是通过艺术作品和写作等表达技术。

密集门诊项目

在 MBT 密集门诊治疗中，来访者每周接受一次个体治疗（50 分钟）和一次团体治疗（75 分钟）。它不是"点菜"菜单，而是"固定"菜单。我们在治疗开始时就阐明，项目的两个方面——团体和个体——是不可分割的，经常缺课将导致对是否继续治疗的讨论。我们的政策不会仅仅因为来访者不来就让他出院。但我们的指导原则是，如果有人不定期参加项目的某个方面，就必须在他参加的下一次治疗上与他讨论，无论个体治疗还是团体治疗。来访者不参加团体治疗的情况比不参加个体治疗更常见；因此，如果来访者在团体治疗中缺席，那么治疗师就要在下次的个体治疗中和来访者探讨其缺席的根本原因。只有当似乎无法帮助来访者返回团体时，才会提出出院的问题。几乎不可能提出一个精确的点，让我们可以在这个点上去考虑缺勤来访者的问题，但在我们的临床经验中，来访者开始就被告知，任何方面的长期和持续缺勤都将导致我们考虑将其安排去低密度的门诊以接受进一步治疗。在此之后，仍有可能回到项目中，但必须在进一步研究来访者潜在的焦虑之后。

我们之所以对出勤率采取相当严格的立场，是因为许多来访者发现个体治疗比团体治疗更容易接受，并参加前者而不是后者。有时，这理所当然地激发来访者和其他人向我们询问：为什么要有团体治疗。"团体不好"或"我没有从中得到任何东西"，可能会成为人们的口头禅，最终每个治疗师都会被要求解释团体的目的。这是治疗师不应回避的问题，但应从心理的角度来理解，并对团体工作的重要性做一些明智的进一步解释。当然，团体治疗的原因应该在评估结束时就已经解释过了。

为什么要参加团体治疗

　　一些来访者不愿意参与团体治疗，当团体治疗成为现实时，他们缺乏热情。来访者可能在评估面谈中接受了团体工作的必然性，但这样做只是为了获得个体治疗的机会。一旦开始治疗，就必须解决这个问题。患有 BPD 的人在倾听他人的问题时，他们的自我意识或察觉到他人也在倾听的能力较弱，这在一定程度上解释了他们对群体的焦虑，以及他们摇摆在与他人的过度或过少互动之间。当他们被卷入他人的问题时，他们在自己和他人的思想中迷失了，当他们这样做时，他们开始感到孤独和"没有自我"，这反过来又导致他们迅速远离别人来拯救自己。

　　治疗师需要有一个令人信服的理由来进行团体治疗，并且要用一种与来访者讨论的方式，这种方式不是居高临下的或恐吓的，而是要鼓励的和解释性的。如果 MBT 治疗师能够在心智化的框架内，发展出他们自己对于为什么要进行团体治疗的理解，从而给出一个与整体方法一致的解释，那是最好的（在本章的后面，有一些关于心智化团体的讨论）。

　　许多治疗师都通过谈论以下两点来解释团体治疗：人们在社会群体中发挥作用的能力，以及如何使用团体治疗来实践这一特殊的复杂技能。这个过程需要高度的心智化。在很多方面，在不断变化的社会环境和社会群体中良好运作的能力是人类特有的属性，许多患有 BPD 的人在"情况变得艰难"时会失去这种能力。对这些人来说，社会交往会产生焦虑，误解比比皆是，精神崩溃不可避免，这些往往会导致"或战或逃"模式。因此，为了解释团体治疗，我们首先讨论来访者对团体的有意识的焦虑，并将其与来访者自己在社交场合与朋友或他人交往时的经历联系起来。我们试图理解来访者对团体的感受，例如，当他们感到自己总是被剥夺注意力时，或者当他们担心别人对自己的问题不感兴趣时，他们对于不得不与他人分享感到焦虑。但我们主要讨论的是团体治疗的力量，它能有力地激发来访者在高压情况下管理焦虑的能力，并同时保持心智化。只有在团体中，来访者才能真正地练习平衡复杂情况所唤起的情感状态，以及他们继续心智化的能力。团体要求来访者在试图理解他人想法的同时，记住自己的想法。

关于进行团体治疗的原因，这里有一个面向来访者的解释（整个治疗的精要）。我们不认为这是一个完美的解释，但它确实包含了基本的组成部分：表明团体治疗的目的是，在一个动态的过程中思考自己和他人的思想。

> 团体对我们所有人来说都是非常困难的，但它保留了我们生活的环境。我们所有人都要与他人见面，必须与他人保持联系。有时我们会压抑自己的感觉和想法，因为我们知道它们可能会引起冒犯或导致我们不想要的反应。谈判是我们日常生活的一部分。我们还必须学会如何在说事情的同时保持对自己的真诚。团体的目的是解决所有这些问题，并学习我们可以讨论一些事情，甚至是关于我们自己的私事或我们对他人的感觉，而不会引起他人的不安反应，同时我们也会感受到我们表达了自己的意思。我们需要能够说出我们对某人的感觉，或者我们如何珍视他人的支持和友谊。做这些不仅需要我们了解自己的动机和需求，也需要我们了解别人对我们所说的话的反应。我们还需要能够考虑别人的反应，并相应地改变自己的思维方式，否则我们只是坚持让别人接受我们的观点。我们可能都有一个问题，那就是难以尊重不同的观点。我们试着在团体中关注这个过程。我们希望，如果你在团体讨论中遇到问题，你可以和你的治疗师谈谈，这将有助于你在团体讨论中感到更有力量。

治疗规划

最初的治疗规划（formulation）是由个体治疗师在经过最初的几次诊断及与治疗团队（treatment team）[1] 的讨论后制定的，然后以书面形式交给来访

---

[1] treatment team 在本书中翻译成治疗团队，由个体治疗师、团体治疗师、精神科医生等组成，区别于由来访者组成的团体（group）。——译者注

者做进一步考虑。专栏 5.2 概述了治疗规划的目标和重要内容。

专栏 5.2 治疗规划

◆ 目标：

- 为治疗师和来访者组织想法——每个人看到的都是不同的思维；

- 以一种正式的方式（明确的、具体的、清晰的、有例子的）为心智化方法建模——不要假设来访者可以做到这一点；

- 对真理的本质保持谦逊的态度。

◆ 风险管理：

- 风险构成因素的意向性分析；

- 通过规划避免过度刺激。

◆ 关于自我的信念：

- 这些与特定的（变化的）内部状态的关系；

- 放在背景中的历史因素。

◆ 当前关注的核心问题：

- 识别依恋模式——激活了什么；

- 必须面对的挑战。

◆ 积极方面：

- 当心智化起作用并有改善的效果时。

◆ 预见治疗的开展：

- 个体和团体治疗的影响。

如果要公开地讨论、发展和重新发展治疗规划，那么团队成员必须能够诚实地合作并互相考虑，并且要避免团队内部的过度竞争和个人之间的竞争。每个团队成员都必须在不过度刺激来访者情绪状态的情况下，培养与来访者讨论治疗规划的技能。对所有的来访者来说，读到一份来自他人的坦诚评价，关于别人如何看待自己成为这样的人，可能会引起相当大的混乱，然而它对来访者的重要性不应该被低估。

一个来访者读了她的治疗规划和完整的医疗记录后，她对这些信息印象深刻。当她读到她以前的精神科医生和心理治疗师的转介信时，她变得心烦意乱，她曾经经历过的被拒绝的感觉又被唤起了，那时他们正和她谈论让她接受专科治疗。她因为转介感到被抛弃和被欺骗，他们没有告诉她转介的真正原因，即他们无法应付她，并担心她的风险水平。简而言之，她认为信中的信息表明他们害怕她。这有一定的道理，但显然不是故事的全部。他们非常仔细地记录了所发生的每一件事，并对她进行了大量的思考，这使她感到很高兴，并平衡了她被拒绝的感受。尽管如此，阅读医疗记录和之后的治疗规划让她感到崩溃，尽管她看到治疗团队中的一名成员在阅读了她的医疗记录后不久就讨论了她的反应，但她还是割伤了自己。

在治疗规划中，应明确陈述初始目标，并将其与治疗内容联系起来，使来访者能够实现这些目标。应该对来访者和治疗师之间发展出的共同理解有个简短的总结，聚焦于引起来访者问题（失去心智化的方面）的潜在原因。治疗规划还应包括社交和人际适应方面的长期目标，这可能是改善心智化的重要指标。最后，有必要确定来访者的依恋策略（Choi-Kain, Fitzmaurice, Zanarini, Laverdiere & Gunderson, 2009），并明确地共同工作，将其确立为重要的治疗内容。

治疗规划的示例

　　A 女士今年 22 岁，她在建设性地与他人相处方面有困难，对自己也有怀疑。她曾多次试图伤害自己，后来因为服用了过量的抗抑郁药物而被转到重症监护病房。在过去的一年里，她一直不能工作，但在此之前，她是兼职秘书。她是四个孩子中最大的一个，她的母亲是一个严格、死板、爱控制别人的人。她和父亲的关系更亲密，她父亲也常常认为她母亲是个"难搞的女人"。她被送进学校，部分原因是她无法控制的行为。她在那里受到欺负，并在 8—11 岁的时候经常被一个大男孩性虐待。她告诉了学校，学校不相信她，但她从来没有告诉她的父母。

她认为自己现在是在依赖别人的认同。没有它，她很快就变得没有安全感。这适用于她过去的许多关系，这些关系的特征是寻求认同，甚至试图去做对方想做的事，即使她自己不想做。这已经扩展到她的性关系中，她曾被两个男人虐待，他们希望造成痛苦，而她的被动顺从满足了他们的愿望。

尽管存在发展和人际交往困难，她还是设法完成了学业，并获得了一些成就。然而，当她上了大学，她发现一个学期后她就不能继续上学了，这是由于她母亲的嘲笑。她找到了一份秘书的工作，但一年多前，由于不清楚的原因，这份工作中断了。A 女士在某天早上醒来时，觉得自己无法去上班了。

参与治疗

A 女士一开始可能会接受治疗，部分原因是她意识到自己有问题，但也因为她渴望取悦我们，并寻求我们的认同。

如果她觉得自己没有得到足够的认同，或者其他人没有给予她足够的关注（例如，在团体中没有得到足够的时间），她可能会在一开始先默默忍受，但之后就不再来了。治疗师将努力对此保持警惕。

她在人际关系中的焦虑及以被动角色与他人交往的倾向，可能使她易受他人利用。这包括团体中的其他成员，个体治疗师应该意识到这可能成为个体治疗中的一种重要动力。

人际关系困难（个人和团体）

A 女士发现，很难让别人清楚地了解她的愿望，有时她甚至不知道自己的愿望是什么。

她倾向于认为别人的愿望是她自己的，她不能区分两者。或者，为了建立自己的愿望，她退出了。

她认识到贬低别人的倾向，尤其当她觉得自己在某些方面让别人失望的时候。在评估中，这被认为是一种管理被拒绝的感受的方法。

这些解决方法不能令人满意，她感到生气、被误解和被忽视，尽管她的行为变得被动和开始接受对方。

其他问题范畴（团体）

A 女士很认真地听别人说话，所以她很容易疲劳。这一点在团体讨论中会更加明显，当她试着倾听每个人的时候，会非常疲劳。

她觉得她必须为别人做一些有用的事情，并解决他们的问题，这可能表现在她成了团体中的帮手。

她无法表现出与他人相关的愤怒和焦虑，这让她耗费了大量精力，也让她感到疲惫和无精打采。

她意识到，当感到被排斥时，她会变得安静和孤僻，这是一个长期的特征。她倾向于责怪别人，认为他们是"混蛋""势利鬼"等。

自我毁灭的行为（个体）

她间歇地使用酒精和大麻，平均每周 2~3 个晚上。她在吸食大麻或酗酒后的隔天往往会醒得很晚，这可能会干扰治疗，因此需要将其作为早期个体治疗的重点。

她几乎每天都对手腕和大腿进行自残。A 女士认识到这种情况与高度紧张的困惑感有关，而且常常发生在她与他人进行困难的互动时，这是早期个体治疗的重点。考虑任何与酒精和大麻使用相关的联系。

心智化

具体化心智化

A 女士倾向于根据人们所做的事情来判断他们，她做出假设而不去核实。她已经两个星期没有和她现在最亲密的朋友说话了，因为她的朋友没有在预定的时间给她打电话。她觉得这表明她的朋友并不关心她。

如果人们不同意她关于应该做什么来解决问题的建议，她就认为他们不喜欢她。

非反思型心智化

A 女士回避意见分歧，默许别人的意见。当出现分歧时，她会回避，避免任何冲突。

在评估中，她意识到自己在积极地回避某些领域——她对事物的反应常常是说"也许"或"所以什么都可以"，当有人指出这一点时，她同意这通常意味着她不想谈论某事。

敏感型心智化

A 女士花了很多时间思考自己的问题，并为自己在第一学期之后无法回到大学而感到羞愧，也为自己无法再工作而感到羞愧。她意识到这种耻辱与她母亲认为她是个失败者的看法一致，这给她带来了巨大的痛苦。

很多时候，她能够理解别人的想法，但当她变得焦虑时，她发现她的大脑失去了清晰度，变得不确定。她唯一的办法就是退出。她也意识到自己对别人的意见过于敏感，却不知道该怎么做。

她希望能够发展一种相互分享的关系。她发现，当她能够解释自己内心的感受时，她的人际关系就会发生变化。虽然她在约定的时间没有打电话给她最亲密的朋友，但她意识到自己太无情了，并给朋友留了言。

治疗师对来访者的理解是二者在来访者问题上一起发展出来的假设，这种理解可能会受来访者自己的影响，随着额外证据的积累，而导致重新规划，基于这个原因，治疗规划会以书面形式给来访者，以在个体治疗期间讨论。如果来访者不同意治疗规划的某些方面，治疗师有责任考虑造成潜在分歧的原因，并在适当的情况下相应地修改自己的意见，并证明他已经这样做了。许多来访者更喜欢比上述示例简短的治疗规划。事实上，在将这里的示例给来访者之前可以先进行总结，甚至将其作为治疗师和来访者的备忘录而向来访者提供"执行摘要"（见专栏 5.3 ）。

专栏 5.3　治疗规划：执行摘要

◆ 依恋策略与人际关系问题：
- 过去经验中的易感性因素；
- 目前使用的酒精和药物；
- 依赖他人，与他人一起时感到焦虑，回避，贬低；
- 顺从他人，易受剥削。

- ◆ 冲动和情绪问题：
  - 自残行为，自残风险高；
  - 焦虑。
- ◆ 心智化过程：
  - 具体的、非反思的、敏感的。

回顾和重新规划

所有接受 MBT 的来访者都每 3 个月与整个治疗团队进行一次回顾。团体治疗师、个体治疗师、精神科医生和其他相关的精神卫生专业人员将与来访者会面，讨论治疗的进展、问题和其他方面。治疗师和来访者一起会面，并不只是确保每个人的观点都被考虑到，并整合成一套一致的思想；它还确保心智化，通过讨论治疗中可能表达的不同观点来实现，这是一种促进理解的建设性活动。定期回顾可能导致重新规划，然后形成持续治疗的基础。如果需要，它们不仅可以成为对进展或缺乏进展的回顾，还可以用于呈现治疗的重大缺陷。

检查用药情况

作为良好医疗实践的一部分，所有来访者都应该定期接受用药情况的检查。这项检查可以在"回顾和重新规划"的会面中进行。许多来访者在接受了长期的药物治疗后被转诊，超过 50% 的来访者正在服用各种抗精神病药、抗抑郁药、情绪稳定剂、抗焦虑药和安眠药（Zanarini, 2004）。在治疗开始时，团队的精神科医生会对用药情况进行检查，但除非存在明显的危险或不恰当的情况，否则很少会立即更改处方。团队和精神科医生会定期检查药物使用情况，但只有在更了解来访者的情况下，他们才会同意对药物进行调整。作为一般方案，我们遵循《英国国家卫生与临床优化研究所的 BPD 治疗指南》（2009）中概述的 BPD 药物使用方针，并向来访者提供有关本指南中建议的信息。

危机计划

虽然最近的一项研究对这一临床观点提出了质疑（Borschmann, Henderson, Hogg, Phillips & Moran, 2012），但与来访者一起制定危机计划可能是针对 BPD 来访者的最有效的一般治疗策略之一。然而，所有的 BPD 来访者在治疗过程中都会经历危机，因此，治疗师和来访者有必要概括出在发生危机时该怎么做。这里我们只讨论制定计划的实践方面。从心智化的角度来看，"给"来访者一个计划是不合适的，更合适的是刺激来访者识别一个路径，以帮助他在需要帮助时获得帮助。我们希望这能防止严重的自毁行为。这里所述的模式既用于 MBT，也用于 BPD 来访者的结构化临床管理（Bateman & Krawitz, 2013）。其核心是来访者和治疗师共同承担起应对危机的责任。

有什么信号表明来访者正在出现危机？

要求来访者描述至少三个危机实例，这些危机导致了自我毁灭的行为或促使来访者与服务方接触。依次采取这些措施，花时间尝试找出早期预警信号：

- ◆ 有什么特别的感觉吗？
- ◆ 是否有行为上的改变？
- ◆ 思维模式不同吗？

即使来访者不能回答这些问题，关注正在发生的事情本身就是一种治疗。共情那些不知道发生了什么的来访者，他们发现自己的感受在几毫秒内"从 0 升到了 100"——"它就这样发生了，我无能为力"。即使是这样，治疗师也需要与来访者合作，发现一些早期预警信号，因为这方面的危机计划是关注自残前兆的基本策略之一。

要求来访者在"自动扶梯"上对他们的危机进行评分，扶梯底部的 0 表示受控的；1 和 2 表示由来访者和治疗师定义；扶梯顶部 3 表示危机点或危机失控。治疗师使用澄清技术，经常在来访者失去控制之前，劝说他们重新开始心智化过程，从而帮助他们识别触发点及其对内部状态的影响。换句话说，要求来访者有条不紊地回答"是什么让我变得脆弱？"连带地，自动扶梯上的点被定义得越来越详细。

来访者可以做什么，不可以做什么？

由来访者确定什么时候可以重新建立自我控制，以及什么会阻止他们进入下一个危机阶段。如何停止自动扶梯？如何从扶梯上下来或往回走？识别曾对处理情感危机有帮助的策略，例如，离开一个刺激的环境，在陷入孤独时给别人打电话，或者通过参与一项行动任务（如做饭）来分散注意力。治疗师也试着刺激来访者去思考，其他人是如何观察每个阶段的（比如，给他人的信号），以及其他人应该或不应该做什么可能会有帮助（参见之后的内容）。邀请其他重要人士参加治疗，共同制定危机计划的这一部分。

别人能做什么，不能做什么？

其他人如何知道危机正在出现？他们会做些什么事情来帮助来访者呢？治疗师轮流询问来访者关于他提供的危机示例，让来访者考虑他人做出什么样的实际反应和情感反应会有帮助，并找出没有帮助的方式。在危机中，其他人能意识到什么是不应该做的，可能比积极尝试做一些有用的事情更有吸引力。例如，当 BPD 来访者情绪激动、焦虑时，治疗师可能会建议来访者的伴侣避免对抗、回避分歧，并尽量减少防御性。这和简单地要求别人接受毫无根据的人身攻击是不一样的。BPD 来访者中出现的紧急危机不在此列。BPD 来访者的伴侣需要选择时间进行讨论。当来访者仔细确定了伴侣或其他人在他感觉很脆弱并有可能到达扶梯顶端时可以做什么之后，讨论一下他如何能把这些信息传递给他们。

服务方可以做什么，不可以做什么？

医疗卫生紧急服务并没有很好地组织起来管理 BPD 来访者，医疗服务人员也没有受过很好的培训来了解病情的严重性。遗憾的是，许多精神卫生紧急服务也是如此，因此建议来访者尽可能远离低质量的精神卫生紧急服务。再说一次，危机计划可能不是关于紧急服务能做什么，而是关于他们应该尽量不做什么。例如，治疗师通常在来访者出现危机的时候改变用药方案，事实上，这是改变处方最不明智的时候。在危机计划中的声明，比如"即使我需要它，请在危机中谨慎改变我的药物。我将在之后恢复冷静的时候考虑这件事。"这将帮助专业人士采取负责任的行动，而不是出于他们自己考虑不周的恐慌，觉得需要做些什么。

危机计划是一项正在进行的工作，每次当某些要点变得更加清晰，它们就会被添加到计划中。当危机发生时，治疗师需要重新审视危机计划。当商定的行动或心理技巧不能阻止"向上的电梯"运动时，他们会重新评估。这样，治疗师在强化来访者处理痛苦和崩溃情绪的能力的同时，可以持续维护来访者对此的责任。

在确定了可能的自助式干预和 MBT 治疗团队在工作时间中的角色后，需要考虑一周7天、每天24小时实施该计划的可行性。许多危机发生在晚上、深夜或周末，那时只有紧急服务可用。治疗师罗列出来访者可用的紧急系统，强调急救团队将有权使用危机计划，并试图帮助来访者处理紧急情况，直到他能够在下一个工作日与 MBT 治疗团队讨论这个问题。来访者和治疗团队可以在接下来的工作日安排紧急预约，时长不超过20分钟，并完全专注于危机，以及如果再次发生要如何稳定局势，并恢复来访者和其他人的心理和行为安全。关于危机的进一步工作应在团体和个体治疗中进行。

由于在工作时间之外难以提供 MBT 治疗师，BPD 来访者需要提前制定自己的策略，并在没有"专家"立即介入的情况下实施这些策略。如果危机被控制并且没有严重的后果，治疗团队的成员要在第二天紧急会议的治疗合同中与来访者达成协议，这有助于提高来访者的决心，维持来访者的责任感，逐步增加来访者的信心来管理日益复杂的情况。在随后的紧急治疗中，详细讨论每个危机，并在必要时重新制定危机计划。

协议

澄清一些基本的"规则"并给予指导

我们遵循在任何医疗服务中治疗来访者时所应用的共同"参与原则"。我们承诺以专业和尊重的态度实施治疗方案，就像来访者有义务在治疗规划的范围内关注自己的困难。对于暴力及毒品与酒精的使用，我们遵循一些特定"原则"，我们还为来访者之间的性关系提供了指导——也就是说，它干扰了双方的治疗。我们在最初关于 MBT 和 BPD 的书中（Bateman & Fonagy, 2004），对这些原则进行了更详细的讨论（描述项目部分）。这里的问题是治疗师如何向来访者解释这些"原则"。

明智的做法是，直截了当地说明治疗的一般"原则"和指导方针，准备一张关于这些原则和指导方针的宣传页或信息表，并尽可能把它们写清楚，以便来访者和治疗师都能充分理解。仅仅陈述"规则"或给出指导而不给出理由是不够的。关于这些原则之所以必要的原因，必须进行讨论，并与来访者一起探讨。有些来访者会毫无疑问地接受这些原则，但有些人显然会同意这些原则，而私下里却忽视它们，或者至少觉得"这些规则不适用于他们"。还有一些人，可能更常见的是那些患有 ASPD 的人，会积极挑战"规则"，认为它们是专制的、不可强制执行的、限制性太强的。无论来访者的反应如何，治疗师必须讨论这些原则背后的原因，并探讨来访者的反应。那么，潜在的原因是什么呢？

首先，有一个普遍的观点，那就是任何降低心智化的事情都是与治疗计划背道而驰的。药物和酒精会改变精神状态，干扰对精神状态的探索，从而否定治疗的总体目标。性关系涉及思想的"配对"，这使来访者疏远团体中的其他人。暴力通过恐惧控制人们的思想，使之关闭而不是打开。因此，我们建议来访者不要做任何可能会降低他们对整个团体的兴趣、使他们与团体疏远、阻止他们反思自己或者使他们关闭关于他人的思想的事情。其次，我们解释说，大脑中负责心智化的区域与那些受毒品、酒精甚至性关系影响的区域存在重叠。这让很多来访者感到惊讶。我们发现，解释这一现象的最佳方式是指出，当一个人处于兴奋、恋爱或吸食大麻时，他的脑海中往往没有别人的空间。恋爱的人不具有反思能力，变得专注于他们的爱人；吸食大麻的人以自我为中心，甚至可能在一种特殊的意识状态，不知道周围有人；使用暴力或威胁的人完全丧失了心智并试图关闭关于他人的思想。我们关于成瘾和驱动依恋关系的神经生物学系统之间存在重叠的观点在其他地方有更详细的讨论（Bateman & Fonagy, 2006; Insel, 2003）。

最后，我们从实验数据中知道，BPD 症状随着时间推移会得到改善，但这种自然进展可能受到物质滥用等因素的影响，从而阻碍来访者利用积极的社会和人际关系，并减少自然缓解的可能性（Zanarini, Frankenburg, Reich & Fitzmaurice, 2012）。应该让来访者意识到这一点。

个体协议

原则不等于协议，原则适用于整个团队，保护整体治疗方案的完整性，并定义专业参与的边界。协议往往是个体化的和具体的，往往针对可能在治疗中造成问题的特定领域。我们并不支持苛刻的协议，当这些协议的条件没有得到满足时，它们可能会被解除。波动的心智化能力意味着，一个来访者在某一点上同意了协议，但在另一种情况下，他可能实际上并没有同样的能力，或者要过一会儿才能达到他同意这份协议时所处的精神状态。重要的是要记住，有效的心智化需要来访者在任何给定的时间了解他的心态，能够预测他自己的未来，认识他当时的情绪状态，反思他过去的思想状态，并思考他在许多不同情境中的可能心理状态。同意一份与未来时间相关的协议需要所有这些能力。BPD 来访者情绪不稳定，不能稳定地遵守协议，可能只能做的只有两件事中的一件。面对协议，他们可以毫不犹豫地同意，但这种同意可能是毫无意义的；或者，他们可能认为这是一个进一步测试自己的方式，可能会导致令人感到耻辱的失败。犹豫不决的来访者可能比那些直接同意协议的人拥有更高的心智化能力，因为他意识到自己可能无法履行义务。进入治疗时的怀疑可能是一个良好的预后特征，而不是缺乏动力的迹象。应对这种不确定性是很重要的，此外还要确保，如果协议被破坏，不会在来访者身上引起失败感。

与签订协议有关的危险有很多。这些危险往往变得有惩罚性和无法实现，并使治疗师处于一个灵活性有限的次要境地。治疗师经常引入一些方法来对来访者施加压力，以控制干扰治疗的行为。我们对这一观点表示赞同，但我们发现，在重度人格障碍来访者中，这种协议的使用效果有限——尤其是在提高出勤率、减少自残和减少自杀企图方面，这些都是制定协议的最常见原因。在这种情况下，治疗师要求来访者控制那些需要治疗的行为，来访者很可能会失败。治疗外的无组织行为反映在治疗内，因此，由于混乱的生活方式而无法参加连续治疗的来访者，只会使他们继续糟糕地参与到紧急服务中。一些来访者，尤其是那些有反社会和自恋特征的来访者，甚至可能突破了协议约束，并在挑战治疗边界时享受"不可治疗性"。最后，具有负面后果的协议在法定的医疗服务中是不能执行的，当然，重要的是不要继续提供明显失败的治疗。在这种情况下，有必要建议其他的帮助。

监测结果

MBT 现在纳入了常规的治疗结果监测，这已成为该模型的一个组成部分。有证据表明，无论采用什么治疗方法，个体治疗师都能够对来访者的预后产生实质性的影响，这可能是特别重要的日常临床实践。在任何心理治疗中，都有 5%~10% 的来访者出现负面结果；临床治疗师之间的差异可能解释了这一点（Hansen, Lambert & Forman, 2002）。在一项心理治疗研究中（Luborsky, McLellan, Woody, O'Brien & Auerbach, 1985），不同治疗师对药物成瘾来访者（其中许多人可能有人格障碍）的治疗效果量在 0.13~0.79 之间。但是，在美国国家心理健康研究所的抑郁症治疗试验中，分析治疗师之间的差异时，并没有发现治疗师之间的差异对治疗有影响（Elkin, Falconnier, Martinovich & Mahoney, 2006）。此外，一些治疗师能够比其他治疗师更有效地维持来访者的治疗，这表明治疗师修复治疗性破裂的能力存在明显差异。

Luborsky、Chandler、Auerbach、Cohen 和 Bachrach（1971）做了一项经典分析，他们在 161 项针对不同组的来访者的研究中确定了一些影响治疗预后的治疗师特征。这些包括：（1）经验；（2）态度和兴趣模式；（3）

共情；（4）治疗师和来访者之间的相似性。这些参数经受住了时间的考验
（Ackerman & Hilsenroth, 2003），没有理由认为它们在 BPD 来访者的治疗中就
不那么重要了。事实上，有迹象表明，这些临床效应在 BPD 来访者的治疗中
很重要，因为 BPD 来访者可能对治疗干预特别敏感，因此不熟练的治疗师在
治疗结束阶段造成的问题比开始阶段更多（Fonagy & Bateman, 2006）。然而，
这种对治疗师的描述在临床服务质量改进计划方面几乎没有价值，因为它们
无法向治疗师和管理人员或来访者提供可能改善服务的具体目标。显然，那
些更有可能产生负面治疗效果的个体治疗师更需要业务支持和实际帮助来提
高他们的治疗效果，而不是被污名化。

幸运的是，在一般的心理治疗工作领域，一种基于对正在进行的治疗
进行密集的结果监测的方法已经被开发和应用，这种方法显然可以对负面治
疗效果进行早期预警，并为正在进行的干预措施的修改提供支持（Okiishi,
Lambert, Nielsen & Ogles, 2003; Okiishi et al., 2006）。随机对照实验已经证明
了这种方法的价值，它减少 50% 以上的负面效果，并改善了来访者满意度和
治疗联盟质量（Shimokawa, Lambert & Smart, 2010）。可能，治疗联盟的改进
和治疗脱落率的降低是治疗效果改善的原因。这项聚焦于来访者的研究旨在
评估来访者在整个治疗过程中的治疗反应。治疗师可以获得来访者的进展反
馈。这使治疗师可以根据来访者的痛苦做出治疗决定，而不是简单地相信治疗
本身。定期向治疗师提供反馈已被证明可以提高来访者在治疗中的保留率，并
且在来访者偏离预期疗程时，如果能够给予治疗师临床支持，那么就可以改善
治疗效果（Okiishi et al., 2006）。治疗师需要反馈，以便识别哪些来访者没有走
上正轨。研究表明，治疗师在预测来访者的病情方面名声不佳。Hannan 和同事
们（2005）采访了 40 名治疗师，要求他们在治疗初期预测 550 名来访者中哪
些会恶化。他们只明确了 40 名最终病情恶化的来访者中的 1 人。此外，他们
甚至不善于识别来访者目前的病情在恶化，并始终认为他们的病情有所好转。

尽管以前的结果监测工作侧重于短期而非中期或长期的心理治疗，并且
没有包括主要诊断为人格障碍的来访者群体，但我们有理由认为，在 BPD 治
疗中，对治疗师的反馈也是需要的。我们还没有针对 BPD 来访者研究过，在
治疗期间明确来访者的变化轨迹的作用，以及在来访者偏离预期的变化过程

时，治疗师的反馈和临床支持产生的影响。如果治疗师能够监测来访者的进展轨迹，并能迅速获得可以提示 BPD 没有以预期的速度发生变化的信息，那么为 BPD 来访者提供复杂心理治疗的临床服务也可能得到改善。在 BPD 治疗中观察到的结果多样性意味着，治疗师效应对于团体治疗可能格外重要。在一项针对 BPD 的辩证行为治疗试验中（Feigenbaum et al., 2012），一名治疗师的所有来访者都退出了治疗，尽管治疗团队试图将他们留在治疗中。Gunderson 和其同事（1997）发现，治疗 BPD 来访者的治疗师对治疗联盟的评分可以预测以后的退出率。Lingiardi、Filippucci 和 Baiocco（2005）也发现，治疗联盟的早期评估是人格障碍来访者退出治疗的良好预测因子，治疗师对与 BPD 来访者之间的治疗联盟的评价，显然比与其他人格障碍来访者之间的治疗联盟的评价要更负面。一项 MBT 实验（Bateman & Fonagy, 2009）使用了一般线性模型，勾勒了个体来访者进展随着时间的变化，结果表明临床改善率的变化呈统计性显著，其中的一部分可以由治疗师身份来解释。向 BPD 来访者提供的治疗时间越长，就越有义务去研究这些差异的来源。长达 12~18 个月的治疗使在治疗早期识别这类来访者变得迫切，哪怕只考虑给来访者和治疗师带来的个人代价，也应该看看能否在治疗早期就提出问题，更不要说考虑服务体系可能遭遇的财政代价。

　　总之，结果的可变性是提供治疗的一个重要因素。在个体治疗师有效的基础上，使用真实的结果数据以改善治疗效果，将极大地影响有效护理的供给，并向专业诊所提供了管理和改善结果的机会。因此，所有参与 MBT 的来访者现在都要完成简短的每周监测问卷，他们和治疗师都可以全程看到这些分数。在治疗开始时，来访者必须被引导到这个过程中，使之成为来访者和治疗师都感兴趣的领域。实际上，两者都对分数的变化进行了"心理分析"，无论是好的还是坏的变化。改善和恶化是同等重要的，要对这种变化进行解释。这种变化是如何发生的，在治疗过程中是否发生了有益或有害的事情？目前使用的测量指标包括症状、生活质量、社会适应、人际功能、服务使用、自杀和自残、反思功能、治疗联盟（由来访者和治疗师独立评分）。此外，每 3 个月要完成一个基于目标的结果测量，以确保治疗规划和目标被有条不紊地回顾，且治疗始终集中在对来访者而言是重要的领域。

治疗过程

对来访者的艰苦工作是在治疗的中间阶段进行的。对治疗师来说，这个阶段更容易一些，因为初期的许多危机问题已经消退，来访者参与治疗的目标将变得清楚，来访者的治疗动机可能有所上升，在个人和团体治疗中，来访者的应对能力可能会明显地表现出来。这使我们可以更多地关注过程而不是管理。此外，治疗师可能会更好地了解来访者的整体困难，从而在心中对他有一个更牢固的印象，同时来访者也会意识到治疗师的缺点和工作方式。

虽然对一些来访者和治疗师来说，这幅有点乐观的图景可能是事实，但对其他人来说，治疗轨迹可能会继续被打乱。治疗师的首要任务是修复治疗联盟中的裂痕，维持自己和来访者的动机，同时保持专注于心智化。与中间阶段相关的心智化技术构成了本书的核心。在这里，我们认为有必要通过监控治疗师产生的感觉发展和维持 MBT 团队的良好士气。

心智化的团队

本节在很大程度上借鉴了 BPD 结构化临床管理手册的团队工作部分（Bateman & Krawitz, 2013），以及基于心智化的青少年整合治疗（adolescent mentalization-based integrative treatment，简称 AMBIT）中推荐的团队工作（可以在安娜·弗洛伊德中心找到 AMBIT 手册的资料）。

专栏 5.4 总结了心智化的团队的特点。

专栏 5.4　心智化的团队

◆ 同心协力，目标一致。

◆ 尊重自己，也尊重他人。

◆ 能够制定和坚持一致的临床计划。

◆ 良好的团队士气。

◆ 有效领导。

统一的思想

如果 MBT 团队运作得像只有一个大脑，而它的成员保留着自己的个性，那么团队就会拥有共同目标，并对各种临床情况有一致的反应。为此，团队需要遵循一些基本原则。首先，成员之间必须尊重彼此，并且要持续下去，而且不是假装的。其次，团队需要不断地定义和重新定义每个来访者的目标；这些目标必须与治疗过程的总体目标一致。再次，团队必须强调成员之间的沟通。所有成员都有责任确保信息、想法和计划得到适当的共享。最后，需要商定领导和支持性的结构。所有的队员都必须致力于在同一个团队中进行工作——小挑战是受欢迎的，但是松散的结构会摧毁一个团队，使它可能永远无法恢复。确定出的团队领导者不一定是团队讨论的永久领导者。运作良好的团队拥有灵活的流程，而不是严格的等级结构。领导可能是在团队治疗开始时确定的人，也可能是在轮流的基础上选择的。

尊重

尊重是指团队每个成员对其他成员的感受、意见和经验给予适当的尊重。所有治疗师都知道 BPD 来访者会诱导产生矛盾的感觉，这在团队成员之间是不可避免的事。一个团队成员可能会被来访者激怒，而另一个成员对此的感受可能是被高度保护的；来访者可能会通过指出（也许是夸大）团队中一名治疗师的缺点来吸引团队中的另一名成员。对于粗心大意的人来说，这可能具有一种诱人的特质，因为对"竞争对手"的批评，有望带来临床"收益"，让某位成员或来访者变得特别。有时，来访者在临床治疗中报告的对某位治疗师的批评是高度准确的，甚至可能触及团队成员之间的敏感分歧。当然，这是双向的，当看到另一个团队成员时，这个来访者可能会扭转批评。团队成员明确而集体地拒绝参与这些微妙的颠覆性对话，可以增加团队有效运作的机会。整合来访者的观点和治疗师对来访者观点的相互反应是团队的关键功能。重视另一种观点，无论它与你自己的观点有多么不同，这使治疗师在对来访者心理功能的综合观察中能够保持所必需的尊重。

团队士气

保持良好的团队士气对于防止"倦怠"，以及最小化对来访者和其他治疗师的不恰当情绪反应，是至关重要的。值得注意的是，即使进入治疗团队的时间很短，也能感受到团队的基本气氛。团结的气氛可能对干预的有效性和来访者的治疗都有帮助。考虑到 MBT 方案涉及多个治疗师提供的个体治疗、团体治疗和危机支持，很容易发现治疗师之间会出现问题，如果得不到解决，他们可能会干扰治疗的实施。

团队士气是指团队整体的安全感和普遍的态度。团队中积极的、充满希望的、热情的态度可能会在来访者中灌输类似的感觉，并刺激来访者参与治疗过程。而消极的、焦虑的、绝望的态度会加剧来访者的绝望，并反映出来访者的许多内心感受，他们可能会开始感到，内部的东西现在是外部的；他们的心理等同模式得到了证实。

心智化治疗也是治疗师之间相互作用的核心，通过让治疗师确保这个治疗重点，也可以维持团队士气。治疗师必须能够实践他们所宣扬的东西，并在讨论各自观点的分歧时，坚持心智化立场。与大多数其他精神疾病相比，精神分裂在 BPD 来访者的治疗中更常被描述，但它很少被认为是团队的问题，而被认为是来访者的问题。持不同意见的治疗师必须齐心协力，朝着整合和综合的方向努力。但是，治疗师之间的互动不能靠运气，因此，要把治疗师之间的病例讨论纳入时间表以保持士气，并确保治疗师坚持心智化模式。

在芬兰实行的日间（部分）住院计划，现在每天都安排简短的团队会议，讨论在团体和个体治疗中出现的临床问题。关于团体的讨论的领导者当然是团体治疗师；在每个来访者的整体治疗中，整合团队观点的责任在于每个治疗师。

在 MBT 密集门诊治疗中，个体治疗师和团体治疗师必须在治疗之间会面，或至少交谈一下，以便在每次治疗之前，都知道在另一次治疗中发生了什么。这些讨论是在每次的团体治疗或个体治疗结束后不久以会议的形式进行的，治疗师在讨论会上做报告。意见分歧应该尽可能地表达和解决，每个治疗师都应该试着理解其同事的观点。不可避免地会出现一些分歧，这些分歧会在每周举行的更大的咨询会议或督导会议中探讨。期间，讨论和综合各种意见，商定在团体和个体治疗上使用的战略。这确保了治疗师保持心智化模式，因为根据我们的经验，治疗师很容易偏离；也为了让治疗师回到他们的基本技术，无论是动力取向的还是认知取向的。

临床计划

成功的计划要求对团队会议提供有组织的支持，并向所有团队成员明确说明实践中对不同临床观点的重视。团队成员围绕着来访者的问题自我组织起来，并开始整合不同想法和临床建议的过程。通常情况下这个过程可以和来访者一起，他们可以脱离团队互动的情感强度，通过观察其他人讨论问题解决方法而受益，这些观察和想法会逐渐合并成一个每个人都可以执行的实际而有意义的计划。

> 一名来访者告诉团队的一名成员，她带了一把刀去参加治疗，因为她在街上觉得不安全，而在治疗过程中，她觉得把刀放在包里更安全。治疗师很担心——不仅因为携带攻击性武器是违法的，而且也担心她自己的安全。出于完全相同的原因，治疗团队对此表示担忧，团队成员表示，他们担心治疗师无法专注于来访者的治疗，因为她太过担心来访者拿着刀。这个团队不确定该做什么，所以他们组织了一次包括来访者在内的全团队会议，来讨论这个问题。他们表达了一系列的意见，从不许来访者带刀参加治疗否则开除团体，到对来访者的焦虑发表更多的保护性评论。讨论的过程使来访者意识到，她在团队中唤起的精神状态让治疗继续不下去了，她必须同意永远不带武器参加团体。讨论的过程使所有参与者都相信，来访者的发言是对变化的准确反映，而不是一种没有未来现实基础的油腔滑调的和肤浅的发言。

团队会议

许多团队在临床治疗上遵循一个商定的方案（见专栏 5.5），在此我们根据对出现人格障碍的年轻人的治疗工作，概述了对于该方案的一些建议。第一，重要的是，治疗师要在会议开始时就把想要讨论的临床问题讲清楚。令人惊讶的是，人们经常在治疗结束前提出一些复杂的临床问题。第二，想讨论某个问题的治疗师要明确或"标记"这个任务。第三，治疗师陈述案例。第四，要有一般性的讨论，这使所有参与治疗的团队成员都能够提供他们的观点。没有参与讨论的团队成员通过确保所有的观点都得到尊重，以及满足治疗师需要的情感支持来"使讨论心智化"。第五，团队要"回到任务"，回答治疗师最初提出的问题。

专栏 5.5　团队治疗的结构

- ◆ 明确并标记任务。
- ◆ 说明讨论的重点。
- ◆ 讨论团队成员对焦点的看法。
- ◆ 回到任务中，将讨论与焦点联系起来。
- ◆ 定义实践和临床行动。

明确和标记任务

　　一旦团队成员表达了想要讨论临床问题的愿望，并且讨论的顺序已经达成一致，团队就必须帮助治疗师清楚地明确问题，以及他希望从讨论中得到什么。治疗师和团队往往会重新讲述那些故事。虽然这有好处，特别是帮助治疗师公开他们的感觉和让他们感觉被认可，但它不太可能导致实际和有效的正在进行的治疗计划。这就是为什么标记任务是必要的。这是治疗师的责任。在前面的例子中，治疗师确定了她对来访者拿刀的担忧，并将任务标记为如何实际操作，以及她如何在治疗过程中处理她的恐惧。标记一个任务的其他例子有：

　　　　我想讨论一下这个来访者的风险程度，并决定如何处理。

　　　　我希望讨论如何提高来访者的治疗积极性，以及我能做些什么，甚至少做些什么来提高他的出勤率。

　　在见到这个来访者之前，我很焦虑。在治疗期间，我对自己说的话非常小心。我不敢挑战她，我想多想想这个问题。

陈述案例

然后，治疗师要在不被打断的情况下，简要介绍临床问题。禁止被打断是重要的，因为从任务中偏离太多会阻止问题的有效呈现，就像治疗师经历的那样。同样，治疗师必须确保问题的呈现不会转变为讲故事，而是集中在确定的任务上。

对过程的讨论和心智化

一旦治疗师完成了他的陈述，会议就向团队开放，以征求意见和观点。重要的是，任何没有参与照顾来访者的团队成员都是讨论的心智化过程的守护者，仔细倾听"绝对论"和极端观点（例如，"她只是……""显然他是……"），并迅速明确地识别它们。团队很容易不知不觉地陷入一种将 BPD 来访者妖魔化的群体过程中，将问题视为来访者的错误，而实际上这是团队或治疗计划中的问题。组织一次团队讨论，团队中冷静的成员可以充当该过程的"哨兵"，这是防止这种情况发生的必要措施。

返回任务

会议主席负责让团队重新投入工作。通常，这是通过总结大量讨论并将其与最初确定的问题联系起来的最佳方法。在这一点上，需要努力定义清楚的实践行动。牢记有关治疗计划的 START 标准是有帮助的。START 的五个方面是指：空间（space；何处）、时间（time；何时）、权力（authority；谁拥有权力）、责任（responsibility；谁拥有责任）和任务（task；需要采取什么行动）。

最后阶段

现在我们知道，随着时间的推移，BPD 来访者的症状会自然地改善，而且改善的程度比以前认为的要大（Zanarini et al., 2005; Zanarini et al., 2003）。然而，改善的主要是冲动行为和情感不稳定的症状。虽然从表面上看这似乎是个好消息，但同样的数据也表明，他们人际和社会及职业功能仍然受损。复杂的人际交往、社会状况、职业功能以及与系统的互动，即使接受治疗，其改善程度也可能更小。BPD 来访者虽然不再自残，但由于无法与他人建立建设性关系，其生活仍可能受到严重限制。除非来访者能发展出建设性的与他人互动的方式，否则他们在如何生活方面仍然无能为力。如果症状和行为问题得到了很好的控制，那么 MBT 最后阶段的重点是人际和社会方面的功能，以及整合和巩固早期的工作。最后阶段的目标总结在专栏 5.6 中。

专栏 5.6　最后阶段的目标

- ◆ 增加来访者的责任感和独立性。
- ◆ 促进来访者对未来的谈论，例如与外部组织的讨论。
- ◆ 巩固和增进社会交往的稳定性。
- ◆ 合作制定随访的治疗计划。
- ◆ 增强来访者对终止治疗的意义的理解。
- ◆ 关注与失去有关的情感状态。

最后阶段开始于治疗了 12 个月时，此时来访者还有 6 个月的治疗时间。根据动力学治疗的原则，我们认为，治疗的结束和相关的分离反应对于巩固治疗成果是非常重要的。治疗师对来访者的分离经历或对结束的处理不充分，可能会导致来访者重新出现以前处理情感的方式，并伴随心智化能力的下降。其结果是减少社会和个人之间的积极功能。

在整个治疗过程中，治疗师保持对时间的认识是很重要的。潜意识是无时间性的，这使得来访者和治疗师在密切合作时很容易"忘记"时间。治疗团队中的其他成员可能需要向治疗师指出，时间过得比预期要快，是时候提出结束的问题了。

　　当一名治疗师对一名来访者说，他已经接受了一年的治疗，还剩 6 个月的治疗时间时，来访者沉默了，最后来访者回应说，他最好现在就离开——"我看不出我在这段时间里的情感变化，不妨让它结束。如果接下来的 6 个月我都面临着离开，那还有什么意义呢？"治疗师认为，这是来访者在面对焦虑时心智化上的一个重大失误，来访者很难看到自己在未来的不同。"这有点令人震惊，不是吗？但我好奇的是，你当时并没有觉得你自己或你对我们关系的感觉有任何不同。"然后，治疗师探讨了来访者在治疗只剩下 6 个月时的即时震惊，以及与失去治疗师和治疗支持相关的恐惧。

　　通过允许来访者主导分离（设定离开日期、提出他自己出院后的计划、商定应急计划），可以避免来访者产生刻板的消极反应。治疗师可以明智地支持来访者的计划，比如回来进行心理教育、获得兼职工作或者做志愿工作。

随访

　　来访者和个体治疗师共同承担制定一致的随访计划和协商进一步治疗的责任。MBT 通常不提供具体的随访方案。大多数来访者要求进一步的随访，这可能是治疗成功的一个衡量标准，同样地，也可能是一些来访者回避治疗结束的一种方式，或者是我们未能充分解决与结束相关的焦虑的一个指标。一些来访者可能已经有了与心理健康服务互动多年的"经验"；要摆脱这种状况，就需要彻底改变生活方式，而这可能在 18 个月后还无法完全实现。严重的人格障碍来访者经历了多年的失败治疗、多次住院以及社会支持不足。无论治疗是否成功，来访者都不太可能在进行了 18 个月的 MBT 后就离开服务再也不回来。大多数来访者在适应新生活时需要进一步的支持。拒绝给予他们适当的帮助将"因一点焦油而毁了船"。

　　有各种各样的后续治疗项目可供选择：团体治疗、伴侣治疗、门诊维持治疗，以及与重返心理教育相关的大学和教育咨询。这些治疗方案并没有完全纳入专科治疗方案，因为所有的来访者都有自己的随访权利，必须与转到该单位的其他来访者一起申请进一步的治疗。一旦讨论了进一步的帮助形式，我们试图将进一步治疗的等待时间最小化，但是在结束专家项目和进入后续阶段之间可能存在一段时间。

心智化能力的门诊维护

许多来访者选择间歇性的随访，而不是进一步的正式心理治疗。这在治疗团队中是约定好了的。熟悉来访者的高级治疗师和来访者熟悉的高级治疗师会每周提供 4~6 次个体预约（individual appointment），每次预约 30 分钟。这些会面的目的都已明确规定，见专栏 5.7。

专栏 5.7　后续阶段的目标

- ◆ 保持已经取得的心智化成就。
- ◆ 进一步促进康复性改变。
- ◆ 支持重返就业岗位或接受教育。
- ◆ 进一步处理人际和社会问题。

在随访预约期间，治疗师继续使用心智化技术，探索来访者的潜在精神状态并讨论，了解自己和他人是如何促进解决问题的，使他们能够调和差异，并帮助他们处理有问题的人际关系和亲密关系。随访协议是灵活的，如果有情绪问题，来访者可以要求额外的预约。然而，总的来说，随访的轨迹是，在 6 个月的时间内增加两次预约之间的间隔时间，以鼓励来访者获得更大的自主权。以这种方式与来访者会面的时间长短取决于治疗师和来访者，并应该在他们之间达成一致。有些来访者选择在随访期间较早结束，因为他们可以在未来的任何时候打电话要求预约。我们在自己的临床服务中提供这种选择。另一些来访者更喜欢提前几个月预约，这为他们的内心提供了充分的保证，即我们会继续把他们记在心里，这也给他们更大的信心和独立性来应对日常生活的压力和紧张。

第 6 章

治疗师的立场

引言

心理治疗中的心智化是一个共同关注的过程，在这个过程中，来访者的心理状态是关注的重点。心智化的治疗师不断地在来访者的脑海中构建和重建其形象，以帮助来访者理解自己的感受以及他为什么会体验他做的这些。来访者必须探索治疗师头脑中的自己，同样，如果两者共同发展出心智化过程，治疗师也要了解来访者头脑中的自己。两者都必须经历一个思想被另一个思想改变的过程。

虽然这一过程听起来很罕见，但实际上并不难遇到。治疗师必须确保他主要关心的是来访者的心理状态，而不是行为。治疗师的主要兴趣在于来访者当前的思想状况，即使来访者目前关注的是过去的事情，治疗师好奇的应该是来访者在谈论事件时的感受。实际上，治疗师的兴趣应该从关注事件本身，转向来访者对当前事件的体验，转向来访者对事件的反思，转向来访者当前对谈论事件的感受（参见图 6.1）。

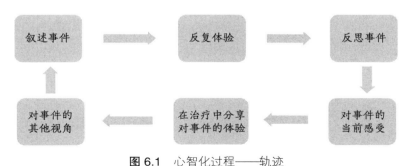

图 6.1　心智化过程——轨迹

如果治疗对话是关于治疗本身的体验，那么治疗师需要认识到，他和来访者都没有体验到主观印象以外的互动。这就要求治疗师像监控来访者一样监控自己的思想，并时刻关注任何微小的偶发行为。尽管我们认为 BPD 来访者准确监控他人心理状态的能力较低，但他们利用外部心智化焦点来了解他人动机和影响的能力得到了很好的锻炼。他们可能会以一种非凡的、有时令人不安的准确性，发现你的错误、你的个人弱点和你潜在的感受。因此，我们将看到，治疗师适当的谦逊和从来访者那里了解自己的能力是治疗的重要部分。

一般注意事项

治疗师的心理治疗立场（专栏 6.1）包括：

◆ 采用"不知道（not-knowing）"的态度保持谦逊。

◆ 耐心地花时间找出不同的观点。

◆ 合法化和接受不同的观点。

◆ 积极询问来访者的体验——要求对体验的详细描述（"是什么"问题），而不是解释（"为什么"问题）。

◆ 避免去理解那些没有意义的东西（例如，直接明确地说某事并不清楚）。

专栏 6.1　心智化的立场

◆ 心智化心理治疗是一个共同注意的过程，来访者的心理状态是治疗师关注的对象。

◆ 不断构造并重建来访者的表象，帮助来访者理解他的感受。

◆ 无论是治疗师还是来访者都不会有主观印象之外的互动。

◆ 确定差异。

◆ 接受不同观点。

◆ 积极提问。

这种立场的一个重要组成部分是，作为治疗师要监控和承认自己的错误，即做错事情并承认这些错误。治疗师主动为互动困难承担责任，不仅给来访者树立了诚实和勇气的榜样，降低来访者的唤起，也提供了宝贵的机会来探索，人际问题是如何产生于对不透明的心理状态的错误假设的，而误解又是如何成为一种严重的厌恶体验。在这种情况下，重要的是要意识到，当面对一个非心智化的来访者时，治疗师不断处于失去心智化能力的风险中。在这个时刻，治疗师的首要任务是恢复自己的心智化。因此，我们认为治疗师偶尔的非心智化错误是治疗关系中可以接受的存在，这是必须承认的。就像其他心智化中断的例子一样，这类事件需要"重头再来"，需要被"探究"。因此，在一种协作的、心智化的关系中，来访者和治疗师有共同的责任去理解他们之间发生了什么。

我们经常说，治疗师不需要过于担心 MBT 的主要任务，也就是在失去心智化的时候刺激心智化，因为他们可能已经在无意识的情况下做了。任何促进心智化的技巧都是有效的。我们的模型不是从头开始，而是要求治疗师重新检查他当前的行为，看一看他们的干预是刺激心智化的还是抑制心智化的。在这种情况下，治疗师应该区分两种立场，一种主要关注描述性叙述，另一种要求关注精神状态。MBT 治疗师需要事实，不应该回避引出重要事件的事实。的确，在对这些事件进行心智化工作之前，这些是必要的。

治疗师：告诉我发生了什么事？（这是一个引出事实的问题。）

来访者：我走进房子，发现我的男朋友和另一个女人在一起。他们在客厅里，而且显然一直都在爱抚对方。我冲他们大喊，她叫我滚出去。

治疗师：然后呢？（再问一个可能引出故事的问题）

这是一个引出事件真相的对话。一旦获得足够的细节，治疗师就会回到事件中，开始探索与事件相关的心理状态。

治疗师：你在回家的路上是什么心情？

来访者：我感觉很好。我很期待见到我的男朋友。前一天晚上我们过得很愉快。

治疗师：那么在这之前你和他的关系总体感觉如何呢？

这是心智化对话的开始，慢慢地向理解来访者在对事件做出反应时所经历的内部状态迈进。原则上，MBT 治疗师会先引出事件的事实，然后再倒回去建立事件的内部经验。

此外，治疗师需要了解自己的心理状态。正如我们之前所说的，"具有讽刺意味的是，当你（治疗师）意识到自己的非心智化（或过度心智化）干预，你就是在心智化。"更讽刺的是："当你（治疗师）在治疗过程中开始沉迷于心智化时，你就失去了心智化，因为你不再注意你的来访者了"（Allen, Fonagy & Bateman, 2008, p. 163）。关注来访者的想法是心智化的核心。矛盾的是，聪明或训练有素的治疗师更有可能通过扮演专家的角色来关闭来访者的心智化。一旦治疗师发现自己知道来访者为什么会有问题以及如何纠正，也就是说，他接管了来访者的心智，他就不是心智化状态了。不愿承认自己不知道在治疗过程中发生了什么会使问题更加严重！

知道（knowing）有多种形式：我们声称对无意识有深刻的理解，对好的和坏的思维过程很确定，我们感同身受地告诉来访者他们的感受——所有这些都是非心智化状态。MBT 治疗师需要激发对潜在过程的共同思考，而不是声称理解它们；需要探索思维过程的不同组成部分，而不是死板地证明它们的不准确；治疗师关注的是过程，而不是来访者的想法和感受的内容，在这样做的过程中，治疗师要求来访者有意识地关注自己和他人思想中的过程，并在感受波动时保持这种注意力。为了发展这一过程，治疗师使用了一系列的干预措施，这些措施的主要目的是保持心智化，并在失去时恢复心智化。

治疗师的态度

治疗师的态度至关重要。心智化是与他人成功互动的核心过程，治疗师通过建模和认同的过程，激发来访者对心智化的识别。治疗师运用自己的心智的能力，以及在面对不同观点时表现出乐于改变想法的能力，将被来访者内化，来访者将逐渐对自己和他人的心理更加好奇，并能够更好地重新评价自己以及自己对他人的理解。以治疗师的好奇态度为例，不断地对观点进行重新加工，考虑治疗关系中的替代方案，而不是强调过去的经验，才是改变过程的关键，和当前工作的重点。

试图明白治疗师的立场的过程，是实现心智化目标的好机会。在这个过程中，我们定义了心智化或"不知道"的立场。

心智化或不知道立场

心智化或不知道立场并不是无知（have no knowledge）的同义词。这个术语试图描述这样一种感觉，即心理状态是不透明的，治疗师对来访者头脑中的想法不比来访者自己的了解多，实际上，治疗师对来访者的了解可能更少。治疗师的立场是，试图表现出一种意愿，去了解来访者的想法，是什么让他"动起来"，他的感觉如何，以及他潜在问题的原因。治疗师的首要任务是用来访者的视角来看待事物。要做到这一点，就需要成为一名积极提问的治疗师（见专栏 6.2），不鼓励来访者过度自由联想，而是支持对人际交往过程及其与来访者心理状态的关系进行详细监控和理解。

专栏 6.2　积极提问的例子

◆ 描述你如何理解他所说的话。

◆ 我想知道这是否与昨天的那群人有关？

◆ 也许你觉得我在评判你？

◆ 你怎么看她想自杀的感觉（在团体中）？

◆ 是什么使他那样对待你？

◆ 你对发生的事情有什么看法？

治疗师的目标是让来访者实时监控自己的精神状态。如果你从不同于来访者的角度看问题，你应该用语言表达出来，并探讨它与来访者的不同视角的关系，不要假设哪个观点更有效（见专栏 6.3）。

专栏 6.3　强调另外的角度

◆ 我认为这是一种控制自己的方法，而不是攻击我（来访者自己的解释）。你能想一下吗?

◆ 你似乎认为我不喜欢你,我不知道是什么让你这么想的。

◆ 帮我从那个角度想想,我不认为你做得不好,对我来说,你做得很成功。

任务是确定导致不同观点的心理过程,并考虑每个观点之间的关系,准备接受不同的观点。如果明显有分歧,并且一开始无法解决,那么应该澄清、陈述并接受分歧,直到有可能解决为止。

积极提问的治疗师,其活动如下所示。

沮丧的来访者

来访者:(谈论她与前心理治疗师在随访中的会面)我想他根本就不在意我说的话。

治疗师:你为什么这么说?

来访者:我重复了一遍,他还是什么也没说,只是问我一个我刚才回答过的问题。

治疗师:我明白你的想法了(确认之前的治疗师是否是令人厌烦的)。这对你有什么影响?(一个诱导关于心理状态而不是叙述的问题。)

来访者:我很难过,因为我总是在见的一个人一直以来都好像很想听我说话,其实是假的。

治疗师:当一个人似乎很快地发生了这样的变化时,这是很困难的,不是吗?他没有在听,会给你带来怎样的感觉呢?

来访者:他在看我,所以不管他在做什么,他都应该听我说话。但他没怎么说(解释来访者自己是如何得出结论的)。那里不需要我。

治疗师:是的,我能看出来,这让你觉得不被需要,这和你之前对他的感受有什么不一样吗?(以情感为基础的干预,建议她将对他的不同体验进行对比。)

来访者:我以前以为他总是听我的,而且对我的生活发生了什么很感兴趣,但是这个……我不会再去了。

治疗师:当一个人似乎与他平常的样子不一样时,真的很令人沮

丧，是吧？也许你因为再也见不到他而产生了一种可怕的失望感。（将来
访者最终不去做治疗的决定与之前唤起的情绪相联系。这比不知道立场
走得更远，因为治疗师说明了另一种精神状态可能很重要，但这是他建
议的一种精神状态。从技术上讲，这并不完全在模型中。治疗师接下来
最好问问来访者不看心理治疗师是否还有其他感觉。）

　　来访者：也许吧，但是我在那里的时候感觉工作很辛苦。但你是对
的，他平时不是这样的。但这很伤人。他似乎并不介意再也见不到我了。

　　治疗师：嗯。让我们想想这给你留下了什么感觉，以及你是怎么样
处理它的（现在把治疗转移到不再去看心理治疗师会有什么影响上）。

治疗师的行动

在早期的治疗中，来访者可能感觉只有在自己向治疗师提供明确和具体
的证据时，他们才会理解自己的需求。治疗师要做点什么的压力很大，因为
BPD 来访者的目的论心理功能通常很明显（见第 1 章），这意味着他们对世
界的理解依赖于物理世界发生的事情——"真实"世界的结果定义了意义。
有时，治疗师将通过心理边界内的适当行动展示他们的理解，如一封支持性
的信件帮助来访者解决居住问题，一通电话帮助来访者探索人际危机、了解
来访者心理状态，甚至在紧急情况下与同事一起进行家庭访问。许多这样的
行为都可以成为治疗的一部分。

代表来访者写的任何信件或报告都应在寄出前与来访者分享，并在必要
时重写，这是共同关注来访者需要的一部分。治疗师在初稿中给出了自己的
观点，在与来访者的讨论中进行修改，后者展示了一方思想被另一方影响的
过程。如果无法就信函的某个方面达成一致，治疗师必须决定删除还是保留
意见。无论采取何种行动，都应向来访者解释决策的理由。当然，有些报告
是支持来访者的，而其他报告，例如，那些用于缓刑、给法院或给儿童保护
团体的报告，可能会给治疗带来无法承受的问题。

　　一位治疗师给儿童保护团体写了一份关于这位来访者的报告。他把
报告的初稿给来访者看。来访者纠正了一些小的事实错误，但来访者最

担心的是治疗师的一些观点，即来访者的情绪波动意味着她关注孩子需求的能力受到了损害。治疗师讨论她是怎样得出那个观点的。来访者不同意。治疗师做了一些工作来定义"房间里的大象"（情感焦点；参见第7章和第9章），通过接受观点上的差异来修复治疗联盟。就来访者而言，她担心治疗师永远不会改变主意，她也无法证明自己的稳定性；就治疗师而言，他担心来访者会掩盖自己的问题，导致治疗只是表面有效，而实际无效。双方都同意，当双方都认为这妨碍了治疗时，他们会公开谈论这件事。

将报告公开或其他代表来访者的利益而采取的行动的目的在于，围绕报告或行动的内容保持心智化，毕竟这是关于来访者的。这不是要把责任从来访者身上接过来，而是可能需要做一些工作来帮助他们更有效率，例如，在处理住房或应对其他组织方面。代表来访者利益采取任何主要行动前都应该仔细考虑，最好与其他团队成员一起考虑，然后再进行，如果已经在治疗过程中发生了，更要与团队讨论。这可以防止不适当的活现。

治疗师的监控

作为人类，在治疗过程中不可避免地会犯错误，有些错误比其他的更严重。在这里，我们不是在谈论结构性错误，例如，忘记治疗或未能妥善安排治疗。严重的结构性错误需要道歉、接受失败，并在治疗过程中展示你意识到了这件事对来访者的影响。我们讨论的是必须承认自己拥有的心智化错误，也就是那些破坏而不是促进心智化的错误；例如，告诉来访者她的感觉，坚持你的观点是正确的，就心理等同进行争论。面对错误时，绝对不能试图掩盖或否认它们。将错误视为回顾发生过的事情的机会，从中学习更多关于背景、感受和体验的知识——"我当时怎么会这样做？"（见专栏6.4）。仅仅在心里默默承认犯了一个错误并相应地改变干预是不够的。治疗师需要清楚地说明所发生的事情，不仅要表现出诚实和勇气，而且最重要的是，要表明你在不断地思考你的想法，思考你对来访者做了什么。这是心智化自身的核心部分。

专栏 6.4　自我反思的指示

◆ 我有没有说过或做过什么事可能会让你有那样的感觉?

◆ 我不知道是什么使我那样说的。我得考虑一下。

◆ 我相信我错了。我不能理解的是我是如何说出这句话的。你在事情变糟之前能
　帮我回顾一下这里发生了什么吗?

◆ 我是不是漏掉了什么明显的东西?

真诚性

　　这是 MBT 有争议的一个方面。治疗师的心理过程必须对来访者公开。心理过程是不透明的。这种不透明,加上 BPD 来访者容易在人际交往过程中表现出非心智化,对外部线索(如面部表情)的敏感性(Lynch et al., 2006),以及对内心状态进行假设,意味着心智化的治疗师需要使他的心理过程对来访者透明;当他试图理解来访者时,他会在仔细地做出陈述的同时,公开地审视。这就要求治疗师对自己的感觉和想法要直接、诚实、真实和具有个人自主权,这在一定程度上是有问题的,因为在治疗 BPD 来访者时存在越过治疗边界的危险。我们对真实性需求的强调,并不是在允许我们超越治疗边界,或者发展一种"真实的"关系;我们只是在强调,治疗师需要让自己在精神上能够与来访者沟通,并且必须展示出一种平衡不确定性、怀疑与意见、专业观点的能力。当来访者正确地认识到治疗师的感受和想法时,这就变得尤为重要。治疗师需要准备好面对让他处于防御状态的问题,"你对我感到厌烦了""你讨厌我了""你也不太喜欢我,是吗?",等等。对治疗师来说,这样的挑战可能会突然出现,且没有任何警告,而治疗师需要能够真实地回答这些问题。如果治疗师没有这样做,来访者会变得更加坚持,甚至会唤起治疗师体验到来访者所指出的那种感受(如果治疗师当时确实还没有感觉到)。更糟糕的是,治疗师会使来访者的准确感知失效,因为他感到尴尬和不舒服。通常这是治疗师在反思时提出的问题,这是一个常见的心智化错误。

来访者对治疗师想法的准确感知需要验证：

> 你见我时感到无聊，是吗？

这很可能是从心理等同的角度提出的问题，在这种情况下，来访者的内部思想和经验被假定为与外部经验相同。在心理等同模式下，来访者不能轻易区分自我和他人，所以他操作的角度是，别人和他有相同经验。

如果治疗师确实感到无聊，那么重要的是治疗师的表达方式，要刺激来访者去探索他们之间的哪些互动是无聊的。一个 MBT 治疗师要对进行无聊的治疗承担起同等的责任，并需要采取行动，使之成为这一时刻的治疗重点：

> 既然你提到它，我确实觉得有点无聊，我不确定这是来自哪里。这和你说的有关吗？或者和你说的方式有关吗？你知道，我真的不确定。

或者，如果治疗师实际上并不感到无聊，那么他需要找到一种方式来表达这一点，从而有可能去探索是什么刺激了来访者的问题。要做到这一点，治疗师首先需要对他当前的感觉保持开放的态度，而不是试图刺激来访者，使其对治疗师的感觉进行幻象。这遵循了一个基本的 MBT 原则：干预不能假定一个非心智化的来访者是心智化的。要求来访者去想象治疗师的体验是什么，并为这种想象赋予意义，它必须在来访者的脑海中呈现，并与他自己的经验形成对比。这一过程需要一定的心智化能力。问这样的问题："是什么让你觉得我感到了无聊？"对于非心智化的来访者，在没有首先澄清他的知觉是否准确的情况下，很可能会诱发佯装模式，或者，导致心理等同幻想的发展。治疗师最好告诉来访者，自己在治疗当下的感受：

> 就我所知，我并不觉得无聊。事实上，我正在努力领会你说的话。我感到混乱。但现在我很好奇的是，这一刻你和我对此有如此不同的体验（提出另一种视角）。

这里的目的是，激发来访者对不同观点的探索。要做到这一点，就必须识别不同的观点。在这里，来访者有一个特定的视角。现在治疗师提出了另一种视角，但强调他所反映的是他自己的精神状态，而不是来访者的精神状态。他这样做并不是在说来访者的精神状态是错误的，而是在搭建一个平台，从中探索其他的选择。

治疗和声明状态中的"反关系"或"反感觉"

在过去，我们曾使用"反移情（countertransference）"这个术语来描述治疗师在治疗过程中的感受。有人对我们使用这个术语表示了正确的担忧。事实上，与精神分析文献中复杂的定义相比，我们对这个术语的使用有些松散，缺乏心理上的精确性。这个词的意义有着悠久而辉煌的历史，它的意义随着时间而改变。然而，无论使用什么定义，核心仍然要坚持，即"反移情"指的是治疗师的感觉，并与治疗师的自我意识相联系，这反过来又依赖于治疗师心智化的情感一端。这是 MBT 重点，所以我们经常谈论"治疗师产生的与来访者有关的感受"，而不使用术语"反移情"，因为这牵涉情感的来源，通常认为这是由来访者引起。一些治疗师倾向于默认一种自我参照的状态，在这种状态下，他们认为自己在治疗中所经历的大部分事情都是由来访者投射出来的，从技术上讲，也是反移情的一部分。我们需要抵制这种默认模式。作为治疗师，我们需要注意这样一个事实，即我们的精神状态可能会过度影响我们对来访者的精神状态的理解，我们倾向于将自己的精神状态等同于那些没有足够基础的来访者。治疗师必须"隔离"自己的感觉。这些感觉被定义为治疗师在治疗中产生的情感和认知体验，治疗师认为这些体验有助于进一步理解与来访者的问题或治疗本身相关的心理过程。治疗师如何隔离反关系（counter-relationship）的感受，指出了他在治疗过程中对产生的感受进行处理的技术取向。

我们把技术操作与治疗师的感受（广义上的反移情）联系起来，并告诫治疗师要更加"平凡"。缺乏经验的治疗师常常对在治疗中应该如何表现和行动有自己的想法，这导致他们变得木讷、反应迟钝，并专注于技术的应用。我们认为，在处理反关系时，表现出普通的人性是更好的选择。我们不允许治疗师任性地以他们喜欢的方式行事，也不允许他们想说什么就说什么——不能像他们在一段受尊重的友谊中对朋友做的那样。相反，我们建议治疗师在治疗中公开地处理他的心理状态，以推进来访者—治疗师关系的共同目标，保持心智化。为了做到这一点，治疗师常常需要从自己的角度 [这被称为 "声明（marking）"] 说话，而不是根据他对来访者经历的理解。这里的关键词是"开放"。治疗师口头表达"反关系"体验是治疗的重要方面，但当表达出来时，必须说明它是治疗师心理状态的一个方面。它不应该归因于来访者，即使它可能是对来访者的反应。本质上，直接或间接的说明回答了我们讨论的"是谁的心智"的问题：它是我的，或者它是我对你们的心智状态的表征，还是两者的结合？

反关系体验在 BPD 的治疗中是强有力的，治疗师在愤怒、憎恨、伤害、拒绝、照顾和焦虑的情绪中挣扎。来访者似乎能够触及我们的敏感点，有时甚至会关注这些敏感点，因为他们试图控制会谈过程中的情绪过程。治疗师的任务是帮助来访者认识到，他所做的和所说的唤起了治疗师的一种心理状态，就像治疗师所做的和所说的会刺激来访者的心理过程一样。来访者需要在自己的头脑中考虑自己对他人的影响，而不是忽视或认为这些影响是不重要的。

一位 ASPD 来访者具有威胁性的行为。他身体靠前地坐着，并盯着治疗师。不出所料，这位治疗师很害怕。所以治疗师决定试着谈谈他在提供治疗时感到害怕的问题。

治疗师：我想我需要提一下治疗的一个方面，我希望你不要把它当成一种批评（在表达治疗师的感受之前预测来访者的反应）。当你像现在这样，向前坐着，和我说话时提高声音，这会让我感到紧张。当我紧张的时候，我无法正确地思考，所以它妨碍我仔细地听你在说什么。你能靠后一点，把音亮降低一点吗？

来访者：你不必紧张。我并不是在威胁你。（ASPD 来访者对他人心理状态的普遍忽视。）

治疗师：我很感激，但这就是它对我的影响。

在这个例子中，治疗师通过表达自己的心理状态——指出在当前的治疗中会降低自己心智化能力的这种情绪——成功地维持了自己的心智化。这符合 MBT 的一个基本原则，治疗师要确保自己的心智化。来访者的反应表明他并不关心他对治疗师的影响。这是 ASPD 人群典型的心理问题，在针对 ASPD 的 MBT 中会提到（见第 13 章）。

总而言之，心智化治疗师不是中立的，而是参与了反思的过程（见专栏 6.5），这使他有必要比许多其他疗法的治疗师更公开地监控自己的反应；他在人际交往过程中的角色可能是由治疗引起的。对于治疗师来说，问题在于治疗师的哪方面对所发生的事情有贡献，来访者的哪方面刺激了介入，或者治疗师的哪方面刺激了介入，又是什么刺激了来访者。治疗师对这些过程的思考应该是开放的、真诚的、深思熟虑的，而不是封闭的、内省的。

专栏 6.5　反思性地参与

◆ 治疗师偶尔的活现是治疗联盟可接受的伴随物。

◆ 承认自己的活现，返回和探索。

◆ 确认对来访者的理解。

◆ 有共同的责任来理解过于武断的活现。

◆ 监控自己的错误。

◆ 通过承认过去和现在的错误，树立诚实和勇气的榜样。

◆ 指出错误提供了重新审视的机会，让你更好地了解背景、体验和感受。

对共享经验的探索需要一个开明的治疗师，能对自己的失败感到安全，并适当怀疑自己的观点，这使来访者能够开放自己的心灵，开始用治疗师的方法质疑其对待自我和他人的刻板操作模式。一个超然的、冷漠的、文雅的、自我保护的治疗师不太可能与来访者建立起一种关系，帮助来访者以一种容易理解和有意义的方式在治疗师的心智中找到自我。BPD 来访者对他人主观心理状态的理解能力降低；他们无法理解不可预测、离自己很远的想法，因此上述治疗师的立场很可能会激发不受控制的偏执反应。但是，同样地，BPD 来访者也不能容忍情绪激动的治疗师，不能区分不同的观点，以及不能将自己暴露于他人的过度情绪中，这可能会使他们失控。治疗师需要成为来访者需要他们成为的样子，感受来访者想要他们感受的东西，但同时也要做自己，保留他们头脑中准确反映来访者内心状态的一部分。

需要强调的是，"治疗师的反关系或反感受"不是一个逆转的过程，并不是来访者给治疗师治疗，或者治疗师在来访者面前对自己的心理进行探索，或者治疗师进行自我表露，因为这些都有可能加重来访者的负担而非帮助他们理解自己。互动中的反思必然集中在来访者与治疗师的关系上，双方都有责任研究所有可能促成这种交流的因素。这可能包括来访者的挑衅性刺激和投射过程，或治疗师的敏感性和未解决的冲突。只有通过了解导致问题的心理过程才能发现它。因此，"停止（stop）、返回（rewind）和探索（explore）"（本章后面会有描述）是必要的，在"一帧一帧"或"一种精神状态接着一种精神状态"继续前进之前，先回顾一下。正如不能把来访者的行为与导致这些行为的心理过程分开来理解一样，除非找出这些行为的决定因素，否则治疗师的干预就没有意义。

在治疗过程中的情绪接近

一旦临床治疗师采用心智化立场和刺激心智化的过程，他的任务就是维持自己和来访者的心智化，并认识到治疗可能会通过刺激依恋系统破坏心智化（见第1章对这种现象的讨论）。来访者的心智化会受到威胁，可能仅仅是因为治疗师的探查、对感觉的刺激、提问，所有这些都可能使来访者焦虑。注意，在治疗中，治疗师只有在判断来访者处于失去心智化的边缘时，才会在情绪上更接近来访者。这时，治疗师要向后退，与来访者保持一定距离，以降低情绪唤起的程度。在这里，我们遇到了一个临床意义重大的矛盾——当治疗师自然地在情感上接近来访者时，我们要求治疗师离开。任何人在与一个感到越来越不安或烦乱的人交谈时，都会自然而然地变得更有同情心和更体贴。在这种情况下，治疗师可能会变得更温和，说话更小声，并试图对来访者的情绪状态表现出更深刻的理解。但这会刺激来访者的依恋系统，导致其心智能力进一步受损；这在BPD来访者中尤其如此，因为他们的依恋系统过于敏感。

基于这个原因，我们要求治疗师在来访者变得情绪化时，抑制自己变得越来越有同情心的自然倾向，并通过减少表达在情感上疏远来访者，即使只是短暂的。一旦重新获得心智化，他就能重新获得情感投入，重新开始探索、共情，并专注于来访者与治疗师的关系。然而，治疗师会发现，这会重新唤起来访者的依恋系统。他需要敏感地监控心理上的进一步损失，并在必要时迅速地后退。提高认知能力的建议并不等于建议有爱心的治疗师变得没有爱心。然而，此时此刻以甜蜜、关心和同情表现出来的贴心只会火上浇油，激发依恋需求，并在关键时刻刺激来访者的心智化状态进一步恶化。

一位来访者在谈到男朋友在性方面不忠的时候变得很痛苦。她说要离开他，但又说爱他，所以她不能离开。在这个故事中，治疗师发出了许多共情的声音，并对来访者在处理矛盾体验时所遇到的问题发表了越来越多的支持性声明。来访者变得越来越痛苦，在剩下的大部分时间里变得无法安慰。这使治疗师感觉应该提供额外的治疗。这立即加强了来访者的需要；然后，来访者询问谈话是否可以延长，她说，她认为自己无法离开治疗室。

无意中，治疗师唤起了来访者的依赖性，使她变得更容易受到伤害，因为治疗师变得更有同情心，并在自己需要后退一步的时候为来访者提供了额外的治疗。

在面对痛苦时退后一步，需要治疗师有意识的努力。这是违反直觉的。它不仅违背了本能和自然倾向，而且也违背了在训练中所学到的知识。治疗师倾向于降低自己的声音、轻声说话，并在面部表情中表达忧虑，因为他们变得越来越关心和共情。为了减少情绪力量的相互作用，治疗师需要在一开始就以一种实事求是的方式回应，或者让来访者远离他当前的焦点，而不是继续关注情绪或者治疗师与来访者的互动，这两者都将继续刺激来访者的依恋需要。在前面的例子中，治疗师本可以做得更好，将来访者从关注其影响的内部焦点移开，并弱化来访者与治疗师的关系（一种平衡）。其中一种方法是，将谈话重点更多地放在其他方面，例如来访者如何独自生活的实际方面。因此，治疗师转向一个更受认知主导的讨论。这是一个反向移动（contrary move）的例子：来访者越被情感控制，治疗师就越关注认知。治疗师的目标是帮助来访者保持一些心智化元素（在本例中是认知过程），此时其他领域被压倒了（在这个例子里是对自我的情感反思能力）。在情绪激动的时候，坚持对内部状态的进一步探索只会加重来访者的负担；我们建议在这种时候采取相反的行动。

反向移动

这种从过度的情绪刺激中后退的动作，是调整心智化的一般技巧的一部分，是心智化的四个维度之一（见第 1 章，我们在那里详细讨论了心智化的维度）。在临床实践中，当来访者固着在某个维度的一端，例如，不带情感的过度认知合理化，或持续关注自我而不考虑他人的经验，那么我们建议，可以带着来访者在该维度上移动或者重新进行维度间的平衡（见表 6.1）。

表 6.1 反向移动

来访者和治疗师	治疗师和来访者
外部的焦点	内部的焦点
自我反省	他人反省
情绪上的远离	情绪上的接近
认知	情感
内隐	外显
确定	怀疑

当来访者聚焦于自我时，治疗师试图在技术上将来访者的注意力重新向外转移，当来访者过度外化或聚焦于他人时，治疗师将来访者的注意力重新转向自我。这也体现在治疗师和来访者互动中，当来访者离开时，治疗师自己移向来访者。也就是说，使对话在情感上更个人化。而当来访者在情感上固着于治疗师时，治疗师也会远离。

我们设想了"平衡行动（balancing act）"，来保持心智化四个维度的灵活性。这就扩大了反思和谈话治疗的范围。在人际交往方面，我们预期治疗师和来访者会来回摆动，因为治疗师会逐步确定依恋关系的强度。此外，BPD来访者可能在某些时刻要聚焦于自我，这往往是值得称赞的；然而，这种自我反省可能会开始呈现出反刍性质，或者来访者可能会陷入一种严格的、消极的、可耻的、自我谴责的模式。在这种情况下，考虑到他当前的心智化能力（见后面的警告），治疗师会试图把来访者从治疗师的头脑中转移到另一个人的头脑中："你认为这对她有什么影响？""你认为他是怎么做到的？"一旦你决定这是治疗中一个适当的举动，你就不应该偏离这个任务。许多来访者反映说他们不知道，然后很快回到自己的沉思状态。因此，治疗师可能需要更加坚持："请稍等一下，我想知道你是怎么理解他的反应的？"

有时你也需要做出相反的移动。那些专注于了解他人的来访者，可能需要治疗师督促他们反思自我的心理状态。"你当时是怎么想的？"和"当时你如何理解自己的反应？"等问题是可行的，即使来访者处于心理等同的状态下。

治疗师在进行反向移动的工作时需要留意一点，尤其在探讨关系中出现问题的事件时。在这种情况下，治疗师可能会试图询问来访者关于其他人的动机，同时探索来访者自己的动机和体验。如果来访者目前处于心理等同模式，那么让他考虑"他人"的精神状态是在暗示一个不可能完成的任务。在这一点上，来访者对他人精神状态的体验是由他自己的心理等同体验决定的。

来访者：我的缓刑监督官想骗我，这样她就能把我送进监狱。（未阐明对他人动机的陈述，表明其处于非心智化状态。）

治疗师：你为什么这么说？（试图刺激来访者去思考另一个人的动机。）

来访者：她昨天问我为什么没去警察局，她已经知道我在哪里了。

治疗师：真的吗？

来访者：她不喜欢我。她知道我参加了愤怒情绪管理治疗，所以她安排我去警察局。

治疗师：你认为她这样做还有其他原因吗？

来访者：（顿了一下）她是一个蠢女人？

治疗师：哦！还有其他原因吗？我想得更多的是，她可能不知道时间上的冲突（要求了解缓刑官的其他可能动机）。

来访者：（又想了想）如果不是因为她是蠢女人的话，也许她就是个混蛋。

在这份逐字稿中，治疗师没有意识到来访者是在心理等同模式下讲述与缓刑官的会面。治疗师问她关于缓刑官的其他可能动机，只会刺激她用不同的方式说出同样的话。由于心理等同状态，来访者在精神上无法进行反思，在这种情况下，来访者认为自己的思想就是外部现实。治疗师必须在治疗过程中激发来访者的心智化，然后再回到与缓刑监督官的互动中，以探索来访者是否能够处理好与缓行监督官之间的关系。

在心智化的维度上反向移动，目的是在心智化中嵌入越来越多的灵活性。情感上不堪重负的来访者需要一些认知过程来处理这个问题，因此治疗师试图通过在回应中变得更加理性来刺激来访者。过度聪明和理性的来访者需要利用一些与问题相关的情感体验，因此治疗师试图激发一些情感上的反应。在这种程度上，来访者和治疗师之间的对话在心智化的维度上不断地相互流动，并试图在来访者的内部心智化过程中灌输灵活性。

限定性陈述（"我想知道是否……"）

限定性陈述，或"我想知道"的陈述，听起来可能含糊不清，让人觉得不确定，但如果使用得当，可以推动治疗，并实现进一步的讨论和启示。不知道的心智化立场意味着治疗师"想要知道"比其已经"知道"更多的东西，但重要的是，治疗师已经"知道"自己"不知道"。因此，不知道立场不是一个持续的"想要知道"的立场。在我们的经验中，一个"想要知道"太多的治疗师存在不与来访者分享观点的危险；例如，治疗师在有了自己的观点的情况下还很好奇。这就产生了一种错误的互动。来访者可能很好地理解了治疗师潜在的主观心理状态，即使没有公开表达出来，来访者也会无意识地做出反应，构建一种"假装"的互动，在这种互动中，来访者和治疗师都是试探性的，而实际上双方都是确定的。

"我想知道是否……"的陈述可能有助于确保来访者发现自己的感受。来访者不应该被告知他的感受，因为这使他的心智被接管了。这种明显的感觉可能被毫无条件地贴上标签，但治疗师的任务是识别与这种感觉相关的结果性体验。这就是限定标签很重要的地方："尽管你明显对他们不屑一顾，我还是想知道这是否让你感觉有点被忽略了？"

治疗师的治疗过程

最后，重要的是，治疗师要集中精力开发一个心智化的治疗过程（见专栏 6.6）。我们需要更多地关注这一点，而不是对内容的详细理解。内隐的心智化过程是治疗的主要目标，而只有来访者从刻板的信念体系中解放出来，他们才能发展出心智化能力。为了实现这一转变，治疗师应该关注来访者和治疗师之间的关系，因为这体现了不同的观点，并为不同的理解提供了机会。

专栏 6.6 心智化过程

◆ 不是直接关心内容，而是帮助来访者。

◆ 让来访者形成多个角度→使他从一种观点的"现实"中解脱出来（初级表征和心理等同）→体验一系列的心理状态（次级表征）→识别它们（元表征）。

外显信念图式的轮廓描绘会产生外显的心智化，这形成了许多针对 BPD 的认知干预的基础。这本身可能是有帮助的，但治疗师的目标是在治疗关系中发展一个内隐的心智化过程。外显的情感状态镶嵌在当前的关系中，因此对情感状态的解释比对认知的阐述更受重视，以便产生一种"感受被感受"的体验，在这种体验中，来访者感觉到被肯定、确认，而不是孤立，并在感知这种感觉的同时仍待在这种感觉中。我们对过程的强调与其他针对 BPD 的动力学疗法一致，接受过谈话治疗模型训练或认知分析治疗训练的治疗师，在承认倾听治疗过程的重要性而不是过于关注确切的内容方面几乎没有分歧（Meares, 2000; Meares & Hobson, 1977; Ryle, 2004）。

在治疗过程中需要特别注意消极的治疗反应、联盟突然破裂或来访者情绪迅速失调；所有这些都可能让治疗师感到困惑和不确定要如何反应。破裂往往是由于来访者和治疗师的不同关系模式的结合（Aveline, 2005），因此是两者的产物，而不是单独的产物；治疗师必须熟练地修复它们（Meares, 2000）。根据我们的经验，具有明确反思能力的治疗师，在关系破裂后能迅速找回自己的心智化能力，因此最有可能成功地应对联盟中的严重破裂，而这种能力可能是维持 BPD 治疗的关键因素。这里再次强调了 MBT 的基本原则。

治疗师需要保持自己的心智化状态，并在进一步帮助来访者之前努力恢复它。

破裂代表心智化的失败。治疗师的最初反应应该是公开地考虑他们在破裂中所扮演的角色，如"我说了什么，或者你觉得我做了什么才导致了这种突然的变化？"这个应当作为一个持续的自我反省过程的证明。这使治疗师可以在不追究责任的情况下，梳理出治疗中不同事件的不同影响，并将对话牢牢地嵌入来访者与治疗师的直接关系中。在这些时候，最严重的危险是，治疗师越来越多地使用他认为对来访者的改变至关重要的技术，例如，移情解释、行为挑战，或者认知扭曲的轮廓描绘。首先，治疗联盟必须通过停留在破裂处并寻找有利的位置来修复。你和来访者需要移动到关系破裂的关键点之间。你们都要成为侦探，寻找所发生事情的线索；最好通过"停止"和"返回"，然后向前移动到断裂点。这就引出了本章的最后一个主题，强调治疗师管理每次治疗过程的重要性。

心智化焦点——管理过程

许多基本的心智化技术可以用来管理每次治疗中的心智化情况。我们之前强调过，MBT是围绕不同的轨迹组织的。首先，存在一个长达12~18个月的治疗轨迹，在治疗的开始阶段与治疗的中期和末期有着不同的目标和过程。其次，每个团体和个人也有轨迹。治疗包含开放的成分，在此可以发展出一个焦点。然后，从各种视角对焦点进行探索，例如，在问题发生那刻的视角，当前治疗中的视角，以及日后对相似问题进行考虑的角度。最后，干预的轨迹，通常与治疗轨迹同步，从治疗开始时的共情验证，移动到情感探索和聚焦，到关系的心智化，再到治疗结束时的共情验证和总结。这些轨迹需要治疗师仔细管理，我们已经定义了一些可以用来管理这个过程的技术。它们被归类为"停止（stop）、倾听（listen）和观看（look）"和"停止、返回和探索"。这些备忘录中的"标语"是指，治疗师在试图恢复心智化时所采取的行动。

从技术上讲，治疗师可以在治疗中停止、返回和探索治疗本身；或者停止、返回并探索叙述内容，要求更多的细节。来访者和治疗师的思维需要一

起停止和返回，以便更好地理解治疗过程，或识别当前事件的重要元素。这
两种策略的目的是，在非心智化时恢复心智化，或促进心智化的延续以促进
治疗的总体目标，即（再次重申）鼓励形成一种强健和灵活的心智化能力，
在面对情绪压力时不会突然崩溃。当治疗进程向前移动时，有时需要暂停、
思考和探索这个时刻，或者向后移动以追溯过程或重新检查内容。

探索：停止、倾听和观看

当个体的或团体治疗展开时，治疗师需要不断地倾听非心智化过程和互
动。心智化差的指标包括，对他人表达的感受没有反应，轻视的态度，陈腐
的解释，或者缺乏连续性的对话，这都意味着治疗师需要停止、倾听和观看
（见专栏 6.7）。为了做到这一点，治疗师让团体或个人处于暂停状态，同时通
过强调谁对谁有什么感觉，以及团体每个成员对正在发生的事情有什么个人
理解，来调查正在发生的事情的细节（参见专栏 6.8）。

专栏 6.7　探索过程（1）

当团体或个体治疗出现典型的非心智化互动：

◆ 停下来调查。

◆ 让互动慢慢展开，控制它。

◆ 突出是谁的感受。

◆ 从多个角度确定如何理解每个方面。

◆ 挑战反应性的"补白（filler）"。

◆ 确定消息的感觉和理解以及发生的反应。

专栏 6.8　探索过程（2）

当来访者没有处于心理等同状态时：

● 你觉得这个人对某事会有什么感觉？

● 你能解释他为什么那样做吗？

● 你能想出其他方法来帮助他真正理解你的感受吗？

> • 你如何解释他的痛苦或服药过量？
>
> ◆ 如果别人处在那样的位置，你会告诉他们做什么？

一方面，治疗师必须积极探索当前状态的团体或个人，但另一方面，他也必须仔细地倾听反应，把复杂的互动拼凑起来，以理解干扰每个人思考其与他人相关问题的能力的情感过程。一旦团队围绕"停止点"工作，它就可以继续前进。

只有当心智化被严重破坏时，"停止、返回和探索"才会上场。

停止、返回和探索

无论是来访者、治疗师还是团体失去了心智化，都要开始"停止、返回和探索"。治疗师必须停止团体或个体治疗，并坚持让治疗回到正在进行建设性互动的地方，或者回到治疗师能够清晰地思考并保持心智化立场的地方。治疗师必须控制、返回并以坚定的决心探索，同时"一帧一帧"地前进，改变导致非心智化的路径。要做到这一点，他必须返回导致非心智化的步骤，回到来访者或来访者能够建设性地思考自己和他人的那一点，哪怕有些困难（见专栏 6.9）。

专栏 6.9　返回的过程

注意主题、对话和语气的分离：

◆ 我们回去看看刚才发生了什么事。

◆ 起初你似乎明白发生了什么事，但后来……

◆ 让我们设法查明那件事究竟是怎么发生的。

◆ 等一下，在我们离开之前，让我们倒回去看看我们是否能理解这一切。

◆ 噢，我以为我们在谈论你的孩子，现在你突然谈到你车子里的变速箱了？那里发生了什么，让你跳跃了话题？

一旦治疗师认为团体或个体治疗已经失控或有快速自我毁灭的危险，

应立即停止、返回和探索。例如，当来访者走出去或进行不适当的攻击性
谈话。

自杀的来访者

一个来访者在团体里谈论她有多想自杀，以及她打算服用过量药物的计
划。在治疗师的帮助下，这个团体和她一起努力工作，试图理解是什么导致
了她的消极性和破坏性精神状态，在这种状态下，她觉得没有人关心她是死
是活，她觉得没有任何人或东西可以让她活下去。该团体的其他成员尝试提
供了许多帮助，但都遭到了拒绝，很明显，该团体的挫败感正在积聚。在治
疗师能够控制这一切并强调潜在的沮丧之前，发生了以下的互动：

来访者（对有自杀倾向的来访者说）：我受够了这一切。我们说什
么都没用。你为什么不把所有人都从你的痛苦中隔离出来，然后去自
杀呢？

（团体中立即鸦雀无声。）

治疗师：你说的是一个严重的事情（停止），虽然你此刻这样说，但
我认为你并不是真的这么想的，这种想法不知道从哪里来，所以我们最
好回去（返回），看看我们如何到达这一点的，以至于我们不介意别人的
生命或死亡（探究）。

来访者：所以现在我想，如果她服药过量将都是我的错。

治疗师：没有（立场）。我们回去看看发生了什么导致你如此沮丧，
以至于你不在乎她是否要服药过量（停止）。事实上，我不认为你会这样
做，所以，也许我们可以从回到你开始感到沮丧的时候（返回）。你第一
次有这种感觉是什么时候？（探索）

当实施"停止"时，治疗师最初可能会试探性地探索，试图帮助来访者
反思——"那里发生了什么？我们似乎跑题了。"

总之，治疗师的立场是好奇的、积极的、移情的，有时是具有挑战性的，
但最重要的是，治疗师应该避免成为一个"知道"的专家。治疗师的思想应
集中在来访者的思想上，并且感到有兴趣、好奇、质疑和不知道。治疗师的

主要目标是刺激一个强健的心智过程，为了做到这一点，他需要小心地管理治疗过程。治疗需要有焦点和良好的节奏，这是治疗师的责任。有时，通过总结来结束治疗是很有用的，与来访者一起工作以确保总结反映了来访者和治疗师的观点。很多来访者要求复制治疗师在电子记录里做的每一条记录。总结是确保记录有意义和准确的好方法。

第 7 章

心智化治疗师的原则

引言

在本章，我们讨论了一些旨在促进心智化的干预措施的一般特征，以及在决定何时给予干预措施时应遵循的一些临床原则。正如我们将看到的，成为一个有效的治疗师不仅意味着给予来访者正确的干预方法。治疗师很容易在治疗中做出技术正确的干预，却在错误的时间使用它们，或缺少共情和人性关怀。也就是说，没有能力秉持结构模型，使治疗变得肤浅和功能性。为了克服这个问题，我们提供了一些指导原则（见专栏 7.1）。

专栏 7.1　指导原则

- ◆ 保持或恢复治疗师的心智化。
- ◆ 监测来访者的心智化能力。
- ◆ 管理唤起水平。
- ◆ 注重来访者的思想。
- ◆ 从共情验证开始，逐步实施干预过程。

很多时候，这些治疗原则会被打破，也应该被打破；直觉是治疗的一个重要部分。在这里，我们只能提供建议，我们希望有经验的治疗师保持中性立场，不持有偏见。我们的培训项目针对的是那些勇敢地实施治疗的普通精神卫生专业人员，他们没有接受过广泛的治疗培训，但在风险管理、紧急评

估和危机干预方面具有良好的综合经验。矛盾的是，实践者最初在治疗上的这种天真可能是成功治疗的重要组成部分，这使他们在遵循基本原则时没有太多的偏差。有经验的治疗师往往必然地相信自己已经掌握的治疗方法和技术，而且可能面临僵化的危险。只有那些没有偏好和成见的治疗师才有更好的机会实施心智化治疗，或持不知道立场（见第6章）。治疗师被指责像稻草人、具有刻板印象和偏见，其实都是非心智化的现象，但是前面我们已经说得够多了。

保持或恢复治疗师的心智化

要遵循的首要原则是保持治疗师的心智化能力，如果它丢失了，那么治疗师的首要任务就是重新获得心智化，即"保持或重新获得"。如果治疗师不能思考或反思，治疗是不可能进行的。保持和恢复心智化的最简单的方法是，说类似于以下的话："我们能等一会儿吗？我不太明白我们在说什么。"这有助于治疗师重新调整思维；更容易从卡住的位置回到正轨。此外，在成功地阻止了非心智化对话之后，治疗师不再在黑暗中挣扎，或者陷入危险之中，而是回到一个正确的起点上，在这个起点上，治疗师和来访者开始认真思考，并且治疗师能够理解来访者所说的话。换句话说，当治疗师有相当大的怀疑和不确定性时，他应该停止挖掘，回到基本原则，并在继续治疗之前加上"停止、返回（到对话可以理解的一点）和探索"（见第6章）。

治疗师经常在无意中失去心智化，例如，与来访者争论，试图说服他们持有不同的观点，将自己的观点作为正确的观点呈现，告诉来访者他的感受，或者在治疗中陷入固定的角色。记住，非心智化会招致非心智化，治疗师很容易陷入心理等同的思维模式，或者在佯装模式中相信自己的故事。在这种情况下，关键问题是治疗师要仔细地审视自己，在某种程度上，要公开地审视。如果治疗师清晰思考的能力被危害，他必须向来访者说明，同时还要参与恢复精神清醒的过程；如果治疗师无法确定自己的感觉，他必须开始与来访者详细说明治疗中的困难，只要是服务于建设性地向前推进，以更好地达成来访者的治疗目标，承认困难就是有益的。

识别并考虑来访者的心智化能力

MBT 治疗师会倾听来访者的非心智化模式和各维度的不平衡。来访者目前在精神上是以心理等同、佯装模式在工作，还是在通过目的论模式理解自己和他人？心理过程是这些过程的混合吗？治疗师必须在治疗中监控和识别非心智化模式，因为在整个治疗中，治疗师都应该避免无意中造成来访者被迫谈论他们无法理解的心理状态，或者讨论无法与主观现实感立即联系起来的心理活动。许多简单但难以观察的影响都与这个普遍原则有关。第一，远离来访者意识的焦点创造了一个伪心智化的过程。与试图揭示无意识的意义相比，在工作记忆中接触有意识或接近意识的内容时，治疗风险要小得多。治疗师的目的是增强来访者的心智化能力，而不是让来访者产生洞察力。前者在许多方面与后者一致。有人认为，所有治疗方法的进展都是基于取得心理表征的一致性和整合性。我们的观点是，对于受困扰较轻的来访者，提升洞察力是有效的。但是，对于受到严重困扰的来访者，尤其是人际关系功能严重受损的，就需要挑战他们的心智化问题，让他们在意识中通达心智化。正是心智化的受损导致他们心理表征的破碎与分裂。如果来访者的主观经验是破碎的并努力在混乱中挣扎，那么治疗师描述这个复杂心理状态的冲突与矛盾，以及描述无意识的冲突，就会产生痛苦的经验而不是整合。当然，通过治疗师的干预，这些复杂的心理功能被带到了意识状态中，来访者虽然会产生相似的混乱，但被困扰的程度会降低。在这个背景中，来访者应对主观痛苦的经验和能力可以得到重新组织。功能高的来访者能容忍这种混乱，以便更好地理解他们的内部状态。相反，在那些对混乱的可能性感到敏感的 BPD 来访者中，发现行为背后真正意义的治疗尝试，可能会损害而不是增强应对病症的能力。

因此，治疗师较少关注谈话内容中隐喻、类比、双关语和象征意义的使用，而更多地关注于开发一个日益强大的心智化过程。隐喻、类比、双关语和象征需要高度的心智化，只有在 BPD 来访者能够运用内心反思来平衡内部的情感状态时，才可能有助于加深对于治疗的理解。在其他时候，这样的干预可能会遭遇不理解、羡慕、排斥或伪装模式的发展（见第1章）。

聪明的治疗师

一位来访者抱怨说，住房部门对其公寓屋顶的漏水问题无动于衷。她曾多次报告此事，但工人都没有来维修屋顶。她相信如果雨下得太大，她的公寓就会漏水，这会毁坏她的家具。

治疗师：也许你觉得我没有做任何事来修补你心里的裂缝，如果我不尽快做些什么的话，你的情感将会失控而毁掉一切。

来访者：他们应该过来修理一下。我又生他们的气了。如果他们不来，我很快就会"开始"失控发火。

治疗师：所以到那个时候你会真的感觉要爆发了。

来访者：你在说什么呀？别再唠叨我的感受了，好吗？如果人们不来维修房屋，你也会很沮丧，不是吗？所以不要把我的感受当成问题了。我的感受只在他们没有做应该做的时候，才会是个问题。

这次治疗以这种方式继续进行，直到治疗师不再试图将实际问题与治疗中发生的事情联系起来。这并不是说治疗师错了，而是时机不对，当来访者的心理被一个非常实际的问题困住时，她不能增加自我反省。在这一点上，她当前的精神现实是固定在目的论模式下的，所以澄清这类的链接对她来说是相对没有意义的。

当治疗师要求来访者考虑他人的动机时，也可能发生类似的错误。这是一种表面上诱人的干预，实际上它可能会激发人们对他人动机的心智化思考。但是，正如我们在先前章节中讨论并在此重申的，当来访者处于非心智化状态时，这种干预是无效的，比如在这样的背景下，当来访者的思维处于心理等同模式时，干预只能造成心理混乱（见第6章"反向移动"部分关于临床缓刑监督官的例子）。如果心理等同模式根深蒂固，那么此时来访者就没有能力去考虑他人的精神状态和动机。问这样的问题，如，"你男朋友为什么这么说？"或者"你认为他为什么会那样做？"这可能会引起对方的强烈反应，如，"我不知道，你为什么不问问他？"或"他是个狗屎"，或者激起来访者

的伪装模式，在这种模式下你和来访者会精心编造一个关于男朋友的动机的
幻想。当来访者处于非心智模式时，他们不能轻易地将自己与他人区分开，
因此不能将他人的心理状态与自己的心理状态相分离。因此，对于这种主动
探索对他人的自我理解和对比心理状态的常用 MBT 干预，要特别小心——
主要在来访者表现出一定的心智能力时推荐。当来访者持有心理等同信念时，
治疗师最好对来访者产生共情，而不是立即试图挑战来访者的信念。表 7.1—
7.3 总结了心理等同模式、伪装模式和目的论模式的一些核心临床反应。

表 7.1　非心智化模式：心理等同模式

临床形式	确定的，停止怀疑
	绝对化
	现实由自我体验来定义
	终结性——"它就是这样"
	内部 = 外部
治疗师的体验	困惑的
	想要反驳
	陈述似乎合乎逻辑，但显然过于笼统
	不知道说什么
	生气或厌倦和绝望
干预	对主观体验的共情验证
	好奇——"你是怎么得出这个结论的？"
	展示治疗师的困惑（标记）
	相关的话题（转移），以触发心智化，然后返回心理等同区
医源性 （iatrogenic）	与来访者争论
	过度关注内容
	认知挑战

表 7.2　非心智化模式：伪装模式

临床形式	关于精神状态，进行无关紧要的谈话和无根据的推论
	缺乏情感、缺乏乐趣
	无结果的循环——"在沙中打转"
	（过度心智化）
	没有变化
	解离——为了避免无意义而自伤
	身体和思维是分离的

（续表）

治疗师的体验	厌倦
	脱离
	来访者同意你的观念和想法
	来访者认同治疗师的模式
	感觉在治疗上取得了进展
干预	探测范围
	反直觉的
	挑战
医源性	不认可
	加入进来，把接纳当作真实
	领悟取向和技能习得干预

表 7.3　非心智化模式：目的论模式

临床形式	期望事情"完成"
	物理世界的结果决定了对内部状态的理解——"我服药过量；我一定一直有自杀意愿"
	他人的动机是基于实际发生的事情
	只有行动才能改变心理过程
	"你做什么而不是你说什么"
治疗师的体验	不确定和焦虑
	希望做一些事情——药物评估、写信、打电话、延长疗程
干预	需求的共情验证
	根据需求探索做或不做
	聚焦两难问题的情感因素
医源性	过多的"做"
	证明你在乎它会带来积极的变化
	弹性（扩展你所做的事情，如额外的治疗只会带来额外的限制）而不是灵活性

用治疗师的心智化应对来访者的非心智化

在第 4 章的活现部分，我们给出了一个临床例子，阐述了用治疗师的心智化反应来应对来访者的非心智化时出现的问题。显然，如前所述，MBT 要求治疗师在整个会谈过程中尽可能地保持心智化。然而，治疗师常常面对一种诱惑，想要去寻求适当的解决方案，用自己的心智化为来访者"表演"，这在来访者处于目的论模式时尤其明显。治疗师能够制定出一个适当的解决方案，或给予来访者的问题以建设性的回应。虽然来访者可能会恰当地表示感激，但这种行为并没有刺激来访者的心智化。用治疗师的心智化反应来应对来访者的非心智化过程需要以更微妙的形式进行，如帮助无法为感受命名的来访者为感受命名，告诉那些无法清楚表达某事的来访者他们说的是什么，治疗师对投射系统的理解被用来识别情绪。在所有的案例中，治疗师的心智化都接管了来访者的心智化。总的来说，我们要求治疗师意识到这一点，并在他们发现自己参与这一过程时保持谨慎，原因很简单，来访者的实际需要仍然没有得到解答。

唤起的管理

MBT 治疗师在每次治疗中都会监测来访者的唤起水平。

唤起缺失阻碍了基于依恋的情感的发展，这种情感是 BPD 来访者人际交往中的敏感区域。治疗在认知层面组织起来，来访者则脱离了关系过程。佯装模式常常与情感缺失有关，而且可能会持续下去。由于人际意义的缺失，在造成心智化缺陷的人际敏感区域进行工作是不可能的。如果要激发一些焦虑，可能需要挑战来访者使用的回避策略。

过度唤起会破坏心智化，以至于没有建设性的工作可以做。治疗师需要降低兴奋度，以创造一种心智化可以蓬勃发展的环境。只有这样，治疗工作才能开始。

治疗师有责任确保唤起水平保持在一个既不低也不高的范围内。当来访者的唤起增强时，治疗师要在必要时通过认知过程重新平衡互动；当唤起减少过多时，治疗师要加入情感重新平衡。原则上，来访者的唤起程度在治疗过程中的任何增加都是治疗师造成的，除非有证据表明是其他原因。治疗师对来访者的情感变化负责，治疗师可以问自己和来访者，是他做的什么可能造成了来访者在治疗过程中的明显痛苦和失调。表 7.4 总结了管理唤起程度的 MBT 技术。

表 7.4　治疗中的唤起平衡

	高唤起	低唤起
维度	情感 → 认知	认知 → 情感
焦点	重定向	强调
来访者的体验	验证	挑战
责任	治疗师接纳	来访者探索
过程	顺其自然	抵制和挑战
人际互动	减少	增加

最初，降级技术对于减少唤起可能是必要的。所有与 BPD 来访者打交道的治疗师都需要熟悉可能降低高唤起的干预措施。

干预措施的一般特征

干预措施必须在来访者的心智能力范围内，因此可能是直截了当、简短和简单的，而不是冗长和复杂的（见专栏 7.2）。此外，促进心智化的干预措施还表现出其他一些普遍特征：它们关注的是情感，而不是行为；它们针对的是来访者的主观精神状态以及精神活动的特定方面，如认知；它们与当前的事件或当前的人际互动有关，也就是说，它们在近端的现实中而不在远端的现实中，而且更多的是在当前的精神现实中；他们强调接近意识的或意识的内容，即工作记忆而不是无意识的担忧；他们关心的是维护过程而不是解释内容。

专栏 7.2　干预措施的一般特征

◆ 符合来访者的心智化能力。

◆ 聚焦于情感（爱、欲望、伤害、灾难、兴奋）。

◆ 明确的人际关系和情感。

◆ 与当前事件或活动相关——心理现实（基于证据或工作记忆）。

◆ 不要强调无意识的担忧，而要关注接近意识的或意识的内容。

直接和简短

"言简意赅"说起来容易做起来难，但为了确保干预措施符合来访者的心智能力这一关键原则，这是很有必要的。干预时间越长、越复杂，就越不可能在来访者的心智能力范围内，尤其是在当时情绪激动的情况下。心理术语和行话使用得越多，就越有可能激活佯装模式。最好使用普通对话风格和日常语言。

BPD 来访者的心智化能力随着依恋系统被激活的程度而波动。因此，来访者也许能够在某一时刻理解并对复杂的干预做出反应，但在另一时刻，他可能无法理解甚至听不懂一些简单的东西。治疗师越刺激来访者的情绪状态、增加依恋系统的唤起，来访者的心智化能力就变得越脆弱，因此治疗师在干预时必须更加谨慎。

在前面给出的例子中，来访者对住房部门的反应不力和未能对她的公寓进行维修感到沮丧。直接针对来访者的情绪状态进行干预会更合适，这样可以增加治疗联盟，并允许来访者探索当前状态，以及这如何妨碍她找到有效的方法来解决问题。

聪明的治疗师（续）

一位来访者抱怨说，她所在的住房部门对她公寓屋顶的漏水问题无动于衷。她已经报告了好几次，但是工人们仍然没有来修理屋顶。她相信，如果雨下得太大，她的公寓就会被淹，这会毁坏她的家具。

　　治疗师：糟透了。这对任何人来说都是令人沮丧的（在某种程度上正常化）。

　　来访者：他们应该过来修理一下。我又生他们的气了，如果他们不来，我很快就会去他们那儿"爆发"（表明情绪可能失控）。

　　治疗师：会有那种感觉，不是吗？你是如何处理这种感觉的？（对情感和冲动的初步探索。）

这些干预措施都是在针对近距离的、非常直接的经验。这样做的目的是鼓励来访者关注自己的精神状态、平衡情绪、考虑解决方案，帮助她在不陷入沮丧的情况下反思自己。

情感焦点——"房间里的大象"

BPD 的所有治疗都与情绪状态有关。第 9 章将更详细地讨论对情感的工作。在 MBT 中，对情感的关注有两个组成部分。第一个部分是帮助来访者理解和标记与事件相关的感受，并探索任何随后的感受。这是对情感的关注。我们在 MBT-I 的情绪心理教育课程中介绍了，积极识别情绪并以这种方式标记它们的原因（见第 11 章）。来访者可能会在争论中感到愤怒（与事件相关的感受），这导致了羞耻感或不可爱的感觉（结果性的感受）。这种对情感的探索和标记，通常采取在当前的治疗会谈中讨论过去事件的形式，在这种程度上，它是"彼时彼地"。但它可以发生在来访者当前的状态下——此时此地——因为他们仍然有与事件相关的感受。一般来说，探索对过去事件的情感是远经验的，而探索当前状态是近经验的。

来访者描述事件后将重新体验与事件相关的情感，治疗师需要对这一始终存在的危险保持敏感。这可能会激发心理等同的感觉，因此要避免；要做到这一点，治疗师需要通过对事件的认知探索来平衡情感，直到来访者平静下来。第 6 章讨论了用反向移动来使心智化维度获得辩证平衡。相反，对情感的讨论和标记可能会成为一种没有什么意义的智力练习，增加了诱导假装模式的危险。为了避免这种情况，治疗师需要在远离情感和对当前情感状态的仔细检查之间取得平衡。这需要他考虑情感焦点的第二个部分。

情感焦点的第二个部分是识别来访者和治疗师之间的情感互动。这是情感焦点，或者更好的说法是人际情感焦点。它与短程动力学人际疗法（Lemma, Target & Fonagy, 2011）中描述的"人际情感焦点"有所重叠，但在一定程度上有所不同，它更关注治疗会谈中当前的人际动态。我们在第 9 章将更详细地讨论这个问题，本质上它意味着抓住治疗师和来访者此时共享的情感，与治疗内容或过去的事件不太有关，而主要涉及目前他们之间发生了什么。这被称为"房间里的大象"，因为它使治疗中内隐的内容变得外显。实际上，这是内隐心智化与外显心智化的进一步辩证平衡。在人际互动方面，简短干预若是明确了当前来访者和治疗师之间的未命名情感，可能会比关注叙述内容的细节能更有效地推动治疗向前。

　　一名来访者在开始治疗前不久，让机构临时照顾了她的三个孩子。在她接受治疗后，儿童保护机构要求提供有关她抚养能力的报告。在MBT 中，任何报告都要与来访者详细讨论，并在内容和观点上达成一致。尽管如此，这位来访者还是不断地向治疗师保证，并坚持说自己在探望孩子时一切都很好。在治疗师看来，由于治疗师在儿童保护程序中所起的作用，来访者可能很自然地不愿公开谈论她的感受和探望时发生的事情。治疗师还担心要评估来访者在探望孩子时的管教方式，并探讨来访者对孩子的感受。从来访者的角度来看，她关心的是确保自己看起来是能应付的。因此，治疗师认为他们之间的紧张关系是进行中的情感焦点的一部分——"我仔细听你将如何管教孩子们。我认为你关切地想要确保我欣赏你的优良表现。但我认为，这样做会产生一种紧张感，我们是否还可以安全地谈论你在养育他们时遇到的任何担忧，以及你是否觉得可以和我开诚布公地谈论。"

在这里，治疗师试图确定一个影响治疗的情感关系因素。这是通过明确地确认"房间里的大象"来实现的。

关注来访者的思想，而不是行为

在与一些具有挑战性的来访者（那些倾向于行动而不是思考，倾向于行为而不是感受的人）工作时，治疗师总是被诱惑着在来访者表达自己的层面上与他们进行互动。这意味着，首先，治疗师总是经不住要用行动来回应行动。来访者会通过自伤或攻击行为来挑战治疗师的心理平衡；治疗师则感到必须"做"点什么，所以他们会在没有充分评估风险的情况下，坚持让来访者住院或者要求急诊精神科医生进行药物检查。其次，来访者在治疗过程中易怒、沉默寡言；治疗师对这种行为的反应是，提供过度复杂的解释，说得太多，或者强迫来访者做出反应。

退缩的来访者

一位戴着一顶棒球帽并把它拉下来遮住了脸的来访者参加了治疗。她低头坐着，无法与治疗师进行眼神交流，胳膊上的绷带露了出来。起初，治疗师问来访者是否想谈谈"发生了什么"。但治疗师的问话没有得到回答。渐渐地，治疗师意识到，她对来访者的退缩反应越来越强烈，她通过肢体语言和沉默进行交流，不仅问了越来越多的问题，还开始在椅子上把身体前倾，试图强迫来访者说话。然而，她所得到的只是一声咕哝。治疗师最终表现出了一些沮丧——"我不停地问你问题有什么意义吗？"

我们必须记住，说话是一种行动，而言语反应可能是对来访者明显的退避的行为反应。治疗师在来访者做出一件具有挑战性的行为后过度使用语言，可能会让来访者认为这是一种"惩罚"，在某种程度上确实是，不管治疗师的动机是什么。治疗师最终试图强迫来访者做一些她不能做的事情——在这个案例中是谈论她自己。那么在这种情况下，治疗师能做些什么呢？

1. 关注来访者的心理状态——对她难以表达自己的想法表示共情。
2. 建立情感焦点——识别当前的互动过程。

正如我们在本章开头所提到的，我们需要遵循的原则是，治疗师需要回到她心智化的时候。这是在治疗开始的时候。在那里，通过在一开始对来访者在治疗中不能说任何话的困境表示共情，治疗师可以聚焦来访者的精神状态。

治疗师没有进行这种简单的操作，她的反应反而是，试图迫使来访者谈论她沉默的表现，并探究其背后的意义。虽然这似乎是集中在精神上，但实际上它远远超出了来访者可能的心智能力，相当于猜测。如果这位治疗师自己在心智化状态里，她就会意识到，来访者无法对自己目前的状况给出一个合理的解释。强迫来访者谈论她的退缩是一种非心智化，也是不必要的对抗、羞辱和破坏行为，这种行为导致的最佳后果可能是诱发伪心智化，但更有可能强化退缩。

在开始时，治疗师需要能够剥离出行为及其对自己的影响，这种感觉不是假装行为没有发生，而是像扮演夏洛克·福尔摩斯那样，继续治疗师的任务，聚焦于来访者的心智。共情叙述之后的第一步可能是询问这种行为对来访者自身的影响。

治疗师：你能向我描述一下你不能说话或不能直视我的感觉吗？我不想让你觉得不舒服。

来访者：（咕哝几声。）

如果已经无法帮助来访者详细说明她当前的心理状态，那么下一步是定义一个情感焦点。这是必要的，如果治疗师已被吸引到一个过于积极的反应上的话。

治疗师（沉默片刻后）：我不确定继续问问题是否对我有帮助，或者这是否会让你觉得不舒服。我不确定是应该再推你一步，还是让你一个人待着。（开始关注情感，使当前的互动问题更明确。一个完整的情感焦点将试图在这种动态的、情感的互动中添加来访者元素。）

治疗师尝试建立情感焦点，是为了创建一个共享的平台，她和来访者可以在这个平台上展开治疗。治疗师将当前行为作为被唤起的感受和想法的指示，或至少是正在某种关系背景中上演的，这种关系背景引发了高水平的唤起、加强了依恋系统的激活，或者强化了恐惧回避倾向，并导致广泛的心智化崩溃。随着治疗师在人际关系背景下与心理经验做斗争，治疗师因此可以把来访者的精神集中在退缩背后隐藏着的一些敏感点上。

总的来说，把注意力放在心理上而不是行为上，要求治疗师通过问一些问题来区分描述性叙述和精神状态，比如"你当时感觉如何？"或"那是什么样的经历？"而不是"你做了什么？"询问"你现在感觉怎么样？"而不是"你认为你应该做什么？"这当然是一个错误的二分法，但是对话的重点应该放在情感上，而不是行为上，即使是在探索自杀和自我毁灭行为的时候。

联系当前事件或活动

心理治疗的当代趋势是关注当前的外部事件或内部状态。聚焦于图式的治疗和认知行为干预定义了过去的想法和图式，这些想法和图式在当下仍起作用；聚焦于移情的治疗使用"此时此地"而不是"彼时彼地"来解释行为；而行为疗法则强调关于当前事件的日记卡。进入过去，利用童年经历的记忆，在当前行为和过去事件之间建立因果联系。这些可能会产生主观体验，但不像十年前那么明显。虽然 MBT 尊重过去的经验和它如何影响现在，但它从来没有关注过去，或从来不是遵循领悟取向的。我们认为，把一个人当前想要取悦他人的愿望，解释为满足一个苛刻的父母形象的持续愿望，是对伪装的一种描述。此外，它可能有刺激伴装模式的有害副作用，同时也避免了来访者目前总想取悦治疗师的人际关系问题（不管出于什么原因）。它破坏了更多真正的互动。回到过去可能对来访者和治疗师更舒适，但它不真实，所以这鼓励了来访者与治疗师在以下两方面的伪心智化，即对来访者作为一个孩子可能会有或不会有的感受，或者这些年前来访者的父母可能有或没有的动机。

避免这种潜在困难的最好方法是，有选择地关注来访者最近的经历或房间里的即时情况。后者不同于精神分析的焦点——其特征是具有讽刺意味的"你即是我（you mean me）"的诠释。这种做法也导致了 BPD 来访者的伪心智化。一般原则是，把重点放在情感突出的但表面也许是琐碎的事件上，围绕这些事件，主角的思想和感受可以被富有成效地阐述出来。治疗师的任务是对这些事件进行心智化。

一般来说，治疗师的目标是处理来访者目前的想法，换句话说，就是工作记忆中的想法。重要的是，这种体验对来访者来说应该是一种精神上的真实，当谈论它的时候，它应该是一种真正的体验。有时候，很久以前的经历会有这种程度的情感显著性。治疗师必须小心，然而，与过去经验相关的心理现实具有"真正的深度"，而不是刻板的重复复制，其准则是对回忆的体验是真实的，而非经历的现实性。

临床干预途径

在考虑临床过程和干预措施时，MBT 应遵循四个主要原则（见专栏 7.3）。

专栏 7.3 临床过程

◆ 从叙述到替代视角。

◆ 干预范围从"表面"到"深度"。

◆ 干预选择由唤起水平决定。

◆ 从外部事件到当前治疗过程，再到来访者和治疗师的相互作用。

---

1. 在第 6 章中，我们讨论了心智化过程从叙述到替代视角的变化（见图 6.1）。沿着这条路径移动的总体目标是，刺激一个自然的治疗过程，重点是减少对内容的关注和增加对过程的关注，因为治疗师和来访者都可以在专栏 7.3 中确定的锚点周围灵活移动。逐步移动是一个原则，而不是一个规则，而且会有很多时候需要跳过一个步骤。

2. 在治疗会谈中，与焦点的逐渐转移相交织的是，旨在刺激或保持心智化的干预措施。这些都是根据它们触发人际关系焦虑的倾向来组织的，其中最不具刺激性的是共情验证。如果治疗师继续关注情感和人际领域，那么遵循这一途径将使来访者从感觉最不强烈的内省转向最强烈的内省。因此，治疗师最常从干预范围的共情验证开始。只有当来访者和治疗师通过共情验证建立了一个共享的情感平台，治疗师才能去探索。显然这种一般化存在例外，有时关注来访者与治疗师之间的情感互动，却在最常见最集中的情感区域出现"冷带"和理性，呈现出在远离外部或治疗环境的"热带"，这是一个没有能力处理却坚持治疗的例子。

3. 治疗师对来访者唤起水平的评估，以及某种程度上的非心智化模式，决定了干预范围的起点。如果来访者有高唤起，建议治疗师从共情开始。如果来访者表现出较低的唤起，可能更适合关注情感过程和治疗关系，看看这是否会改变低唤起状态。

4. 最后要遵循的原则是，确保治疗的安全传递，而没有过度刺激依恋过程。在任何特定的治疗会谈中，一开始都会鼓励来访者谈论治疗外的事件。叙述中的一些重要方面，一旦被心智化，就可以被小心地与治疗本身联系起来，然后再与来访者 – 治疗师的关系联系起来。之后就会从关注外部事件转向关注治疗过程，反之亦然，每个过程都带来对另一个过程的理解。

对外在人际交往的评估对 BPD 来访者有直接的意义，并且在"事件之后"讨论时，不太可能诱发在互动时唤起的强烈情绪。因此，留出时间进行回顾反思，可以让来访者和治疗师"趁冷打铁"，或者更好的是"趁热度下降时打铁"——在还没有太多精神崩溃或注意力丧失的危险时，对人际交往事件进行心智化。例如，可以在团体治疗早期所包含的关于来访者互动的个体治疗中完成类似的工作，反思过去而不是现在。虽然在当下的激烈情绪中，这不能替代来访者解决自己的感受，但根据我们的经验，只有在来访者能够回顾性地考虑自己和他人的心理状态时，才能够逐渐发展出在情绪激动中反思和采取建设性行动的能力。与我们在情感互动中匆匆忙忙做的事相比，我们事后都更加诚实、有后见之明。但是，最终，我们的生活是由主观即时的互动所主导和决定的；BPD 来访者需要学会建设性地利用这些时刻。

我们建议把治疗的重点放在来访者和治疗师之间的直接关系上，重要的是要敏感地朝这个方向努力，而不是用来访者无法理解或无法解决的情绪状态来压倒他们。行动太快而又没有充分的准备，会导致心智化的逐渐失败，如果不加以控制，可能会在治疗时导致危机并成为医源性的，而引发你想要解决的行为。

在何时用何种方法干预

在这里，我们将按照前面确定的四项原则，进一步讨论遵循的基本原理，以帮助确定在任何给定时刻使用哪种干预措施。我们按照复杂性、深度和人际情感强度的顺序安排了干预的范围，其中共情和支持是最简单的、最表面的和强度最低的，而对关系和共情的心智化则最为复杂，在大多数情况下，它们也是情绪上最强烈的（见专栏 7.4）。通常，关于何时使用哪种干预措施的决定将在意识之外进行，这样会更好，但我们相信有一些普遍的原则可以遵循。这些总结在专栏 7.5 中。

专栏 7.4　干预的范围

- ◆ 共情验证——包括安慰、支持和共情。
- ◆ 基本心智化——澄清、探索和挑战。
- ◆ 基本心智化——情感识别和情感焦点。
- ◆ 对关系心智化。

专栏 7.5　在何时用何种方法干预

- ◆ 如果有疑问，从表面开始——共情验证。
- ◆ 只有在执行了前面的步骤之后，才能转移到"更深的"层次。
- ◆ 如果情绪有失控的危险，那就向表面退一步。
- ◆ 干预的类型与情绪强度成反比：当来访者被情绪压倒时，用共情验证；当来访者可以继续心智化并同时"掌控住"情感时，对关系进行心智化。
- ◆ 干预必须与来访者的心智化能力相适应。当来访者在感受上挣扎时，假设患有 BPD 的人有比他们实际更强的心智化能力是危险的。

我们建议的基础很简单，总的来说，BPD 来访者的心智化能力与对依恋系统的刺激成反比。当依恋系统被激活，心智化的能力就会被抑制，情感变得混乱，自我破裂，恢复不稳定的安全和自我感的行动变得不可避免。记住，任何类型的恐惧都会刺激依恋系统。来访者可能会有一个可怕的想法，这就触发了依恋系统，所以他会为了安全感而寻求接近某人。这一过程会导致 BPD 来访者的亲密和疏远关系的波动模式（这已被详细描述过），他们尽力在难以承受时保持自己的精神状态。它导致了能够使混乱安定下来的典型

图式的出现，例如，体验自己是加害者的受害者。在治疗早期以不受控制的方式通过过度刺激来访者、关注复杂的精神状态，以及激发强烈的情绪，来重复这种剧烈波动的情感或固定的模式是毫无意义的。通过心智化能力平衡依恋系统的激活，把治疗师放在了一个微妙的位置上，治疗师必须激活情感，同时控制它的流动和强度。没有情感就没有有意义的主观体验，但过度的情感会导致对主观体验的不理解。

正如我们之前所讨论的，治疗师治疗边缘型来访者最严重的危险之一是医源性伤害，虽然是善意的，但在不当的时机使用了误导性的干预，通过过度激活依恋系统来减少而不是增加心智化能力。因此，在选择干预措施时应遵循的首要原则是，通过平衡情绪强度和来访者在主观上持续监控自己和他人思维的能力，将医源性影响最小化。

在表面层次，敏感的支持和共情不太可能引发边缘型来访者复杂的心理状态，他们觉得别人表现出兴趣，并试图从他们的视角理解他们的情绪状态，他们会觉得有足够的安全感来解释自己的感受，发表他们关于已经发生或正在发生什么的观点。来访者的精神没有受到威胁。因此，这些类型的干预，连同动机性访谈、问题解决、心理教育和其他行为技巧，在治疗的早期和开始阶段都是有用的。所以，当来访者情绪高涨时，最好是共情，而不是要求他们做复杂的心理工作。另一方面，当来访者陷入心智化的情感一端时，重新平衡也是必要的。而通过更多地刺激他的依恋过程、增加退行来增加共情，会潜在地使来访者更糟糕。因此，治疗师是共情的，了解来访者的经历，通过认知来改变情绪对来访者的影响，通过对情绪的认知加工来使来访者重新获得平衡。

在干预、澄清、探索和挑战的中间阶段，会产生更多的困难，因为它们迫使自我审视，并暗示可能会有不同的视角，必须加以考虑和整合。如果这种干预结合了人际关系的内容和当前的情感，而不是智力上的，它就形成了基本的心智化，因为关系世界被激活了，这就增加了情感的强度。如果干预与"你和我"联系起来，潜在的动机开始发挥作用，那么压倒来访者心智化能力的危险就会大大增加，诱导行动的危险也会大大增加：例如，来访者中断治疗，或自伤以恢复他的思维。如果治疗师慢慢增加干预水平，只在表面层次完成后再深入，就可以避免这种瀑布式的心理灾难。只有当你对来访者的焦虑程度以及由此产生的心智化能力做出判断，允许他们进一步考虑你的观点，或者他们愿意更详细地介绍自己时，你才应该深入一个层次。如果有疑问，那么你的干预在一开始应该是试探性的；只有当治疗关系稳固时，才给对话注入更多的压力。

我们无意建议治疗师必须严格遵守这里列出的原则。但是，如果治疗师遵循我们的临床路径，明智地实施我们关于干预时机的建议，我们相信，他们将减少造成伤害的风险，并将有最大的机会刺激积极的治疗关系，在这个关系基础上，心智化可以蓬勃发展。

基本原理：一个临床例子

我们经常被问到如何处理那些困扰边缘型来访者和他们的治疗师的关键问题。我们不可能概述如何处理每一种情况，所以我们敦促治疗师遵循我们在本章列出的基本原则。治疗师最难面对的行为是自杀企图和自残。在这里，我们再次概述了与这些行为相关的原则。

自杀企图和自伤

为了重申其中的一些原则，干预措施应该简单明了，以管理唤起水平为目标，以情感为重点，参考当前和即时的环境，关注精神状态而不是行为，并先处理意识的或接近意识的内容。干预的途径是，从共情验证，即一种依情况而变的反应，到与外部事件和互动相关的情感识别，到对这些事件的探索，再到当前人际交往的背景和意义。因此，只有当来访者的情绪状态允许反思的心智化时，干预才会从表面深入。最后，对所有的行为，包括自杀企图和自伤或其他破坏性活动，采取不带偏见的态度是很重要的，并且不要假设自杀或自伤的任何行为是指向治疗本身，甚至是攻击治疗师的。

治疗师不应该对来访者的行为负责。在治疗初期，有必要对他的责任范围做出描述，例如：

我无法阻止你伤害自己，甚至杀死自己，但我或许可以帮助你理解是什么让你试图这样做，并找到其他管理事情的方法。

在治疗早期达成的联合目标将明确地把自我伤害、自杀企图和其他破坏性行为作为最初阶段的焦点。

从心智化治疗的角度来看，MBT 治疗师认为，自我伤害和其他行为的主要目的是为了在突发的失衡之后维持自我结构。这种行为并不是为了表达攻击或攻击他人，而是为了管理依恋的丧失。虽然动机是复杂的，但我们认为，自我伤害和自杀企图是在依恋关系丧失后，当精神存在受到怀疑时发生的，而个人的完整性只能通过身体的流血重新建立，例如，在当时来访者的目的论理解中，流血支持了存在感。行动部分填满了空虚和缺失感。更简单地说，来访者必须处于非心智化状态才能自伤（见专栏 7.6）。在伪装模式中，来访者会体验到空虚感和存在感的丧失；自伤成为一种管理极端痛苦和体验再次活过来的方式。心理等同的思想和感觉是压倒性地真实的；自伤会分散痛苦并把生理痛置于情绪痛苦的位置上。目的论过程向来访者展示了他们在特殊环境中，未充分发展的情绪感受——"我服用了过量的药物，所以我一定是一直有自杀意愿的。"

专栏 7.6　依据心智化的暂时丧失了解自杀和自伤

◆ 丧失→
  ● 依恋需求增加→触发依恋系统→
◆ 心智化失败→
  ● 心理等同→强化难以忍受的经历
  ● 伪装模式→过度心智化、无意义感、解离
  ● 对主体自我危机的目的论解决方案→自杀企图、自伤

干预

从治疗路径的起点开始。使用支持性和共情性干预，了解自伤事件的前

后联系，囊括任何人际关系（见专栏 7.7）。重要的是，最初的反应要视来访者当前的精神状态而定。

　　　　所以，在那个时候，一切都变得不可能了。你一定不知道还能做什么。最后你伤害了自己，这一定很糟糕。

专栏 7.7　逐步干预

- ◆ 依情况而变的反应等于对当前状态的共情验证。
- ◆ 对自杀、自伤、暴力建立联合反思。
- ◆ 如果没有联合反思，就聚焦于情感——展示双方的共同困境。
- ◆ 识别丧失，识别触发依恋的环境。
- ◆ 发现意识到的脆弱点是什么及其引发的情境表征。

这在某种程度上证实了来访者当时的挣扎，但没有涉及当前的心理状态。这一心理状态还有待发现。

　　　　告诉我从哪里开始出现问题。

首先，让来访者给你一个导致自伤或自杀企图的故事梗概。这是叙事。这是必要的，以便治疗师可以从故事背景的角度来评估风险：例如，行动是冲动的还是计划好了的，是否留下了便条，是否在服药过量后联系了别人？不要将此与探索导致行动的情感和认知过程相混淆。尽可能定义人际关系背景。温和地探索在事件发生之前，来访者是和谁在一起，或者他在想谁。

一旦来访者说出了自残行为故事的足够细节，就将来访者带回那个他们清楚地知道自己不想用任何强迫的方式伤害自己的明确起点，从中可以发现来访者是何时产生自我毁灭的感受的，这是返回和探索的过程（见第 6 章）。最常见的错误是，治疗师没有返回到足够远。不要被一个说"我总是想着自伤"的来访者吓倒。许多来访者将自伤视为一种管理情感状态的方式，但这与形成自伤状态的强迫性冲动是不一样的，而后者正是治疗师在这里试图识别的。询问来访者，他们的想法是什么时候改变的或者几天前是什么样子的。坚持让他们对比其随时间推移的心理状态。这被称为心智化功能分析（见下

文)(Bateman & Fonagy, 2012)，可能会启动一个心智化过程。

　　不要因为来访者不愿谈论自伤事件而犹豫不决。如果发生这种情况，应该用共情验证来建立一种分享的感觉，即谈论痛苦的话题有多么困难，以及它如何立即产生一种认为事情会变得更糟的焦虑感。这将在治疗中保持一个较低水平的唤起，实际上，治疗可能会集中在谈论现在发生的事情如何使情况变得更糟。患有 BPD 的人通常在谈论他们所经历的事件时，会开始产生心理等同。因此，治疗师关注的是自伤是如何被叙述的，而不是与行为本身相关的想法。在这个过程的共情验证之后，如果焦虑减轻，治疗师可能会继续进行心智化功能分析。总之，在很多情况下，来访者不想谈论自我毁灭行为。在这种情况下，治疗师可以做很多事情（参见图 7.1 中的干预演示）。

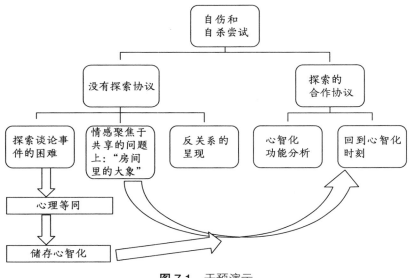

图 7.1　干预演示

1. 治疗师可以重新考虑在治疗开始时签订的协议，如果自伤是与 BPD 相关的症状和行为的一部分，那么协议应该允许双方处理自伤问题。需要重新讨论协议。

2. 治疗师可以温和地坚持，通过谈论围绕此类行为的困难，认识到谈论可能使来访者感到羞耻，甚至可能开始在心理等同上重温这些事件。治疗师需要小心地控制焦虑水平。

3. 治疗师可以使用情感焦点，识别双方在不谈论自伤行动时所表现出的困难。这让治疗师担心来访者的风险，无法专注于来访者谈论的话题。相反，来访者对治疗师提出的自伤问题很敏感，这将扭曲他们之间的相互作用。可以探索这个"房间里的大象"。这样做，谈论自伤行为所产生的直接危害可能会降低。

心智化功能分析

在心智化功能分析（mentalizing functional analysis）中，治疗师的第一步是帮助来访者探索自我伤害事件的内容。即使来访者不想谈论该事件，治疗师也必须专注于该事件。当然，如果聚焦导致来访者产生了过多的焦虑，那么治疗师可以让来访者谈论其他事情，然后在来访者更有能力谈论该话题时，再敏感地返回该话题。第二步，治疗师必须询问来访者在事件发生之前的想法，以进行探查。这与发现外部环境一样重要。心智化功能分析与来访者不断变化的心理状态及其与外界环境的相互依存关系有关。来访者常常不记得是什么原因触发了反应，毕竟这种反应的主要功能是避免仓促发生的事件及其产生的情绪。因此，治疗师的任务是通过"停止、返回、探索"来回到"中立区域"，然后及时开始前进。或者，治疗师可以询问来访者，最开始意识到他可能会自我伤害是什么时候。找到这一点后，治疗师可以进一步返回。使用此方法，可以详细阐述自伤触发过程，并在适当时可以用相关术语进一步探讨（参见专栏 7.8—7.10）。

专栏 7.8　心智化功能分析（1）

- 寻找弱点。
- 停止并返回到失去心智化之前。
- 停止并探索心智化发生的时候。
- 层层剖析导致自我毁灭的行为。
- 不断在自我和他人心理状态之间移动。
- 把保持心智"在线"的责任还给来访者。
- 让来访者识别他何时有可能重新建立自我控制。

专栏 7.9　心智化功能分析（2）

◆ 共情验证和支持→协作的立场：

- "你一定不知道该怎么办？"

◆ 定义人际环境：

- 详细描述导致自伤的几天或几小时，重点是精神和感觉状态；

- 对真实情节的逐一探索；

- 探索沟通问题；

- 识别误解或过度敏感。

◆ 识别情感：

- 探讨前一次个体治疗后的情感变化，并将其与治疗中的事件联系起来；

- 在多种情况下彻底审查任何行为，包括个体和团体治疗。

专栏 7.10　心智化功能分析（3）

◆ 探索意识动机：

- "你怎么知道发生了什么事？"

- "当时谁在那里"或者"你在想谁？"

- "你怎么理解他们说的话？"

- 如果治疗联盟是稳健的，挑战来访者提供的观点。

◆ 注意事项：

- 不要在企图自杀或自伤时心智化人际关系；

- 不要根据来访者的个人经历、假定的无意识动机或他们在激动时的可能意图来解释来访者的行为，这会疏远来访者。

　　这样做的目的是找出"脆弱点"，即来访者处于一个不可阻挡的下行螺旋状态的那一点，然后着手处理自我毁灭行为不可避免的早期预警信号。只有当来访者能够及早阻止心智化崩溃，才有可能保持稳定和一致的主体性。一旦达到敏感点，来访者几乎没有机会改变破坏轨迹。

　　在整个过程中，治疗师和来访者都在识别形成的非心智化模式的同时，关注心智化崩溃前的阶段。探索和理解逐渐激发的心理等同、目的论想法和可能的佯装模式的情绪，是心智化功能分析的核心。

一旦完成了这一过程，治疗师和来访者可能会探索行为的后果，并质疑行为的有效性，即使结果在"现实"世界中明显是积极的，例如，男朋友道歉并试图修复关系。在人际关系中，自我毁灭行为是处理情绪困扰的一种无效方法。

> 一位 BPD 来访者的男朋友宣布要和他的朋友们去看一场足球赛。尽管来访者和她的男朋友之前约定要去拜访朋友。这件事最终导致她割伤了自己。独自一人的体验给她造成了一种无法承受的压力，而这种压力反过来又使她心智化崩溃。对她而言，男友最初的声明是一种依恋丧失——一种预期的身体和情感"在一起"的丧失。起初，她觉得他选择了去看足球比赛而不是和她一起，这意味着他不爱她。虽然这是可以理解的，但问题不在于这种想法，而在于想法开始呈现出心理等同的特征。她的想法变成了确定无疑的事实，而他的缺席进一步证明了他并不爱她。随着这个想法的进一步发展，她形成了更严格的图式思维，她"知道"他真的在和别人约会。这不可避免地产生了来访者无法忍受的感觉。她唯一的选择，或者说她能想到的唯一可能性，就是割伤自己。这种自我毁灭的行为让她放松，但不幸的是，这也让她感到羞耻。当她的男朋友回来时，他发现她的手腕上缠着绷带，他很生气。这使她自我批评的循环继续下去。

通过在大范围的环境中研究这些快速变化的精神状态模式，来访者逐渐认识到感觉不是自发产生的。相反，它是通过与他人的互动以及对这些互动的解释而产生的。理解并表征正在发生的过程可以保持心智化。

重点应该放在作为整体精神状态一部分的感觉状态上，而不仅仅是认知状态或前期的触发。所以，心智化功能分析更多的是关于环境如何与来访者的感受和精神状态相互作用——"你当时在想什么？"尤其要注意沟通上的困难和过度敏感，这会导致来访者在处理被拒绝、被抛弃、被羞辱的感觉时遇到困难，或者相反，强烈的爱、欲望和需求会导致大量的情感，进而冲击他们的心智，使自我变得不稳定。记住，在精神崩溃的情况下，BPD 来访者体验到的感受是心理等同。因此，"感觉不好"变成了"我不好"。治疗师的干预必须反映出他理解这一点，没有低估他们的体验的力量。

我们应该探索的是自伤的意识决定因素，而不是试图猜测更复杂的心理原因。在这一探索过程中，如果来访者的解释是图式化和公式化的，那么就应该质疑它，因为这些是非心智化的现象，将阻止一个更强大的、对可能导致自伤的未来情感经验起精神缓冲作用的缓冲器的发展。来访者的自伤行为或自杀企图不应被解释为他们的个人史、假定的无意识动机，或他们当前可能的操纵意图。这将疏远来访者。只有到后来，治疗师才能为潜在的脆弱和敏感性建立证据，因为它们只是被模糊地意识到，无论是无意识的决定因素或因过去而敏感的当前事件。

临床案例："被抛弃的刀"

一位来访者谈到了她前一天的自伤，她对所发生的事情轻描淡写，并坚称这并不重要。

治疗师：发生了什么？可以细致地告诉我吗？

来访者：真的没什么可说的了。我回到家把杯子扔到墙上，然后用打碎的杯子割伤了自己。

治疗师：让我们回到过去，告诉我你什么时候开始觉得不对劲的。（返回）

来访者：我真的不知道。

治疗师：耐心点。你能记得你的感受吗？比如，昨天或者更早的时候？（试图确定来访者还能意识到感觉良好的环境或时间。）

来访者：不记得。我昨天还好，我想是傍晚回家的时候。我去见我的两个朋友，按照我说的去喝一杯，只有当我回到家后，我才开始感到痛苦。

治疗师：所以你那时知道你很痛苦。听起来像是晚上发生了什么事。告诉我那天晚上的情况，从你出门前的感受开始。

治疗以这种方式继续进行，治疗师坚持探索痛苦情感的细节，以及与朋友在一起的积极感受。原来，来访者的朋友一起去厕所时，把她一个人留在那里，来访者觉得他们去的时间太长了，她感到被两个朋友抛弃了（一种比痛苦更早的感觉）。

来访者：我感到很受伤（一种更进一步的情感，使当时来访者的内心状态恶化），当时我差点用刀割伤自己，但我改为用指甲抓伤了自己，结果弄出了一点血。然后我有了一个想法，我应该起身离开，这样当他们回来的时候，他们就不知道我在哪里了（复仇的动机似乎是由严重的抓伤引起的；来访者只有在心智化的情况下才会有复仇的感觉，而复仇的感觉需要自我和他人的表征，因此来访者的复仇幻想是在自己抓伤自己之后产生的）。但就在我要走的时候，她们回来了。

治疗师：然后呢？

来访者：我什么也没说。有什么意义呢？她们在一起已经很久了。

治疗师：流血是对她们在厕所待很长时间的一种强烈反应。你在想什么，什么使你感到受伤？（试图把注意力集中在反应的强度上——问题不在于她们上厕所时被单独留在一边的感受，而在于对这种感受的反应，这种反应过度且不恰当，可能是基于一种心理等同的体验。）

来访者：她们总把我排除在外。（使用诸如"总是"这种具有整体性和绝对成分的词，通常意味着非心智化。）

治疗师：所以你感到被排斥和受伤，不知道该怎么处理你的感受（共情和验证的叙述）。弄伤自己让你更清晰了一点，我也能理解你是如何想要报复的，尽管之后你会变得很痛苦。我猜你当时觉得自伤是唯一能让事情变得更好的方法。

治疗师关注的是，来访者从自伤中得到的情感缓解，同时也暗示了行为的稳定作用——它将来访者当时迷失的思想带回来。自伤和其他行为是恢复心智的方法。然而，这里存在一种危险，即治疗师夸大了自己的理解，超出了来访者的心智化能力。

来访者：它总是能让我的感觉清晰起来，然后我就能重新开始做事了。在我们离开酒吧之前，我都感觉还可以，而且我还看了一会儿电视。

治疗师：但是你又割伤了自己。

来访者：回家后不久，我又觉得很难受，所以那时我真的很想去做。

治疗师：你能说说当时发生了什么吗？

来访者：不知道。

这里来访者正在努力思考是什么导致了她的自伤。治疗师可以在这里共情。

治疗师：很难回想当时是什么样子，尤其是如果现在没事了（共情的叙述）。

来访者：我不记得了。我只是一个人。之后我就上床睡觉了。

治疗师：告诉我更多关于你打破杯子之前的可怕感觉。

来访者：我只是觉得整个晚上都毁了，每次我想好好享受一下，就会出问题。那时我又自己一个人了。

治疗师：在这种情况下，出现问题的原因是你对见朋友感到兴奋，然后对被排除在外更加敏感。当你一个人在家的时候，这种感觉似乎又回来了，而你不知道如何处理它。我们需要回过头来考虑一下你是如何处理自己被忽略的感觉的。

来访者：嗯。

这时，治疗师认为来访者不能对已经发生的事情进行更多的反思，因此谈话转移到其他话题上。然而，在随后的治疗过程中，当来访者谈到对失望的敏感性时，治疗师评估，来访者的心智化更加稳健了。因此，他将来访者带回导致自伤的体验，让她注意需要警惕此类体验，以便她可以通过重新定向情感，或者通过更具建设性的人际互动，来管理情绪从而减少自伤冲动。

第 8 章

心智化的焦点：支持、共情和验证

引言

　　MBT 的首要目标是帮助来访者留意自身的心理状态，在需要的时刻关注自我和他人的感受。为此，治疗师需要更加充分地了解来访者的看法和感受，不断分析来访者当前的心理状态，提出自己的看法。在治疗过程中，通过对比不同心理状态、积极关注这些心理状态的细节和令人不解的细微差别，而聚焦于心智化过程，最终形成整合的治疗过程。治疗的目的是，保证来访者在出现不良心理状态时能够自动地调节。我们应该清楚地了解心理状态的不确定性。对于来访者来说，直言"我不确定自己的想法"比编造看法更好；同样，直言"我不确定你的意思"比妄作猜测更好。为了更好地理解心理状态，在 MBT 中，治疗师的心态是"开放的"。例如，当被来访者问及自己的看法时，治疗师应该详细解释自己产生该看法的原因，并表明对自己的视角的不确定性。在与来访者互动的过程中，治疗师可能会改变自己对来访者的体验的看法。如果需要继续进行心理治疗，治疗师需要告诉来访者自己的新看法。类似"我现在理解你的话了，所以我刚刚的看法是不对的。实际上，可能……"的表达，不仅能够有效促进来访者的心理治疗，而且也体现了对来访者的尊重。这就是反思的表现，能够让来访者意识到，看法改变不仅不值得羞耻，反而能够促进关系的改善。

　　目前有很多治疗技术都能促进心智化过程。有些是治疗师熟知的。希望大家读到本章节时，已经基本学会了上述描述的这些方法。很可能你真的已经做到了。我们的目标不是传授新技巧，而是建议大家通过突出治疗中的某些方面，减少对另一些方面的关注，而聚焦于治疗中的新方面。

治疗动机

在 BPD 来访者中，改变治疗动机和治疗热情是可以做到的。作为一名治疗师，你必须时刻警惕来访者降低治疗积极性，并相应地改变你与来访者的互动。一般来说，来访者的求治动机水平与他的焦虑和情绪困扰程度成反比。当来访者的创伤情绪唤起程度压倒了他处理感觉和经历的能力时，来访者将不能保持对治疗的反思状态。

有很多关于保持治疗动机的文章，其中很多信息已经被整合到有效的治疗技术中多年。即使你没有接受过特定技术的培训，也有一些原则可以帮助你保持来访者的治疗动机，这些原则与心智化的治疗重点是一致的。动机访谈与整体的心智化方法是完全一致的。总之，治疗的动机访谈和聚焦心智化的方法之间的主要共同点是，通过努力促进好奇心和求知欲，促进来访者对治疗的参与。

专栏 8.1 中总结了一些激励来访者参与的技巧。

专栏 8.1　保持治疗动机

- 探索来访者的心灵时，要表现出支持、安慰和共情。
- 采取反思性的模式。
- 确认自我感受与理想自我之间的差异——"如何将自己与想要成为的人进行比较？"
- "顺其自然"或"带着阻抗前进（roll with resistance）"。
- 重新评估收益并确定持续存在问题的领域。
- 突出心智化的能力，并倾听心智化的优势。

在治疗开始时，来访者不会立即寻求改变，这是很自然的现象。这是治疗师的问题，而不是来访者的问题。治疗师需要逐步引导来访者走向改变的过程。然而，治疗师不能建议这种改变；必须在来访者和治疗师之间达成一致。来访者将花费多年时间来适应他们的环境，并找到应对日常挑战的最佳适应方法，尽管在观察者看来，这种适应似乎无效，而且明显适得其反。在早期对来访者适应生活压力的方式进行挑战可能会增加来访者的反感，而不是创造一个改变的过程。当我们感受到威胁时，我们会很自然地捍卫自己的立场，而这只会让人变得固执己见，而不是放松。所以，正如我们反复强调的那样，首先有必要站在来访者一边，从他们的角度看问题。主要是通过对来访者的立场进行反思，然后对他们的问题做出充分的共情反应。不过，在最初阶段，治疗师可能会与来访者的观点达成某种程度的一致。这不是诡计或错误的协议，也不意味着治疗师必须同意明显扭曲或无效的东西。治疗师需要找到一个一致的领域。这就是验证的技巧。只有当真正的验证发生时，来访者才会觉得治疗师理解了自己；从这里开始，来访者和治疗师可以产生分歧，开始考虑不同的观点。

　　来访者：我认为这种疗法不会有什么用。

　　治疗师：可能没用。这很难知道，不是吗？你提出质疑是对的。

　　来访者：我也不喜欢团体活动。

　　治疗师：是的，这会增加你的困难。我看得出来。也许我们需要考虑如何决定是否需要治疗。

　　来访者：时间太长了，我没有时间。我已经等了很久来这里，现在我认为它将没有任何用处，我感到疲惫。

　　治疗师：自己来管理事情是很累的，几乎可以肯定的是要付出努力。因为治疗费用高，而且会让人更疲惫。

治疗师继续关注来访者的焦虑和对治疗的担忧。他不是在争论治疗是否有效，也不是在试图说服来访者接受治疗。治疗师站在来访者身边，来访者需要考虑进行治疗所需要的努力，并根据对变化的利弊评估来做决定。

　　在治疗开始时，制定双方都能接受的治疗目标是至关重要的（见第 5章）。同样重要的是在治疗期间定期审查共同目标。目标由来访者和治疗师共同制定，要制定为期 3 个月的治疗目标。来访者需要体验与他的需求和经验相关的治疗目标和方案，并感觉治疗师正在关注他的关注点。在这个过程中有许多激励因素。

◆ 共同目标的产生本身就是一种激励。

◆ 要评估目标的利弊，这意味着改变是重要的。

◆ 每个短期目标都与长期目标相联系，为治疗提供一致的策略。

◆ 治疗师与来访者共同检查治疗目标并承认有些目标已经实现，这对来访者具有激励作用。

必须是由来访者认识到病情的缓解，而不是治疗师。如果来访者觉得他们在实现治疗目标方面没有做出任何积极的进步，不要试图说服他们，不要说他们是错误的或他们还没有认识到自己的成就。共情验证来访者对于治疗缺乏进展的体验。治疗师要重新审视治疗目标，考虑为什么没有变化，这种做法可能会增加来访者的治疗动机，使其对治疗缺乏进展的细节进行心智化，并可能使治疗师对治疗采取不同的观点，而不那么绝对化。来访者和治疗师一起探讨目标，并考虑为什么他们在做出改变时是无效的。治疗缺乏进展的责任应当由来访者和治疗师共同承担，其中治疗师要承担大部分的责任，但不要自我贬低。

来访者：我认为这种疗法不管用。

治疗师：告诉我你是什么意思。

来访者：我想我没有好转。

治疗师：嗯。那不是很好。我们来看看最初达成的一致目标好吗？

来访者：不记得了。

治疗师：天哪！我们来复习一下。我的记忆告诉我，我们在两个主要的初始目标上达成了一致，那就是减少你将自己与家人和朋友隔绝的频率，同时增强你维护自己立场的能力。

治疗师最初提出了一个开放式问题，促使来访者详细说明治疗无效。作为回答，来访者重复同样的陈述，尽管形式略有不同。在这种情况下，治疗师决定重新审视目标，而不是探索来访者没有任何好转的体验。在 MBT 中，任何一种反应都是一种合理的策略。

治疗师也正确地表达了来访者对目标缺乏记忆的小惊讶，并重新陈述它们。

> 治疗师：既然我提到了这些，你还记得吗？
>
> 来访者：现在你说了，我想起了。
>
> 治疗师：让我们分别考虑一下我们最初制定的两个治疗目标。你对这两个原始治疗目标有什么偏好吗？喜爱哪一个？
>
> 来访者：没有。
>
> 治疗师：让我们从维护你的立场开始吧。
>
> 来访者：好吧，我没有完成目标。
>
> 治疗师：你为什么这么说？

在这个过程中，治疗师让来访者探索他为什么说自己无法实现治疗目标，无法代表自己的利益做出改变，来访者会给出几个例子。治疗师可以要求来访者将现有情境与他给出的例子做对比，识别其间的不同。

> 治疗师：我可以看到，在那些例子中，人们做了他们想做的事，而你却无能为力，或者找不到一种方式来表达你想做什么或你对它的想法是什么。你和他们之间有什么不同？你已经能够准确地说出你的想法，以便我们可以考虑。在此，你认为你与那些病情有好转的人有什么不同？

现在，治疗师要求来访者去探究自己现有的能力是什么，这似乎可以达到支持来访者的目的，这使来访者跳出了自己没有达成治疗目标的情境。对治疗目标的持续探索可以有效地缓解来访者对治疗无进展的悲观态度，使他们更加认真地思考治疗目标和过程。

重新确认和支持

重新确认和支持是所有治疗的必要组成部分，而反思性倾听和准确共情

的治疗技术是 MBT 的基本方面（见专栏 8.2）。这不等于同意来访者所说的
一切事情，我们将看到，挑战也是治疗中同样重要的一个方面。事实上不带
评判地倾听、尽量不批评来访者、不猜测来访者的感受，同时保持积极的、
充满希望的、"我能做"的态度和积极进取的决心，往往决定了治疗的进展。

专栏 8.2　支持的态度

- ◆ 尊重来访者的叙述和表达。
- ◆ 积极和乐观的态度，但存有疑问。
- ◆ 表现出理解来访者的渴望。
- ◆ 真正的好奇心。
- ◆ 不断"检查"自己的理解。
- ◆ 根据常识心理学和个人经验，阐明叙事的情感影响。
- ◆ 不替来访者做事，保留来访者的责任。

开放式问题是通往重新确认的途径。"再多告诉我一些关于这个问题的情
况。"当来访者详细地探索他对某件事的感受时，治疗师的一个安静的、鼓励
的点头可能就是来访者所需要的一切。

积极而充满希望的问话能让来访者安心，并表现出治疗师想知道和了解
来访者的问题的愿望。治疗师必须不断地"检查"自己的理解，如"据我所
知，你所说的是……""这听起来对吗？"

缺乏经验的实践者常常将理论知识与知道答案等同，并且可能认为给出
建议本身就是一种支持。这与某些疗法中所推荐的"专家角色"更为一致。
但是运用理论知识而没有梳理来访者看问题的角度可能导致治疗师采取主观
的理论假设，无视来访者问题的个体性和特殊性，这样在医患关系中，来访
者会变得被动，只会听从治疗师的建议。也使治疗师不明智地过度给出建议
和解决问题的现成方案。这不仅背离了 MBT 的不知道立场，在一定程度上
也违背了 MBT 会谈是"无建议区（advice-free zone）"的原则（见第 13 章）。
治疗师可能会给出建议，但必须在来访者找到解决办法之后。MBT 的目标是
与来访者一起形成一个过程，引导对解决方案的确认。来访者通过机缘发现

问题的解决方案，认识到这一方案属于自己，并想出如何将其付诸实践的方法。来访者通过与治疗师进行心智化的互动过程来实现这点。MBT 的目的不是告诉来访者如何行动，而是和来访者在一起，帮助他探索不确定的领域，发现生命的意义。治疗师需要在脑海中产生这样一幅画面：两个人看着一张地图，试图决定该走哪条路。尽管他们可能已经在最终目标上达成了一致，然而，双方都不知道路线，实际上可能有很多方法可以到达目的地。

共情和共情验证

　　使用共情陈述是加深来访者和治疗师之间关系的一种方式。我们将共情作为心理治疗干预的临床方法，是基于我们对心智化和偶联性的神经生物学的理解。治疗关系是一种情感投入的关系，在这种关系中，对他人精神状态的表征与对自我的表征紧密相连。这并不意味着自我和他人的思想与感情是完全相同的，而是彼此高度依赖。一个人精神状态的变化很可能与另一个人精神状态的变化有关。当两个人的想法和感受重叠并相互影响时，就会产生共情。当两个人有完全相同的想法和感受时，例如，如果双方都处于恐慌状态，那么自我和他人就会在无意识中融合（认同扩散）。这不是共情，在治疗关系的背景下，很可能被体验为侵入性的和不稳定的。

　　共情的结构解释了自我感觉和他人感觉之间的相似性。这是一个双向的过程，在自我与他人、他人与自我之间移动，两者都属于不同的主体。在这个过程中，你的情感体验与他人的处境更加一致，而不是和自己的更一致。另一个人的心灵是焦点，在这种互动中，对方对你们的互动也是如此感受的。治疗师证明自己处于来访者的"心理位置"，能够理解来访者的感受和情绪，而又不会被来访者的情绪所淹没。这一点很重要，因为如果治疗师体验到的与来访者情绪相关的个人痛苦过高，治疗师本人很可能会变得部分以自我为中心，因此缺乏充分关注他人经历的沟通能力。总的来说，被共情的人体验到来自他人的同情、理解、关怀和温柔；他会有一种不孤单的感觉。这是一种独特的人类体验，在这里，共情不是同情。同情是通过对他人困境或情感状态的理解来表达对他人的关心。MBT 治疗师也表现出同情，但主要关心的是来访者体验的共情验证。

从在治疗会谈中以共情为出发点制定治疗策略的角度来看，治疗师需要从来访者的角度对当前关系的总体情况进行总结。总的来说，有两种可能性：

◆ 在当前的治疗关系中，来访者认为治疗师的心理状态高度依赖于自己的心理状态。这是一种共情和确认的关系。

◆ 在来访者和治疗师的互动关系中，他们的想法和感受很少有联结，这是一种没有共情的、无验证的关系。

如果第一种可能性占主导，那么治疗师就可以建立一个很好的共享平台，更好地探索来访者的问题。如果第二种可能性更明显，那么治疗师必须在开展下一步工作之前，积极地建立共情和确认的立场。

在 BPD 来访者的治疗中，来访者在准确反映自己的情绪状态方面是有问题的。这些来访者往往不能很好地辨别自己的主观状态，而这种困难往往会引发治疗师需要告诉他们真正的感受是什么。然而，来访者不能从被告知感受中获益。这是治疗师试图共情时最常见的错误。你应该避免告诉来访者他们在说什么或者他们"真正的感受"是什么。专栏 8.3 列举了 MBT 中禁止的一些陈述。

专栏 8.3　禁止的陈述

◆ "你真正的感觉是……"

◆ "我认为你真正告诉我的是……"

◆ "令我惊讶的是，你真正要说的是……"

◆ "我认为你对这种情况的期望被扭曲了。"

◆ "你的意思是……"

如果治疗师坚持告诉来访者你的基本感觉是什么，或者你真正在说什么，你看问题的理由是什么，那么问题就更复杂了。来访者不会觉得治疗师是共情的或站在了自己的心理立场上，或者，来访者无法感受到自己是共情关怀的焦点。它更有可能导致三种可能的负面反应或之一。第一，它可能导致被

动的默认和接受，即治疗师"知道"来访者的事情，而来访者并不了解自己；第二，它可能导致不适当的为谁是谁非而争吵；第三，它可能导致佯装模式。从本质上说，治疗师的立场此时已经从心智化或不知道，转变成了解他人的内部状态。在治疗中，这种立场可能导致来访者和治疗师之间的互动产生问题。这些问题是治疗本身的产物，而没有针对来访者的问题。最好让来访者向你描述这种感觉，如"你能描述一下你的感觉吗？"当来访者无法说出自己的感受时，这句话很有用。第 9 章讨论了识别情感。这里我们关心的是如何使用共情。当来访者在说出自己的感受上有困难时，共情的立场是向来访者表达，你意识到了在要求来访者去做一些他们不能轻易做的事情时，他们所引发的羞愧或尴尬。

共情的组成部分

共情的要素有很多，其中的基本要素包括对对方感兴趣、反映对方的立场、总结对话、尊重对方、根据过去和现在的经验来规范陈述等。这些都是不知道心理立场所固有的。但是在 MBT 中，我们要求治疗师考虑共情的两个主要组成部分，它们在人际关系中围绕着有效的心理状态融合在一起。

第一部分是治疗师对来访者感觉的认同。治疗师会识别出该感觉，并在自己内部进行管理，并且不会被该感觉所淹没。例如，治疗师暂时变得悲伤，但是心理过程基本上不受这种感觉的影响。为了使共情干预有效地加强治疗联盟，来访者需要让治疗师体验到自己的情绪状态，并且不受情绪状态的干扰。治疗师要向来访者表明，他已经掌握了来访者的感觉的形式和强度，从而使来访者感觉到与治疗师是心心相连的，他们的存在能够被感觉到。为此，我们建议治疗师首先进行我们已经提过的"表现平凡"的过程（请参阅第 6 章，反关系部分）。若在这个过程中有疑问，请告诉来访者，如果是你（治疗师）坐在咖啡馆里，你的好朋友跟你讲同样的故事，你想对好朋友说些什么，你想传达一种感觉，那就是你正在"感受"他们的情绪状态。假如你的好友感到非常愤怒，因为男朋友背叛了她，她的怒气必须得到反映，你在回应和共情她的情绪时，当然不会像自己受到伤害一样。然而，你的反应不能木讷，这样会表明你缺乏支持和共情，表明你对人性的冷漠。一开始，你可以做出规范化和验证性的反应，承认这样的感受是普遍存在的，如回答："在这种情况下，任何人都会有这种感觉。我们都会有这种感受。"

在 MBT 中，治疗师要考虑共情的第二部分内容：如果来访者有这种感觉，这种感觉对她有什么后果？例如，如果你让来访者说出一种她说不出的感觉，这对她会产生影响。在这里，出于共情的考虑，有必要识别出她的羞愧或烦恼，例如，这样做如何让她感到不适，而这反过来又会让她觉得自己卑劣。或者，如果来访者描述的事情让她觉得男朋友不爱她，这会让她纠结于不被爱的影响，说明她是一个不可爱的人。

一个来访者说，在 10 岁那年，大他两岁的哥哥正住院，她想见他。护士和她的父母不允许她去见，因为她哥哥病得太厉害了。她强烈抗议，但毫无效果。她有两个月没见过他了。当哥哥回到家时，人瘦了许多，还掉了头发，在服药。她因为没能去看他而沮丧，向父母提出抗议。父母是冷漠无情的。当她在一次团体治疗中描述这一切时，她感到沮丧，还有点痛苦。在确定了这种感觉之后，治疗师明确了这种感受对她的影响：

治疗师：在那种情况下，当一个孩子（留意情感），任由他人摆布，又如此无助（试图确定情感和环境对她的影响），这是很可怕的。

来访者：我再也不想让别人控制我了。我觉得他们不理解我。

治疗师：他们可能没有，或者至少他们不知道他们让你感到多么无能为力。

在这个简短的小插曲中，治疗师正在确认沮丧对来访者的影响，在这种情况下，这对治疗至关重要。来访者是一个坚持不受他人影响的人，但她这样做是为了确保自己不需要他人的帮助。

因此，在 MBT 中，治疗师要识别来访者的情绪状态，并认识到它的影响。这使共情作用超越了简单的感觉识别。回到你在咖啡馆和朋友聊天的例子，治疗师可能会说这样的话，"你感觉被背叛了，这对你现在的关系有什么影响？你觉得能处理吗？"这能将谈话转移到你的朋友如何管理她的情感，以及这件事对她和对关系的影响上。这可以成为治疗工作的重点。

来访者：那个混蛋的毛病又犯了。

治疗师：哪个混蛋，他做了什么？

来访者：昨晚，我男朋友直到半夜才回来，他说一直在加班。我知道他没有，因为我打电话过去，同事说他晚上 7 点就走了。

在这一点上，治疗师没有质疑来访者的主张。他不知道这是否准确。第一步是同情来访者目前的推测。不能质疑她的知觉和解释的准确性。这样做会疏远 BPD 来访者，他们会自然地觉得你不理解他们。可以等到你认为来访者有能力对事件进行心智化的时候，再对来访者是如何得出结论的进行精加工。

治疗师：我想象自己一直在等他，却不知道他在哪里，这造成了一些麻烦。

在这里，治疗师声明他是在心里想象来访者的状态，而不是说这就是来访者的感觉。

来访者：我坐不住了，当他进来时，我就打他。

治疗师：请告诉我你一直以来的想法。

来访者：我觉得他不关心我。任何关心我的人都会打电话告诉我他们在哪里。你不觉得我那样做很正常吗？

治疗师：当然。我能理解他不给你打电话会让你觉得他不关心你，他也没有考虑到你，没有费心让你知道（在某种程度上使她的感情正常化）。

来访者：当他终于到家时，我对他所做的感到非常愤怒。对我来说是这样，但我觉得，他经常这样对待我。

治疗师：这让你自我感觉很糟糕。

治疗师现在正试图弄清楚情绪状态对来访者的影响，一种情绪状态叠加到另一种情绪状态。最终，治疗师将尝试详细阐述每种情绪状态的连锁反应。这里的目的是让来访者尽早捕捉到情绪状态，识别它们，并打破进入更危险状态的必然性。

　　来访者：我觉得自己就像一坨屎，人们只是踩在上面，然后试图擦掉。

　　治疗师：如果有人很晚回来却不提前让人知道，那么任何人遇到这种事情都可能觉得不被关心及自己是不重要的。你会担心他出什么事。这似乎已经让你把自己体验成一坨屎。也许正是这一点引发了真正的麻烦。

现在，治疗师要求来访者考虑一下，不被照顾的感觉是如何导致了一种被当成狗屎的破碎感觉的。

识别和探索积极的心智化

治疗师的积极态度给来访者带来了希望；适当的赞美可以在治疗中创造一种安心的气氛。但是，治疗师会本能地对来访者生活中的负面反应更敏感。结果是，治疗师没有充分认识到来访者对困难情况的建设性反应。因此，在MBT中，治疗师要更加重视感知来访者的优势，如建设性地管理自身的情绪，适当而有效地表达这些情绪，以及很好地处理复杂的人际关系问题。问题是什么时候用表扬，才能获得最大的收益。我们不建议治疗师要坚定地积极和鼓舞人心，但是，当来访者使用心智化产生积极结果时，治疗师应当明确地捕捉到或识别出来（见专栏8.4）。

专栏8.4　支持和共情的方法（1）

◆ 识别和探索积极的心智化：

- 使用明智的赞美——"你已经真正理解了你们之间发生的事。这与以往的经历有区别吗？"

- 当这种心智化发生时，检查别人的感受是什么——"你向他们解释这个事情的时候，你认为他们对此的感觉是什么？"

- 当一个情绪化情境被心智化时，探索自我的感受是什么——"是什么让你产生这样的感受的？"
- ◆ 非心智化情况的识别：
  - ● 识别典型的非心智化思维或话语，或陈词滥调的解释；
  - ● 突出这些消极的特点，并探讨与失败的心智化有关的缺点是什么。

治疗师不是一个"啦啦队长"站在场外鼓励来访者，而是站在来访者的立场上支持来访者，激发来访者对治疗动机的好奇心，探索对自我和他人的了解，这些可以提高情绪满意度和心境状态控制（见专栏 8.5）。

专栏 8.5　支持和共情的方法（2）

- ◆ 激发对治疗动机的好奇：
  - ● 强调对心理状态的兴趣；
  - ● 限定自己的理解和推断——"我不能确定，但是……""也许你……""……我猜你……"
  - ● 引导来访者将注意力从"事实"转移到"体验"上。
- ◆ 向来访者表明，主观信息是如何帮助人让事情变得有意义的。

要遵循的原则是：明智地使用赞美，以突出积极的心智化，并探索其有益的影响。例如，治疗师关注来访者是如何理解复杂的人际关系的，并探索这些如何帮助来访者理解自己的感受和认识其他人的感受。

　　来访者：我的妈妈打电话给我，让我在节日前帮她收拾行李，我告诉她我不想做这个事情，她说我总是这么自私、不知回报，这让我很懊恼，让我感觉自己是一个小孩子。

　　治疗师：当然，考虑到你这么努力想要与她开始一种不同以往的关系（在治疗早期完成的工作），而她却指责你，把你当成孩子一样对待，让你做这个或那个。就好像你的努力都白费了。

　　来访者：当时，我没有放下电话，我告诉她我不能帮助她整理行李，我有工作要做。她使我产生罪恶感，但是我告诉她我确实没有时间做这个。最终，我还是向她道歉了，感谢她以往对我的付出。

治疗师：听起来你好像真的设法向她解释了一些事情。你有什么感觉？

来访者：你这么说，让我的感觉好一些了。我认为，她这么说我，只是表明她想知道我仍然关心她，我会在她出去旅行时想念她。我应该会的。

后来，治疗师结合整体谈话，探讨了来访者如何看待母亲的感受。来访者和她的母亲以一种建设性的方式向对方道别，这似乎让他们在通话结束时都感到满意。

治疗师称赞了来访者控制情绪的能力，以及她处理母亲心理状态的方式。实际上，来访者对母亲的批评做出了一种违反直觉的反应，或者很自然地用相反的动作作为回应。她说她会想念她的母亲，而不是表现出她有多难过。这有助于使她们都平静下来，这使来访者能够表达她对母亲的其他感情。

非心智化的补白

对心智化力量的明智赞扬是通过识别非心智化的"补白（filler）"来平衡的。当出现陈腐的解释、轻视的陈述、假设、绝对、合理化等时，都应该加以识别和处理。大多数非心智化的补白无助于发展建设性的、令人满意的关系，无法增进对问题与自身的理解。需要强调这些负面影响。

使用非心智化补白可以使来访者避免面对问题，甚至使歪曲的解释和理解成为可接受的、不受质疑和审查的。治疗师首先要确保来访者能够识别这些补白，首先是通过采取不知道立场，其次要让来访者质疑自己当前的心理状态。

治疗师：是什么促使你男朋友这样做？

来访者：我想他对我发脾气是因为他不知道如何表达自己的感情。他和父亲相处得很不好，所以他无法表达自己的感情。他把所有的时间都花在做事上，很少和我说话。我跟他说话时，他很烦。我通常认为他这样做是表明他试图与我建立一种他从没有过的关系。他想要这样的关系。

　　治疗师：我不知道他父亲是怎么想的？

　　来访者：他的父亲是个很糟糕的人，从不关心他。

　　这时来访者开始长篇大论地描述她男朋友的父亲。虽然这对了解她男朋友的性格可能很重要，但治疗师认为，来访者对男朋友的描述过于详细，而且背后的复杂推理过于夸张，是对其动机和精神状态的过度归因。

　　治疗师：所以你认为他易怒是有原因的。但是他在你们的关系中挣扎的是什么？这对你有什么影响？（试图让来访者关注她与男友之间的当前心理状态。）

　　来访者：哦！我为他感到难过。

　　治疗师：为他感到难过，这对你们的关系有什么影响？（试图探索情感的影响，以促进一些共情。）

　　本章的简短论述，不应该给人留下这样的印象，即在治疗中提供支持性和移情性的干预以证实来访者的经验是简单的、轻易的。事实远非如此。除非有技巧地在这个水平上实施干预，否则治疗联盟将是糟糕的，其他干预措施的效果也会大打折扣。在任何一个 MBT 会谈中，治疗师的首要目标是建立一个共享的情感平台，在这个平台上，可以进一步探索来访者的问题。这只能通过对来访者的体验进行有效的验证来实现。

第 9 章

心智化的焦点：澄清、情感的精加工、情感焦点和挑战

澄清

澄清（clarification）的意思显而易见。"澄清"即"理清"，也就是解释由于心智化失败而导致的行为的意义，并从该行为产生的背景和前后联系中理解这个行为（见专栏 9.1）。澄清可以让我们弄清楚来访者在讲什么，最大限度地减少混淆，并减少歧义和误解。治疗师在很大程度上试图激发来访者自己进行澄清，而不是向其表明治疗师的看法。疏忽大意的治疗师倾向于将某些干预措施误认为是澄清。其实，澄清不仅仅是重复或反馈来访者所说的话；重复或反馈来访者所说的话是低级的澄清。澄清也不是重新陈述事实。澄清需要双方的努力。

专栏 9.1　澄清

- ◆ 澄清是由于心智化失败而对行为做的整理。
- ◆ 从来访者的角度确定重要的"事实"。
- ◆ 重建事件。
- ◆ 使行为外显，即强化行为的详细内容。
- ◆ 此时不要将行为心智化，仅在事实确认后才开始进行心智化。
- ◆ 从行为追溯到行为背后的感觉。
- ◆ 寻找缺乏读心能力的指标。

要"整理"（来访者在讲什么），不仅需要明确重要的事实，而且需要识别它与感觉的关系。最初，有必要确定某个事件的事实。但不要将其与心智化混为一谈，心智化是对故事的反思过程。如果来访者报告了过长的故事，就要求治疗师对此进行简化的编辑，形成有意义的版本。一些来访者会花费大量时间来阐述与某个故事相关的事实，并且有时，如果来访者谈论某件事时絮叨个没完，则最好请其择其简要进行讲述。应该努力让来访者通过"返回"事件，建立行为与当下体验的联系，将所发生的生活事件与当下行为的心智化过程联系起来。在此过程中，治疗师要注意任何可能引起对他人误解的沟通障碍。当沟通障碍与误解在故事中很明显时，治疗师应对其提出质疑，并寻求看待问题的其他视角。常见的澄清技巧包括，开放性地提问及关注当下发生的事件的心理过程。

一名 22 岁的来访者报告说他停修了大学课程。他有几个星期未能参加讲座和研讨会，而宁愿待在家里抽大麻。当他回来第一次上课时，他的老师问他这一段时间去做什么了，去过哪里。他回答老师"让你的课程见鬼去吧"，然后走了出去。从此，他再也没去上学。治疗师请来访者回到他开始不去上学的那一刻，并追踪导致他缺席的事件。在花费大量时间研究之前发生的事件并分析来访者返回大学的事件后，治疗师发现，当这个学生对老师大喊大叫并走出教室时，他明显表现出了心智化的失败。尽管这是一个适当的关注重点，但心智化的失败其实早已开始。这位来访者以敏感的心态参加了团体治疗，感觉自己将受到大家的谴责并被抛弃。在转录的团体活动录音带中，治疗师发表了许多评论，例如"请说清楚你所经历的事情。""不要那么快。能慢慢地告诉我你当时的想法吗？""我只是想了解清楚，你觉得你的老师在批评你，嘲笑你缺勤对吗？""回头看，你认为他所说的话可能有其他含义吗？""是否有其他时候你觉得他不喜欢你？"我们都试图澄清导致心智化失败的途径，同时将其与当时来访者的思想联系起来。

很明显，来访者对老师的想法理解不准确，他以为老师在审查他、指责他。但也可能存在另一种理解，来访者的老师实际上在表达对他的关心和想念。为了将来访者所感受到的老师的提问动机与来访者的行为联系起来，治疗师询问来访者：你为什么一定认为老师是指责你，老师为何一定要这么说话，也许老师表达的是别的意思。这样会促使来访者对这个事件产生不同的感受，不会如此刻板。

情感的精加工

情感的精加工（elaboration）需要治疗师共情地对来访者的情感状态进行探索（见专栏 9.2）。在这种加工成为治疗过程中不可分割的一部分之前，有必要确保来访者已经理解情感作为信息来源的重要性，并理解这些情绪与心智化的密切互动。这在 MBT-I 中有所涉及（参见第 11 章），但是个体治疗师可能需要重温其中的一些信息。来访者必须认识到，情绪是重要的信息来源，常常是出现问题的早期预警信号。情绪是要被欢迎的，而不是被避免的。在MBT 中，基本的情感，即那些生存所必需的情感，是受到重视的（见第 11章）。其中最重要的但往往被忽视的是好奇心。来访者需要借助帮助来对自己和他人的内心状态保持好奇。没有好奇心，就不会有建设性的社会关系和亲密关系。如有必要，重申好奇心和真诚的原则。在 MBT 团体中，当来访者互相提问但对答案不感兴趣时，好奇心尤其显得重要。

专栏 9.2　情感的精加工

- ◆ 尽可能规范化——"根据你的经验，你的感觉并不奇怪……"
- ◆ 识别、命名情感，并将之与背景联系起来，也就是使用正确的标签来命名情感。
- ◆ 探索为何缺乏激励情绪的方法——消极情绪正在困扰着他人。
- ◆ 识别混合的情绪状态。

情绪的正常化

产生情绪是很正常的。人类需要情绪。治疗师可以轻易地将情绪确认为对日常情况的正常反应。例如，在被人侮辱时感到受伤，或者在密友表示关心时感到高兴。只要有可能，使情绪正常化就意味着来访者开始较少地将自己视为"奇怪"甚至"怪胎"，而是把自己当作具有正常感觉但有时过分体验强烈情绪的敏感之人。但不要把过度的情绪反应正常化，而要把感觉本身正常化："任何人在等待考试结果时都会感到焦虑。""看到你的前男友和另一个年轻女人在一起时，感到嫉妒是很自然的。"

当发现来访者处于心理等同状态而对感受过于确定时，怀疑这种确定性，保持不知道立场。这提醒来访者，感觉不是事实，而是有益的体验；仅仅因为你觉得某人在想某事并不意味着他们实际上在做某事。如果有可能，劝告来访者尽可能进行检查。

> 来访者：有人看见他在电影院附近，他和一个女孩在一起。我的朋友看见他了。我当然嫉妒了。所以我对他说，"你在做什么，你和那个和你一起看电影的女孩做爱了？"

> 治疗师：让我知道，你是怎么从他们在电影院附近被看到就推断他们做爱的。

> 来访者：他妈妈就住在那边的拐角处。

> 治疗师：我能看出来，他和一个女孩在一起会让你感到嫉妒，尤其是你已经有一段时间不相信他了（恢复正常）。但你为什么这么肯定他和她上床了呢？

> 来访者：因为我就是知道，而且他妈妈会让他使用她的房子。

> 治疗师：当嫉妒直接跳到不忠时，你很难知道该如何应对，不是吗？试着找出最初情绪对你的影响。让我们看看它是如何跳得这么远，这么快的。

在这个临床例子中，问题在于来访者从心理等同立场上对待自己的感受。通过向来访者的男朋友询问，他是否在他母亲家里与另一个女人发生过性关系，来验证来访者的信念，是无效的，因为如果对方否认，她也不会相信他的回答。最好是让来访者质疑自己的假设，更仔细地观察她是如何崩溃地沦为心理等同模式的，而不是与这种怀疑外遇的信念进行争论。如果这个方法失败了，那就考虑换一个相关的话题，开启一个一般性的反思过程，然后再重新审视男朋友的不忠问题（参见第 7 章的表 7.1，该表对这个过程的心理等同做了总结）。

识别情绪

许多 BPD 来访者有命名情绪的困难。他们缺乏沟通情感状态的描述，这限制了他们的人际互动，降低了他们接受他人抚慰的能力，而他人是理解他们的感受的。命名情绪的困难也妨碍了他们理解内心状态的前后联系，妨碍情绪表征的成熟。要想产生安慰，对方必须能够以一种偶联的方式做出反应；如果某个人不能准确而有效地描述自己的感受，就很难接受别人的抚慰。为了解决来访者在描述他们当前的内部状态上遇到的问题，MBT 详细地关注治疗过程中的体验细节，以及来访者在不同环境和时间所形成的感受。对这两种情形的讨论都受到鼓励。有时，治疗师可能有必要给来访者的情绪贴上"标签"，如"如果是我，我会感到失望""当我体内的紧张感增加时，我会开始认为，这意味着我很沮丧"。很明显，"给"来访者的感觉命名打破了心智化的治疗原则，即接管了来访者的心智化过程。但原则总是有例外的，这就是其中一个。任何来访者，如果他还没有发展出能力来区分不同的感觉并给予情感上的表达，那么他就需要将身体上的感觉转化为心理上的情绪。这是用来帮助述情障碍（alexithymic）来访者的核心心理过程。

治疗师应该记住，在 MBT 中，对情感的关注主要集中在来访者和治疗师之间占主导的感觉上，即此时此地，而不是彼时彼刻。然而，如果只是为了说明，强烈的感觉会干扰心智化的原理，那么引出在彼时彼地的事件中所体验的感觉也是很重要的。此外，谈论最近发生的事情可能会引起较少的唤起。

在探索感觉的过程中，来访者越来越意识到他对自己的感觉感到困惑，甚至开始在心理等同水平上体验它们。因此，他的心理烦恼会增加，很快就会压倒他的反思能力。实际上，治疗师在要求来访者承担一项会产生压力的任务。然而对来访者来说，在加工情绪状态时，感受成为危险的现实；于是产生身体上的激越、恐慌和防御策略。如果这种情况发生在治疗过程中，那么治疗师可以聚焦于身体体验的重要性，并注意到这些体验表明，需要找到能更有效地表达这种感觉的方法。识别感觉和它们的身体状态，然后把它们放在环境背景中，有助于减少来访者的困惑，并降低感觉必须通过行动来管理的可能性。

激励情绪的缺乏

许多来访者表现出的情绪不太可能引起别人的同情。持续强烈的悲观和绝望折磨着他人。许多 BPD 来访者的人际关系缺乏愉悦感，这让他们精疲力竭——不仅是对来访者，对他们身边的人也是如此。在一段关系中，幸福的持续缺失可能比痛苦的存在更不利于建设性的互动。这种感觉的缺失应该成为治疗的重点。努力享受生活与努力减少情绪混乱同样重要。

随着时间的推移，治疗师可能会因为来访者所经历的持续绝望和缺乏进展而精疲力竭。在 MBT 中，有两种可能的干预方法。第一，治疗师可以将问题聚焦于情绪（见下文）；第二，治疗师可以对心智化的情感和认知维度的情感一端进行挑战。

一个来访者觉得自己一无是处，治疗对她没有任何作用，没有人能帮助她，她无法从不同的角度看待自己的问题。所以，治疗师开始针对共享的情感点进行治疗工作。

治疗师：你觉得你尝试或接触的每件事都失败了是什么感觉？（以不知道立场去探索。）

来访者：我只是越来越绝望，越来越累。

治疗师：你试图管理负性的心理能量，却发现根本无法做到这一点。这一定让人感到筋疲力尽。

来访者：是的。

治疗师：所以在我看来，你坐在这里想知道还能做些什么，你感觉自己已经尝试了所有的方法，现在很累。就我而言，我也坐在这里，想知道我们还可以尝试什么。我也不确定。

来访者：嗯，如果你不确定的话，情况会更糟。

治疗师：我能看出来，但这不是我的意思。我想，也许你已经厌倦了一直尝试，而我认为我累了，通常是指我们需要找到另一条路，而不是让我们的头一直撞在砖墙上。

治疗师正试图解决当前妨碍了治疗进展的互动过程，这是他和来访者之间共享的。从这里，对于扭曲过程进行挑战是必要的，同时也需要刺激来访者从另一个角度来考虑问题的解决。

混合的情绪状态

有时公开表达的情绪掩饰了另一种感觉，治疗师需要对此保持敏感。治疗师可能只专注于明显的外部感觉，而没有意识到潜在的挣扎，这样做是危险的。在团体治疗中，一个来访者花了相当长的时间站起来，提高了声音说话。治疗师评价来访者很生气。这使来访者心烦意乱，他反应强烈，说他没有生气。

来访者：为什么人们总说我在生气？我没有。

治疗师：嗯，我以为你是这样的，你站起来，提高声音，用手臂做手势（描述心智化的外部焦点）。你看起来好像对我很生气。如果你不生气，你能说一下你的感觉吗（建议确定感觉状态），以便我更好地理解它？

来访者：我不生气。

治疗师：我接受。你能描述一下你此刻的感受吗？如果有帮助的话，先说说你的身体感觉如何。（试图让来访者先关注自己的内部状态；之后，治疗师会要求来访者将其转化为一种心理状态。）

来访者：我感到紧张，所以我才站起来。事实上，我很沮丧，因为我认为人们从来没有真正听我说的话。

治疗师：你认为我们在听什么？

来访者：（有点犹豫）我不确定。

这位来访者现在能够反思多一些，所以他更能感觉到人们在倾听。

来访者：我不认为你们都认为我很重要。

现在，来访者发现了另一种被他的激动和明显的愤怒所掩盖的感觉。这使得治疗师对来访者的困境更共情。

治疗师：这很有帮助。所以当我看到你生气和激动时，我真的需要考虑一下你是否觉得自己不重要，而我很容易忽略这一点。（根植于人际关系中的共情陈述。）

对外显感觉的阐述，揭示了一种潜在的状态，更有可能激起一种关心或相关反应。这一过程的一个常见例子是，使用愤怒和敌意来掩盖更有问题的感觉，如亲密和接近。治疗师应该谨慎使用反关系；在这里，来访者的潜在心理状态可能是第一次表现出来。

情感焦点

第 7 章介绍了这个主题。情感焦点指的是，来访者和治疗师之间共享的情绪"氛围"或"共同情感"，这种情感表现在治疗过程中。它是"房间里的大象"，也就是，在人际关系领域很明显但没有表达出来的东西（见专栏9.3）。它是影响互动的内隐心智化部分，它是隐藏的、未被阐明的。来访者和治疗师可能都在回避这头"大象"，甚至假装它不在那里，担心识别它会引发情绪风暴或刺激消极的互动。未被陈述的过程不一定是不愉快的或痛苦的，最棘手和最不舒服的情感焦点可能是一个更温暖的和更支持性的情感互动。

专栏9.3　情感焦点

◆ "房间里的大象"。

◆ 定义来访者和治疗师之间所共享的情感状态。

◆ 从自己的角度审慎地进行识别。

◆ 不要将这一情感归因于来访者的体验。

◆ 将当前的情感或情绪状态与治疗工作联系起来。

◆ 将内隐的心智化转化成外显的心智化。

◆ 明确定义任何干扰治疗过程的医患互动。

在医患关系中确定情感焦点的干预是将内隐心智化转化为外显心智化。这是将心智化的内隐和外显维度进行平衡的辩证运动。其目的是增加关系的复杂性、深度性和亲密性，同时管理相关的人际情感和保持心智化的能力。这是识别 BPD 来访者的一些核心困难的开始，BPD 来访者的心智化很容易在与亲密情感有关的人际互动中丧失。在这种水平上，除非能够敏感和熟练地使用情感焦点技术，否则识别情感焦点可能会增加焦虑，从而破坏医患互动的稳定性。另一方面，如果做得好，会促进医患关系，提升心智化，尽管也会引起焦虑情绪的变化。在这种情况下，治疗师可以使用情感焦点作为心智化关系的基石。

情感焦点表明，那些没有说出口的东西是可以被说出口的，分享情感方面的东西是安全的，检查个人对关系中某个元素的理解也是安全的。人际关系中的开放性增加了信任，刺激了一种更安全的依恋关系，这让 BPD 来访者开始质疑对从人际关系中学习的天生谨慎。知识信任被重新点燃。为了使其有效，情感焦点被定义为来访者和治疗师共同创造的"大象"，它不是由来访者单独创造和形成的。

回避型的来访者

一个来访者在他的生活中表现出回避型依恋策略。这在治疗过程中很明显，来访者避免眼神接触，避开治疗师转而看向窗外。这些回避行为表明来访者的潜在焦虑，有时会导致来访者脱落。事实上，当更详细地讨论治疗话题触发了来访者的直接回避行为时，治疗师也会感到更加焦虑，并担心来访者会离开治疗。

　　治疗师：当我们谈论这个问题的时候，你就开始避免眼神接触，并把视线移开。你能说说为什么吗？

　　来访者：我不知道。我脑子里一片空白。

> 治疗师：你能描述一下吗？
>
> 来访者：我感到焦虑，一说起这个我就紧张。
>
> 治疗师：也许这是我们共同的问题。现在我有点担心，如果我不停地问问题，会让你更焦虑，让你更回避问题。所以也许我们都不确定是否要避免这样做。

治疗师试图识别弥漫在这段关系中的隐性回避。他把这种困境描述为他们目前共有的东西。他没有关注来访者的焦虑及其潜在原因。这可能会促进来访者的自我探索，并可能是一个合理的干预。然而，治疗师正试图使这一过程变得更具关系性，因此开始识别他和来访者之间共享的动态情感焦点。

挑战

挑战（见专栏9.4）是一种被低估和未被充分利用的干预法。当其他干预方法没有成功时，治疗师会使用挑战技术，治疗师有一个主要的目的——恢复心智化。在治疗过程中，它重新平衡被困在一个或多个维度某一端的心智化。它在过度理性的背景下触发情感反应；如果外部的心智化导致了快速的假设，它就会迫使对内部状态的审查；它把来访者的注意力从沉思的自我审视转移到治疗师的思想上。

专栏 9.4　挑战

- ◆ 目的是打断非心智化，即使只是暂时。
- ◆ 使来访者感到诧异；使他的思想回到更积极的反思过程。
- ◆ 如果来访者似乎有反应，请抓住时机（停住）。坚持使用这一方法。
- ◆ 干预应在预期框架之外。
- ◆ 尽可能使用幽默。

"停住（stop and stand）"是一个提醒，如果在治疗干预中，出现非心智化而阻碍了治疗，治疗师必须停止一切工作。否则非心智化将很快成为主导。

有效的挑战，提供了一个呼吸的空间和一个关键的时刻，使大家集中于探索和澄清。当面临一个显然无法解决的问题时，挑战使人们产生了另一种观点。

挑战的指示

任何持续的非心智化都指示着，要使用挑战进行干预（见专栏 9.5）。但更具体的指示是佯装模式的存在。佯装模式是恶性的，也是无效治疗的主要原因之一。起初治疗师很难认识到佯装模式，但治疗师应该警惕佯装模式的出现。如果来访者在治疗中的表现似乎不错，但在治疗之外的生活中没有改变，那就可能是陷入了佯装模式的僵局；或者，尽管治疗师和来访者都了解现存的问题，但是治疗就是没有方向，这可能也是进入了佯装模式。

专栏 9.5　挑战——指示

- ◆ 持续的非心智化，尤其是在高风险的情况下。
- ◆ 佯装模式。
- ◆ 在一个或多个心智化维度上固着于某个位置。
- ◆ 治疗进步不大。

持续的非心智化会导致行动化，因此，在来访者面临行动化的风险或存在治疗脱落的危险时，需要考虑挑战。因此，当来访者有自杀倾向，想要放弃治疗，或进行自我毁灭的行为，如酒精或药物使用，而干扰治疗时，挑战可能是必要的。例如，一旦治疗师未能从来访者的角度引发他对于自杀需要的怀疑，并越来越担心来访者的非心智化可能导致危险的行动，挑战就变得势在必行。在某种程度上，这对治疗师来说是违反直觉的，因为在这种情况下，他们通常要更多地保护来访者，并积极避免做出任何可能引起进一步情绪不安的事情。但在这种情况下，事情是紧迫的，不能任其发展。挑战可以穿透"废话"，通常可以用于这些高风险的情况。

特征

挑战必须充满感情和理解，否则它可能会被用于不适当地反对来访者，而不是为他们服务。当挑战给来访者带来巨大诧异时，当它不为人知时，当使用幽默时，当面对严重的非心智化而提供另一种观点时，当用计"绊住"来访者的心理过程并突然停止时，挑战是最有效的。挑战的对话是理智的，超出了来访者的思维之外。为此，挑战具有某些特征，如专栏 9.6 所述。对来访者说一些带有挑战特征的事情使他们跳出原有的思维模式，或者停止谩骂，或者至少引起一些犹豫。治疗师在不疏远来访者的情况下，要求来访者停下来，能促进他们反思。

专栏9.6 挑战——特征

◆ 充满同情。

◆ 不评价的。

◆ 出乎意料的、非典型的、诧异的。

◆ 非常规治疗对话。

◆ 使用共情而不是认知来针对情感。

挑战应该总是伴随着对来访者潜在感觉状态的探索；它不是对对话逻辑的认知分析。这种感觉状态需要在挑战过程中得到验证，即使只是在反思其挣扎的层面上。

幽默是有效挑战的一个重要特征。使用幽默可以立即减少紧张感，但最重要的是，它让人们注意到生活的荒谬，并增加了另一种视角，从而减轻精神上的痛苦。一名来访者抱怨说，她与某位治疗师的会谈设置只有 40 分钟，而其他治疗师与来访者都有 50 分钟。治疗师回答说，你 40 分钟的会谈相当于别人 50 分钟的会谈。治疗师随后又解释了缩短会谈时间的理由。

当然，治疗中有必要衡量来访者的幽默感；把某件事变成一个"笑话"也会破坏治疗联盟，让来访者觉得他没有被认真对待。从这个意义上说，在挑战中使用幽默是一种高风险的干预，可能会带来高收益，但如果出现问题，也同样会带来治疗联盟崩溃的风险。时机是关键。

一名女性来访者对治疗服务发火，并抱怨危机干预紧急服务的组织方式。她认为整个咨询和治疗过程没有任务帮助，治疗师也无法打断她的谩骂。这时，治疗师望着窗外，想着如何挑战这种不间断的批评与攻击。

来访者：你别总往窗外看！你听我说。

治疗师：我可以看（指着自己的眼睛）和听（指着自己的耳朵）。同时我也可以做别的事情。

来访者这时停止了说话，不知道说什么好。

治疗师：你知道我为什么可以同时处理多项任务吗？因为我是一个人。

这时来访者似乎就要发火了。

治疗师：（停住）既然我有机会说点什么，你就别没完没了了。作为一个人，我只能在短时间内一心多用！

来访者一时不知是该笑还是该生气。在引起了来访者的注意之后，治疗师能够将治疗重新组织一下，重新集中注意力，并在此过程中触发一个更有建设性的心智过程。

治疗师：你看，在某种程度上，我能看到和听到紧急服务在某些方面是没有帮助的，你似乎对此非常生气，但是我对此也有同感。你担心如果他们再次以同样的方式回应你，你会不知道如何控制情绪，你是如此脆弱。（表明对她当前的情感共情和对她的关心。）

考虑到治疗中的唤起水平，治疗师已经正确地返回共情干预的水平，而不是转移到关系水平。

抱怨的来访者

一位来访者在整个治疗过程中一直抱怨没有人理解他的问题。他写了许多关于他从心理健康专家那里受到不良对待的书面投诉，他觉得这些人从来没有相信过自己有关童年受过虐待和忽视的书面报告，所以没有认真对待他的问题。只因为他在一定程度上属于行为功能正常，而且有工作，他们就告诉他，他一切都好，不需要进一步的帮助。当他谈到这一点时，他不断地向治疗师指出，他不明白为什么对他的治疗是徒劳无用的。

> 治疗师：所以我想，如果我不理解这一点，你会觉得，这意味着我没有认真对待你的问题，这也会使你再也不想看心理治疗师（表明基本支持，共情的心智化干预将这个问题与医患关系及重要焦虑联系起来）。

> 来访者（挑战的语气和轻蔑的态度）：你不会明白的，因为你从来没有经历过我所经历的。我想我将不得不去寻求团体的帮助，那里每个人都有相同经历。至少他们知道我的感受。

> 治疗师：当我们谈论到我的童年时，你有什么想说的吗？（挑战——它是出乎意料和直接的）

> 来访者：你说什么？（表现出迷惑）

> 治疗师：你在跟我说我的童年，你是否在说我小时候从来没有被忽视过？

来访者的非心智化过程现在已经被打乱了，来访者现在必须集中注意力。对他来说，治疗师现在处于被关心的境地。来访者可能会问治疗师童年是否被忽视了，如果被忽视了，是以什么方式被忽视的。治疗师需要为此做好准备。

> 来访者：好吧，你没有被忽视过。

> 治疗师：你为什么这么说？（沉默）

> 来访者：那么你有吗？

> 治疗师：当我像刚才那样从你的角度想问题时，我认为你的疑问是一个合理的问题。你强烈地感到，所有这些心理健康专家都不应该假设你心理很健康、一切很好，且不需要帮助。但是，当轮到你用这样的态度对我做出假设时，似乎又都没问题了（试图关注非心智化）。你基于此对我做出假设，并认为我也是一个不重视你问题的人，因为你认为我童

年没有经历过被忽视的问题。

　　来访者：这是不同的。

　　治疗师：有什么不同？

　　来访者：就是不同。

　　治疗师：真的吗？那你为什么因为其他人对你的困难做了假设就向医院董事进行正式投诉，且对他们有进一步行动？而且，你似乎对我也在做同样的事情。

　　读者可能会觉得治疗师的谈话有点太具有挑战性，但治疗师强烈地感觉到这是来访者的困难的一个核心元素。在某种程度上，只要来访者出现这种不当的感受和看法，他就会讨厌别人，而失去了反思能力，失去了对其他人的心智化能力，只将关注点放在自己身上。结果，他主观地歪曲了治疗关系，觉得没有人理解他。

　　治疗会谈继续集中讨论这一领域。挑战已经使来访者恢复了部分反思能力。来访者对治疗师的前意识主观假设变成了意识的内容。随着谈话的深入，将进一步激发来访者去感受他为什么会离开治疗，他在重复与治疗师的无效沟通模式，他为什么不断地写信投诉。开始，治疗师识别出来访者对从未被人理解的担忧，来访者担忧治疗师将永远无法理解真正的自己，无法理解自己的需求和欲望，无法理解谁需要照顾和情感支持，无法理解谁需要帮助。正是这些担忧使他产生了对治疗师的厌恶态度。

　　只有谨慎使用，挑战才能长期有效。过多的挑战会干扰谈话的流动，如果过于频繁地使用挑战，会适得其反。治疗师必须运用他们的判断，判断什么时候做出了一个粗略的假设，什么时候正在形成一种假象，什么时候可能会导致治疗过程的严重扭曲，什么时候来访者会进一步表现出反抗。只有这样才能正确运用挑战。挑战不应该以一种不愉快的方式或带着愤怒的情绪来进行，但一旦开始使用挑战，治疗师就要坚持下去，不要偏离探索的方向。治疗师对检查问题保持坚定的决心："我能理解，你想让我停止讨论你正在做什么，但我不认为那是正确的，因为……"

　　如前所述，挑战对于减少对治疗整合的威胁是必需的。例如，当来访者的反社会功能占主导地位时，当来访者从事危险行为，或不合理地把自己的想法强加给他人时，或者当治疗师对来访者的故事的真实性产生不解时。

穿着考究的来访者

一名 26 岁的男性来访者因诈骗被判缓刑。在这次会谈中，他没有呈现出平时那种略显脏乱的样子，而是穿着名牌牛仔裤和时髦的鞋子。

来访者：你觉得我的新造型怎么样？

治疗师：我得说，你看起来确实很不一样。到底发生了什么改变？

来访者：我刚决定买些新东西，让自己看起来好一点。我的祖母给了我一些钱（匆忙地说）。

治疗师：她真是太好了，你决定把钱花在买衣服上。你看起来确实不错，但是你能想想是什么让你开始以不同的方式看待自己，想要把自己的新形象呈现给我和其他人，让我们认为，你看起来干净整洁、衣着得体？

谈话以这种方式继续进行，但逐渐地，开始集中于两个想法。首先，治疗师认为来访者可能在商店里偷了衣服，而且他对祖母给钱的解释是似是而非的；其次，他这样做是为了讨好治疗师。最终，治疗师把自己的关注点尽可能敏感地带入了谈话。

治疗师：回到你说的，大多数人只看到你坏的一面。我想知道的一个问题是，人们知道你因为欺诈去过监狱，因此你担心你做的每件事都使他们认为你可能又犯老毛病了。这有点像我的想法，我有些担心你是靠那种方式获得新衣服的，而不是从你的祖母那里得到的钱（试探性的情感焦点，治疗师对来访者的潜在担忧的镜映）。

来访者：你这样认为吗？

治疗师：你穿着这样进来，我就会有这样的想法。

来访者：所以你不相信我，认为是我偷的对吗？

治疗师：我不知道你是怎么买的，但自从你开始接受治疗以来，你很少提到你的祖母，所以她对我来说是"突然"出现的。你为什么不告诉我更多关于她的事，是什么让她给你钱的？

来访者：反正你不相信我。

治疗师：我认为我们必须面对这样一个事实，你曾使用信用卡进行诈骗，并因此入狱，所以如果你突然带着昂贵的东西出现，人们就会怀疑你。这是你至少在一段时间内不得不面对的事情。但首先，让我们考虑一下你希望我怎么想，尤其是你以前从未提起过你的祖母。对我来说，她是一个虚构的人。

在这个小插曲中，治疗师正试图在以下二者之间平衡，即诚实地对待自己的心理状态，以及反思这一状态如何影响自己在治疗中的反应。治疗师一直很坦率，她表达了自己的假设，同时停下来，让来访者开始进一步探索自己的想法，以及他所理解的可能会在对方的想法中产生的东西。事实上，来访者的祖母从英格兰北部来看他，给了他一些钱，这些钱花在了他的外表上。进一步检查的关键不是来访者的不诚实，而是他对治疗师的依恋，以及他想要吸引她的愿望。

有时候，来访者明显不诚实，或者试图掩盖明显的欺骗行为，这些时候，治疗本身就受到了威胁。首先，重要的是要坦率地把欺骗转化为明确的事实。在此之前，不可能继续治疗。

从心智化的角度来看，欺骗是令人很感兴趣的。为了有效地欺骗，一个人必须有能力去理解另一个人的思想，并且能够预测他相信什么，不相信什么，以及在什么情况下会相信什么。在这种程度上，ASPD 来访者可能具有高度整合的认知心智化能力，但根据我们的经验，这种表面上的能力实际上是严重受限的，很少能推广到复杂的人际关系中。我们将在第 13 章讨论这个问题。ASPD 来访者能够心智化某些特定的心理状态；例如，剥削型的来访者很容易利用依赖型的边缘型来访者的主观状态，并自私地满足自己的需要。他能够在认知上理解对方的潜在感情，为了自己的目的利用它，而不是在情感上去共情，最初，这会激起对方的错误信任和被误导的感情。这是心智化的误用。在这个过程会产生一种不平等的关系，使情况恶化。边缘型障碍来访者会表达更复杂的心理状态和情绪，这是 ASPD 来访者不能理解的。ASPD

来访者只好用暴力或胁迫来应对自己无法理解的关系。这些关系对依赖性的边缘型障碍来访者是危险的，如果这种关系发生在团体治疗的来访者之间，就会干扰团体治疗的效果。更危险的是，这样一些心理变态的来访者，他们既迷人又能有效地"读心"，却以严重的剥削甚至虐待的行为滥用这种能力。与其他治疗方法一样，我们在这个问题上没有答案，尽管我们讨论了一些导致暴力行为的潜在心理状态。

策略

专栏 9.7 总结了挑战的策略。

专栏 9.7　挑战——策略
◆ 违反直觉的陈述。
◆ 调皮或"古怪"的评论。
◆ 治疗师自身的情绪表达，以重新平衡来访者的情绪表达。
◆ 坦率但公平。

违反直觉的陈述

反直觉的反应确保了挑战对来访者来说是诧异的。一种反直觉的介入违背了常理，例如，简单地说，一个与事实相反的问题，可能就会逆转当前产生的理解，并重新构建看问题的视角。这里的关键是诧异。在此，来访者必须思考片刻，而不是进行假设。这不是逆向心理学意义上的"把戏"。治疗师并不是希望，自己说某一件事，然后来访者自然地提出反对，并朝着治疗师想要的方向前进。治疗师说这句话是为了刺激心智化，让来访者能够开始反思。例如，如果来访者说："我要退出这个谈话，因为它没有意义。"那么，原本治疗师可能会说："我刚才正在想这个谈话治疗是多么的重要。"这时，治疗师会"停住"，说出什么是重要的。其目的是将来访者的注意力从自我专注的固着位置转移到对他人的考虑上。来访者可能仍然决定退出治疗，但来访者必须从另一个角度考虑，即使只是暂时的。"重心"已经改变。

挑战与矛盾型干预措施有相当多的重叠，从阿德勒（Adler, 1956）开始，许多治疗师都推荐基于反直觉陈述的挑战干预，尤其是对逆反的来访者（Beutler et al., 2002）。

顽皮的或"古怪"的

有时，一个恶作剧或古怪的评论可以迅速地使一个非心智化的立场转变到心智化的立场。淘气的言论可能是挑衅的，也可能是冷静的；古怪的言论是令人费解的，但绝对是非典型的，会让来访者转过身来，几乎要怀疑自己的听力是否正常。这类似于治疗师与害怕打针的来访者交谈，并在他们专注于谈话时给他们打针，让他们不将注意力放在打针上。这个评论可以是平行对话的形式，例如，治疗师谈论一个不同的主题或突然改变焦点。也可能是一种意义模糊的奇特说法。例如，在一次新闻发布会上，足球运动球员卡诺卡被问及他最近收到最多的观众留言是什么，他回答说，"海鸥跟着拖网渔船，那是因为它们认为沙丁鱼会被扔进大海里。"这让聚集在一起的媒体人困惑不已，以至于人们开始疯狂地思考它的意义。这个反应正是挑战试图在治疗过程中激发的。来访者和治疗师的注意力会转向另一个区域，并共同集中在这个领域。

情感表达

来访者理所当然地期望去测试治疗师对他们的情绪反应，或者是否无反应。对于治疗师来说，在情感表达方面做出相反的举动会让来访者感到惊讶，可能会让来访者重新考虑他们的经历，因为他们面临着意想不到的认知失调。例如，他们对问题严重性的忽视得到了认真和严肃的回应，或者他们的极度焦虑得到了最小化唤起的回应。这与我们在整个疗程中管理来访者唤起水平的原则是一致的。治疗师总是通过干预和表达来平衡来访者的唤起或兴奋水平，以确保来访者的依恋系统没有过度激活或激活不足。为此，来访者会做出相反的举动。一般来说，治疗师更有可能挑战唤起不足。

一名来访者不经意地报告说，她将自己严重割伤了，醒来后她发现

卧室墙上有血迹，却不知道是怎么回事，她说这"没什么大不了的"。治疗师说，这令自己很担心，他认为他们必须讨论这个问题。这场讨论围绕着事件的重要性展开，治疗师坚称这是一个可怕的事件，实际上他的声音证实了这种反应。这是真实的，不是虚构的。他担心她会把这件事当作一个小小的反常而不予考虑。

对问题的反向反应也可能挑战来访者的心理过程。治疗师可能会在某个特定的时间点陷入沉默，变得没有反应，直到来访者出现明显的变化。一旦来访者注意到行为变化，就有可能产生情绪变化。来访者可能会问，为什么治疗师什么也不说，而治疗师可能会回答："我很高兴你注意到我。谢谢你的关心。刚才我好像在对着太空说话。"

当然，这些干预需要带着共情和验证的姿态来进行，来访者的挣扎应当被视为注意力的核心过程。

坦率但公平

在上述穿着考究的来访者和欺骗问题的例子中，治疗师对来访者的顾虑是公开和坦率的。这里没有掩盖，而且治疗师试图从情感焦点的视角进行挑战。以开放的心态坦诚而公正地追问一个重要问题可能会显得冷漠或不敏感，但必须做到不带评判的态度和不责难。治疗师知道她为什么要使用询问的方式，并像对待其他问题一样，寻常地对待这个话题。心理问题是非心智化的结果，是情绪和冲动管理能力崩溃的结果。这不是一个道德问题。该例子中的治疗师是直接和坚决的，自信和权威的，所有这些特征都被认为是治疗BPD来访者的治疗师所必须具备的。只有当情况稳定并建立了一个安全的唤起水平，治疗师才要运用怀疑和不确定的挑战策略。

在高风险的情况下，坦率但公平的挑战往往是必要的。来访者可能不想谈论自杀企图。这样做会引发心理等同体验，他们自然希望避免痛苦的体验。一开始治疗师会共情地验证这个问题，但随着治疗的逐渐深入，治疗师要坚持探索自杀企图，同时控制唤起水平。重要的是探索的态度，而不是探索的内容。

挑战作为一种对边界侵犯的干预

两个或多个来访者之间的亲密关系很可能会给治疗师和其他来访者带来严重的困难。没有一种正确的反应能满足所有情况的要求，但在这种情况下，治疗师必须考虑挑战。它可能发生在团体治疗的情况下。如果要在治疗中探讨这些亲密事件，就必须鼓励公开地报告。否则，一些亲密事件就很可能在秘密进行，这样的事件会进一步扭曲团体治疗动力。在一个团体中，一对"隐藏"的夫妇就像一个异物，不为人知，处于静止状态，但如果长时间不暴露，不排毒，团体就会有感染的危险。

一旦两个来访者之间的亲密关系在团体治疗之外公开，治疗师就应当允许团体做出反应并考虑这对成员的反应，还要讨论这种关系对这对成员和对团体的影响。因此，我们对两个参与者之间关系的第一反应是坦率但公平，并要求他们公开讨论关系的发展，以及这对他们参与治疗和对其他人的影响。从心智化角度看，问题在于，这样的亲密关系会使整个团体的心智化变得僵化，并引发慢性伪心智化，如"我认为这样很好，他们已经见过对方，所以我们为什么需要担心"。甚至导致目的论思维，如"他们两个可以将团体治疗中的收益带回家！"在这种情况下，治疗师必须重新吸引团体中的其他成员，迫使团体从"听而不闻"转向"心智化的讨论"。

一旦探索了所有途径，并且很清楚这种亲密关系还要继续下去，那么治疗师就应该对僵局提出挑战（见专栏 9.8）。

专栏 9.8　违反边界的挑战

- ◆ 明确你的边界——应该是治疗开始时商定的边界。
- ◆ 探索完解决问题的所有途径后，说出僵局："据我所知，我们正在原地打转。每当我说了什么话，你们就只是将其视为垃圾，尽管我愿意接受它有时是垃圾，但我不能接受它始终是垃圾。"
- ◆ 陈述自己的立场，"如果我们无法解决这个问题，我可能不得不说治疗失败了，我们应该取消治疗"。
- ◆ 监管治疗师的感受，以确保治疗师不会采取冲动的行动。

重申治疗边界，并理解来访者对这些边界的立场：

> 你们觉得你们的关系帮助了你们，我也理解它让你们感觉更快乐。我们担心的是，你们在一起的特殊关系不仅会干扰你们正在进行的治疗，还会扭曲被排除在你们特殊关系之外的其他来访者的治疗。我意识到，你们的观点是，这种关系可能没有影响你们在治疗中决定做什么，但我们的经验是，这种关系可能导致每个团体成员都出错，所以我们将不得不决定，你们当中的一个人将无法继续参加团体治疗。如果你们的关系结束，那么这个人或许可以回到团体中，或者，6个月后，当我们觉得可以安排这个人到不同团体中时，你们可以再申请。

当来访者想要更换治疗师时，如何进行挑战或干预

有时，来访者和治疗师会认为他们的关系已经陷入僵局，不能继续治疗关系。如果出现这种情况，在做出最终决定之前应该先与治疗团队讨论。在治疗早期，团队可能已经对治疗中的问题进行了相当多的讨论，所以关于结束治疗关系的讨论也就不足为奇了。

然而，在某些情况下，来访者希望更换治疗师，但治疗师认为这是一个不合适的要求。一开始，治疗师会与来访者讨论这个问题，并尝试以开放的心态倾听，将任何关于失败、声誉或职业伤害的担忧放在一边。如果陷入僵局，那么挑战可能是适当的干预。

> 一个来访者有很多次失败的恋爱关系和两次失败的治疗史。于是，治疗师在用尽了各种办法之后，向来访者提出了挑战："我来告诉你怎么做吧。你先离开一段时间，认真地思考两星期。我们需要回答的问题是，如果你换了治疗师，那么是否意味着我与你前来寻求治疗的真正问题共谋？也就是说，当事情变得棘手时，你就改变治疗关系，而我在我们的关系很棘手的时刻也接受了你的做法。但是我们需要知道，这种方式是否会继续下去？"

这是一个相对温和的"坦率但公平"的挑战，它把问题的反思放在来

访者和治疗师身上。这并不是简单地要求来访者去思考（这是坦率却不公平的）。其实来访者在需要更换治疗师时，通常也面临着内心的问题，治疗师要认真地思考和检查来访者的动机和需要。治疗师需要真诚地做这件事，并在下次谈话中表明自己已经认真地检查了双方的需要，也许需要以书面的方式记录这些思考与检查。

第 10 章

心智化的关系焦点：移情示踪和心智化关系

引言

在治疗人格障碍来访者时，有充分的理由将来访者与治疗师的关系作为仔细审查的工具。第一，我们的主要论点是，依恋和人际关系域是人格发挥功能和发生紊乱的根源——这是我们在本书开头阐述的观点。第二，将人际回避作为一种策略可以回答 BPD 来访者经历的人际关系痛苦问题。长期的研究结果表明，BPD 来访者继续过着他们认为"仅次于最好"的生活。第三，对所有治疗结果的研究表明，亲密关系仍然是 BPD 来访者的问题所在。尽管 MBT 改善了来访者的人际适应能力，但有证据表明，通过更多地专注人际关系可以实现更多的改善。第四，众所周知，临床关系本身及治疗师在治疗中引起的感觉会给医疗服务内外的机构和个人带来严重问题。因此，人际关系问题不容忽视。

移情示踪

"移情示踪（transference tracer）"干预是将内容（比如行为模式和治疗过程）与咨访关系（一种向内的运动），或者来访者在治疗之外的生活（一种向外的运动）进行关联，但这类干预在心智化关系上都没有深入和复杂化。它们是心智化的一个重要和必要的方面，并为心智化关系指明了方向。移情示踪，其目的是将治疗转向此时此刻的人际互动，识别依恋模式及其后果，并将注意力集中在显著的人际互动上。因此，它们可用于早期治疗和评估阶段。

关系示踪是当下的；它们不会将过去与现在联系起来，也不会将治疗从现在转移到过去，因为它随时都有刺激伴装模式的危险，它们会将当前的外部情境与治疗的当前过程联系在一起，或者相反，将当前治疗中的情绪转移到来访者的外部生活中。根据会谈中的情绪强度，"移情示踪"从向外转到向内的运动，可能会关联到治疗设施（"……就像你对这个治疗室的感觉……"）、疗法本身（"……就像你对治疗项目的感觉……"）、治疗（"……我想，心智化也会具有同样的痛苦"）、会谈（"……就像今天……"），有时是治疗师自己（"也许当我……的时候，你的感觉是一样的"）。

作为一个普遍原则，我们假设关联陈述使用的轨迹是，从非人的一端（如治疗室）到人的一端（如治疗师本人），这表示人际情感强度增加。治疗师必须选择他在任何给定时刻所建立的关联的强度。这将取决于他在多大程度上想要提高治疗的紧张感和情绪。治疗越紧张，越建议采用低强度的联系，以测试来访者是否可以在走向更高的水平之前轻松忍受更大的强度。一旦与治疗师建立了直接的关联，你就进入了关系的心智化领域。

专栏 10.1 对"移情示踪"的典型方面进行了总结。

专栏 10.1 心智化关系

"移情示踪"——始终在当下：

- 关联陈述和概括——"似乎与以前相同，可能是……""因此，当发生这种情况时，你会感到绝望，而且感到他们不喜欢你。"

- 识别模式——"似乎每当你感到受伤时，你就会对他人大吼大叫，这会给你带来麻烦。也许我们需要考虑发生了什么。"

- 做"移情"提示——"这里可能会发生你觉得我说的话伤害了你的情况。"

- 表明与治疗的相关性——"可能会干扰我们的合作。"

投入的来访者

一位来访者详细讲述了她与其他女性的关系，并对她们总是在几个月后以争吵结束关系表示惋惜。

她感到一种不断重复的模式，她变得越来越依赖对方，直到她觉得被困住了，不得不逃离，这通常是由于她把问题归咎于她的伴侣。

> 来访者：我告诉她，她不关心我。她说她关心，但其实她不关心。如果她关心，她会来找我的。她一直没来，也没有别人来，即使我心烦意乱和生气。

> 治疗师：我在想，也许这是我们需要注意的。有可能你会觉得自己非常投入治疗，而这让你感觉被困住了，或你觉得我们不担心你。然后你就会想要离开。我必须记住，我们应该找你，并和你联系，如果发生这种情况，我们要帮助你回来。也许我们可以一起留意这一点，如果你有任何被困住的感觉，你可以提醒我。

治疗师现在试图分担一些责任，指出这种模式可能在治疗中被激活。

> 来访者：我想在这里不会发生。

> 治疗师：希望不会，但至少我们知道如果它发生了该怎么办。如果你觉得发生了，请告诉我；如果我认为它正在发生，我会提出。

> 来访者：嗯。

不宽容的来访者

> 来访者：我不喜欢对别人在想什么一无所知。我通过保持安静和把自己的想法藏起来来逃避或忽视他们。如果别人不分享，我也不会分享。分享是危险的。

> 治疗师：所以如果你安静了下来、不分享，我就需要知道你是否担心我的想法。

> 来访者：如果我不知道别人在想什么，我什么也不会说。

> 治疗师：再多告诉我一些。你能问我在想什么吗，还是你会保持安静?

> 来访者：可能可以。

> 治疗师：如果可以的话，那就太好了。但我会试着记住，当你安静下来的时候，你可能会担心我在想什么。不过，一般来说，我会告诉你我的想法。是什么让你觉得你不知道别人在想什么? 你今天有过这样的感觉吗?

整合心智化

我们这里用的是整合（integrative）这个词而不是诠释（interpretation）。在过去，我们曾讨论过"诠释心智化"，但这与在精神分析和心理动力学疗法中用来产生洞察力的诠释混淆了。这不是我们所关心的心智化关系。在这里，我们关心的是，除了澄清之外，还要把来访者的叙述拼凑起来。整合心智化的基本结构包括对来访者所讲内容提出更详细的观点，并将其置于逐渐复杂的背景中。曾被误认为别的东西的事情，现在变得更清楚了。

在MBT-I中，我用"一本书"来说明这个过程。我展示了一个物体，它看起来就像一本书。当被问这是什么时，参与者都说这是一本书，当被问及为什么说这是一本书时，他们都指出事实，如书的封面上有文字、书脊、书页。我建议仔细研究一下，把它翻过来。背面也有文字。所以我们都相信这是一本书。我建议我们更仔细地研究它，并把它打开来看看主题是什么。一打开，原来是一盒巧克力，而不是一本书！只有通过观察越来越多的细节，我们才发现它并不是我们所想的那样，而是别的东西。

通常情况下，整合心智化是在来访者对体验进行精加工之后进行的。正如我们在第9章中已经描述过的，精加工涉及与来访者协作来丰富描述。因此，当来访者描述对某事感到愤怒时，精心设计的工作识别出了相关的情绪，可能是焦虑或羞愧，并关联到更复杂和详细的经验描述。例如，一个对经理感到"愤怒"的初始陈述，会被详细阐述为对被批评和被承认感到非常焦虑，这是由经理的面部表情和身体姿势引起的，这被视为威胁和破坏。虽然详细阐述的目的不是将来访者的反应心智化，但在整合心智化过程中，治疗师将来访者的反应与一种精神状态联系起来，形成一个涉及认知和情感的因果关系。在刚刚描述的情境中，一个整合的心智化陈述可能是将来访者的愤怒反应与对批评的恐惧联系起来，用一个简单的陈述，比如"嗯，也许你害怕自己会被批评，这让你愤怒地离开。"目的是与来访者一起详细阐述心理过程中的事件，并尝试让来访者一起观察他和他的经理在这种情况下的行为，使用精神状态语言来使他们的行为可以被来访者本人和治疗师理解。

整合心智化的步骤是：

1. 澄清和详细阐述情绪和体验；
2. 识别心智化的失败并鼓励围绕同一主题进行积极的心智化；
3. 提出其他视角或观点。

例如，一个来访者报告说，在强烈的占有欲和嫉妒的攻击下，她与她的伴侣进行了一场痛苦的争论，最后以不忠的指控告终。通过澄清经验，治疗师可以从来访者身上发现，她最初无法理解伴侣的行为，这种不理解完全说服了她，使她相信他欺骗了她。治疗师认为这是心理等同，表示她无法对伴侣进行心智化。尽管伴侣可能不忠，但这绝不是唯一的可能性。但是，治疗师首先要共情地验证来访者的体验，以符合重新心智化并建立共享平台以开始进一步阐述的目标。因此，治疗师验证了来访者的不确定性，这种不确定性是由伴侣的秘密和他经常下班回家很晚引起的。这使来访者在这种情况下脱离心理等同。从这一点出发，详细阐述来访者的精神状态，此时，伴侣的迟到如何引发被抛弃的恐惧变得更加清楚，这反过来导致了压倒性的嫉妒和占有欲。还很明显的是，它对来访者伴侣造成的潜在影响，在来访者眼里根本不明显。

治疗师：我不知道约翰的感受，但在我听来，你好像不知道如何停止你所说的"对他的攻击"。

来访者：对，我就是停不下来。他所说的一切都不能使我安心。

治疗师：我想知道当一个人说什么也改变不了情况时，他会有什么感觉？

来访者：我想他们会像我一样感到无助。

治疗师：这就是他全部的感受吗？（试图详细阐述对方的感受）

来访者：我不知道。我猜他也会感到非常沮丧和愤怒。

治疗师：你认为约翰感到沮丧和愤怒吗？

来访者：一定是这样。这就是他威胁我的原因。

治疗师：但我认为你当时没有意识到这一点。我想你不知道你对他产生了什么影响（识别非心智化）。

来访者：我不在乎，我只是觉得我必须继续下去，我必须得到一些安慰，否则我会发疯的。

治疗师：听起来你确实很绝望，是吗？（详细阐述来访者的感受）

来访者：是的，我完全绝望了，我想我要失去他了，我又要独自一人了。

治疗师：你会怎样失去他？（进一步精加工）

来访者：我想让他在那儿，所以每次他走开我都跟着他。（描述当时非心智化的目的论方面）

治疗师：所以也许你"不会离开"，就像你说的，以确保你不会被单独留下，也许就像那样，他威胁你也是一种有趣的安慰方式？（暗指互动中的另一个方面）

来访者：我认为我们不应该互相威胁。最后太可怕了。

来访者现在开始更多地思考她的人际关系，对这种互动的理解也不再是二维的，而是多维的。

心智化移情或心智化关系

我们经常被精神分析和非精神分析的同事问及，MBT 是否推荐"使用移情"。我们的标准回答是：

这要看你是什么意思了。如果你的意思是，我们关注治疗师和来访者的关系，希望讨论这种关系将有助于来访者的幸福，那么答案是肯定的。如果你所说的"使用移情"是指，将治疗环境中的当前行为模式与儿童时期的关系模式以及治疗环境之外的当前关系模式联系起来，那么答案几乎是"不"。

虽然我们可能会指出，治疗中的人际关系模式与来访者童年期或目前治疗外的人际关系模式具有相似性，但这样做的目的并不是向来访者提供一种解释（洞察力），让他们能够用来控制自己的行为模式，而是更加简单：另一个需要思考和沉思的令人困惑的现象，是我们普遍的好奇心的一部分，其目的是促进心智化的恢复。

　　因此，当我们谈论"心智化移情"时，这是一个用来鼓励来访者思考他们目前所处关系的简略术语（参见专栏 10.2）。我们倾向于将这种程度的干预称为"心智化关系"，主要是因为它提醒治疗师关注当下的互动关系，而不要担心因果关系和洞察力。此外，它远离了关于什么是和什么不是"移情"的学术讨论。因此，在本节的其余部分中，对于这个术语我们会用加上引号的"移情"来表示。

专栏 10.2　心智化关系

处理关系（必须是心智化过程）：

◆ 强调当下。

◆ 对比来访者的自我认知和其对治疗师的认知（或者对团体内其他人的认知）。

◆ 与治疗情境的某些方面（他们可能因过去的经验而变得敏感）或治疗师关联。

◆ 强调治疗中明显的潜在动机。

◆ 努力寻求其他观点。

　　心智化关系的目的是，通过将来访者的注意力集中在另一个人（治疗师）的思想上，来创造一种不同的观点，并帮助来访者对比他对自己的看法和别人（治疗师或治疗团体其他成员）对他的看法。此外，来访者可能因为过去的经验而对当前情况的影响变得敏感，从而使治疗师认为他们有一些实际上并不存在的潜在动机。重点是，使用关系模式展示他人对行为和动机的不同体验。例如，来访者在某个治疗师身上体验到迫害、苛求、破坏性和残酷的批判性，但并不等于治疗师的实际动机。考虑到来访者对治疗师行为的体验，这可能是一种有效的认识，但也可能有其他方法来了解治疗师行为背后的原因。重申一下，我们的目的不是要让来访者了解他们为什么以特定的方式扭曲对治疗师的理解（如果有的话），而是要引起来访者的好奇，为什么在人际

关系不明确的情况下，他们选择坚持使用特定版本。通过关注他们为什么会这样做，我们希望能帮助他们恢复心智化的能力，这样就能放弃用刻板的、图式的心理等同和目的论方式来解释他们的主观性和他人的行为。因此，当我们看一个人表现出一种特殊类型的"移情"动机时，这种探索背后的原因总是对人际交往中心智化过程的鼓励。

心智化关系的指示

有许多指示表明，治疗师应该考虑心智化关系（见专栏 10.3）。第一，在治疗中，心智化过程的任何中断都可能意味着，来访者和治疗师应该停下来思考到底发生了什么。你们之间的互动突然中断了吗？话题是不是突然变了？在这种情况下开始心智化关系，治疗师可能会简单地说，"在我说这些话的时候，是否有什么东西促使你去想别的事情？"第二，在治疗纲要中概述的并被认为与人际关系有关的依恋策略，可能会在一次或多次会谈中显而易见。通常情况下，在这种情况下对关系进行心智化，首先要定义情感焦点。第三，治疗师可能有一种持续的反关系的感觉，例如，感觉停滞不前或没用。第四，这可以从详细阐述一个情感焦点开始。第五，来访者可能会描述当下他对治疗师的体验。在这种情况下，心智化关系是直接的治疗。

专栏 10.3　心智化关系的指示

- ◆ 治疗中的心智化过程突然中断。
- ◆ 依恋策略变得明显。
- ◆ 持续存在反关系的感觉。
- ◆ 来访者与治疗师的互动停滞不前。
- ◆ 来访者描述当下对治疗师的体验。

心智化关系的过程

也许解释 MBT 如何使用"移情"的最好方法是，概括心智化关系的六个步骤（见专栏 10.4）。

专栏 10.4　心智化关系的步骤

- ◆ 对体验的验证。
- ◆ 探索目前的关系。
- ◆ 接受并探索某些设定（治疗师的贡献，治疗师自己的歪曲）。
- ◆ 协作以达成理解。
- ◆ 提出替代或补充的观点。
- ◆ 监控并探索来访者对新认识的反应。

第一步是验证"移情"的感觉或来访者对治疗师的陈述，试图使来访者摆脱心理等同。这是第一个任务，因为除非来访者能够发展出一个更强健的心智化过程，否则心智化关系是不可能的。经典的"移情"方法的危险在于，它可能内隐地否定了来访者的体验。这会疏远 BPD 来访者。如果来访者认为治疗师是迫害者，并以心理等同方式工作，他们的体验就会被"解释"为扭曲的一部分，这对他们没有任何帮助。在这种情况下，来访者会觉得治疗师没有理解他的体验。在心理等同中，内部与外部是"等同的"，所以这种模式下的来访者觉得自己是被迫害的；基于过去的关系，提及受害者和加害者的二元关系不会产生任何反思。

因此，心智化关系的第一步是确保来访者觉得他们的体验被认真对待，体验是真实的、合理的，在某种意义上，一定有很好的理由，通常可以在治疗师的行动中找到为什么他们以特定的方式体验治疗师。

来访者：你太谦虚了。我以前也想过这个问题，昨晚它让我觉得很烦。

治疗师：我不知道我做了什么让你觉得我太谦虚了。我不确定我是否真的这么看自己。你能说出这种感觉是从哪里来的吗？

来访者：我在 YouTube[1] 上看了一段你参加会议的视频，会上的一个

---

[1] 知名视频网站。——译者注

人对你很粗鲁。他批评了你的一些工作，但你就那样接受了。（来访者接着更详细地做了解释。）

　　治疗师：也许你是对的。我看得出来你认为我没有为自己说话。这和过分谦虚有什么关系呢？

治疗师试图理解，自己做了什么导致来访者有那样的体验：看到治疗师受到批评而不为自己辩护时，会认为这是谦虚。在这里，治疗师需要了解，是什么让来访者在这个阶段产生了这种想法。

　　治疗师：你现在是怎么想的？

　　来访者：我不确定。我突然觉得你说话有点犹豫。

　　第二步是探索当前的关系。必须识别在治疗中产生"移情"感觉的事件。同样，必须澄清从来访者角度看到的事实。第9章讨论的精细加工和探索技巧也适用于"移情"感觉。重要的是，要探索所报告的感受的复杂性。再举个例子，如果来访者报告说感到愤怒或沮丧，那么伴随这些情绪的还有什么情绪呢？是对治疗师感到失望，还是为与一个似乎无能为力的人陷在这里感到丢脸？或者，甚至是打败治疗师的喜悦？这些想法或感觉所引发的行为需要明确，有时是令人痛苦的细节。治疗师必须小心，不要在此时伪心智化行为，也就是说，不要解释它们或将它们与主观体验联系得太快。这可能会在不经意间造成对来访者体验的无法验证。在探索治疗师或来访者的行为对情绪的影响的意义上，更重要的是将行为追溯到感觉，而不是行为背后假定的原因。

　　第三步是接受活现。来访者对治疗师的大多数体验都是基于现实的，即使和现实只有部分联系或有夸大的成分。这可能意味着治疗师已经被吸引到"移情"中，并在某种程度上做出与来访者的期待一致的表现。可能很容易将此归因于来访者的"操纵性"，然而，这样做即使不是有害的，也是完全没有帮助的，这表明，这是来访者的一个有意识的行动，而不是治疗师的贡献。相反，治疗师应该明确地承认，一些无法解释的非自愿行为是"移情"的部分活现，即使这是他愿意被代理的。他"拥有"它们，并不把它们归到来访者身上。同样，治疗师也有可能是按照自己的模式行事。留意这些行为，在给来访者做榜样时它们可能特别重要，即一个人可以接受无意识行为的代理，而这些行为并不会使治疗师试图传达的一般态度无效。这对于克服来访者的目的论立场——只有行动才是有意义的——是必要的。

在上面的步骤中，治疗师与来访者确认，有时自己表现出犹豫，这引起了来访者之前所说的感受；甚至，有些时候，当来访者说钦佩治疗师时，治疗师会弱化自己。

治疗师：所以当我不确定的时候，你会觉得烦吗？

来访者：是的。我会想，为什么她不直接说出她的想法呢？

治疗师：你是对的，我刚才的确感到不确定。所以，你会觉得我没有说出我的真实想法吗？而我其实是确定的？

来访者：不，不是那样的。更像是，你不重视你所说的话，就像在 YouTube 视频上，你不重视你所做的研究等。

治疗师：那么，是什么使你对我不重视自己的工作感到厌烦呢？昨晚它对你有什么影响呢？

第四步是在探索过程中共同努力，以到达第五步，即建立、同意和描述一个替代的观点，这个观点必须拥有与任何其他形式的整合心智化相同的协作精神。我们在培训中使用的比喻是，治疗师必须想象与来访者并肩而坐，而不是与他们相对而坐。他们并排坐着，观察来访者的想法和感受，都摆出一副好奇的姿态。因此，来访者在治疗中的烦恼成为联合询问的目标。治疗师现在问的问题不是这种感知是否扭曲，而更多的是"那又怎样"。以这个"过于谦虚的治疗师"为例，当面对挑战时，治疗师的犹豫不决和不为自己辩护，对来访者而言意味着什么呢？

在这个例子中，来访者告诉治疗师，她在看完 YouTube 的视频后不久就轻轻地割伤了胳膊。这一举动表明，视频对她产生了重要的影响。所以，治疗师关注的是导致个人失调的烦恼感受。治疗师希望来访者参与这个过程，当然来访者可能只是重复她已经说过的话。然而，这种反应反过来又会成为询问的对象。

来访者：好吧，你不认为你所做的工作值得捍卫，并且你应该捍卫它的重要性吗？

治疗师：是的，我应该这样，而且我能看出来，你希望我做得比我在那个场合做得更多。但到底是什么让你如此恼怒以至于割伤了自己呢？

来访者：（沉默了一会。）

在对这一区域进行了一些探查之后，治疗师开始进入第五步，即治疗师和来访者定义、描述并同意另一种观点。这不是对情境的一种解释，而是以一种不同的细微差别，更详细地"审视"正在发生的事情。关键的目标是，心智化来访者的"移情"体验———一切并非如表面所见，反应和逆反应都带有"包袱"，给我们一种当前的敏感性。在我们正在考虑的这个具体例子中，我们发现来访者很欣赏治疗师的工作，并且读了一些有关的文献。她相信治疗师的工作非常有价值，取得了一些值得珍惜的成就。在一种扭曲的情感逻辑中，来访者强烈地感到，如果治疗师不重视自己的成就，或者不比来访者更加看重她的成就，那么这就意味着来访者的看法是不对的，是在自欺欺人，来访者的评价是无足轻重的。看来，观看 YouTube 视频削弱了来访者的自我感，来访者崩溃了。这使来访者觉得自己是个无名小卒。这里的"另一种观点"是，问题不在于治疗师过于谦虚，而在于来访者与他人交往时，会因为脆弱而对自己的成就失去个人自豪感。另一个人过度地影响了来访者的自主权。

在这一层次的澄清之后，治疗师不能坐下来欣赏自己的聪明。第六步，监测来访者的反应，这是至关重要的。他们会轻易地默许详细讨论吗？他们会拒绝讨论吗？这是否会导致进一步的建设性对话？这个反应将揭示，正在进行的心智化过程的有效性或其他方面（见专栏 10.5）。最严重的危险是整个过程触发了佯装模式，或者甚至是在佯装模式中进行的。治疗师需要警惕这种可能性，尤其当来访者似乎同意的时候。不同意或触发额外的信息和情绪表明，来访者能够考虑正在说什么，并将谈话转向更有意义的内容。

专栏 10.5　心智化关系的危险

◆ 避免将体验解释为过去的重复或替代。这只会使 BPD 来访者感到治疗中发生的一切都是不真实的。

◆ 来访者可能会陷入佯装模式：

- 来访者向治疗师阐述了对理解的幻想；

- 很少与现实有体验性的接触；

- 没有概括。

在第六步，治疗师实际上回到了心智化"移情"的第一步，必须通过确认来访者的反应重新开始整个过程。重要的是过程，而不是目的：它正在使来访者参与发现与之相关的思维方式的过程。

心智化反关系或心智化治疗师的感受

这个主题在第 6 章中有一定程度的涉及。在这里，我们关注的是在治疗过程中，治疗师对于自身情绪的标记和建设性地使用情绪的技术方法。正如我们在"移情"讨论中所述的，治疗师体验的感觉是否来自来访者并不是治疗师能够决定的。然而，这些情绪可能与来访者的互动有关。明确地将治疗师与来访者之间的体验进行心智化，是 MBT 人际交往过程的重要组成部分。原则上，MBT 治疗师应当仔细地监控自己迷茫和混乱的感觉，因为这些有助于形成一个真实的不知道立场（专栏 10.6）。

专栏 10.6　心智化反关系的因素（1）

◆ 监视混乱和困惑的状态。

◆ 分享不知道的体验。

◆ 避免认为治疗无所不能。

◆ 将负面情绪（首先）归因于治疗和当前情况，而不是归因于来访者或治疗师。

◆ 旨在了解消极因素或过于纠结的原因等。

但是，治疗师需要利用更复杂的情绪反应。来访者需要能够准确地监测他人的感觉状态，并认识到自己在这些状态的形成中所起的作用。为了鼓励这个过程，当治疗师的感受与咨访互动相关时，治疗师要公开地交流自己的想法。当某次会谈或多次会谈中的某些内容干扰到治疗进展时，尤其如此。例如，在治疗中，治疗师的想法可能会被对来访者的过度保护愿望或对来访者的恐惧或厌恶所占据。这样的感觉会占据治疗师的大脑，使他们无法将注意力集中在来访者身上。因此，我们建议在确定这些感觉时，首先对它们进行隔离，然后公开地谈论它们，但是谈论方式要表明治疗师的想法也是监控的对象，即治疗师在多大程度上对治疗环境、治疗内容和过程做出了反应。仅仅是治疗师这样想，还是与来访者的功能有关？根据我们的经验，这样做并不会让来访者以为，他们可以询问治疗师的个人生活问题，也不等于授权治疗师，让他们沉溺于对自身生活和问题的自我暴露。更不是支持治疗师说出自己喜欢的感受。"隔离"感受意味着治疗师必须考虑他的体验与来访者问题的相关性，以及与治疗内容、治疗过程的相关性。巧妙地围绕治疗师的一些体验进行讨论是有益的，并能提高来访者对人际交往过程的敏感性。

我们推荐了一些步骤，使治疗师对治疗和来访者的感受心智化（专栏10.7）。首先，治疗师必须识别指向关系和来访者的感觉本身，或者至少能够在治疗过程中条理清楚地谈论这种感受。其次，治疗师能预期来访者对自己将要表达的感受所做出的反应，并公开地陈述这一点。比如，预期将要说的内容对于来访者而言是否不太好听。再次，治疗师仔细地标记自己所说的话，也就是说，他要确保来访者明白自己的表达，这些话不是偶然的，是在表达治疗师的心理状态，而不是对来访者心理状态的表征。最后，治疗师要牢记聚焦于自己的感受的目的，这主要是为了识别可能会影响治疗关系的情绪，并展示心智会影响心智。有时候（但较少），也是为了保持治疗师自己的心智化，比如受到惊吓时。

专栏10.7　心智化反关系的因素（2）

◆ 预期来访者的回答和反应。

◆ 标记你的陈述。

◆ 不要将你的体验归因于来访者。
◆ 牢记你的目标：
  ● 恢复自己的心智化；
  ● 识别影响治疗关系的重要情感互动；
  ● 强调心智影响心智。

治疗师有许多常见的感觉，零散地与非心智化模式联系。专栏 10.8 总结了这些。

专栏 10.8　与反关系有关的典型情绪

◆ 伪装模式：
  ● 厌倦，想说无关紧要的事；
  ● 听起来像是在自动驾驶，很想就这么走下去；
  ● 缺乏适当的情感调节（感到单调、死板、没有接触）。
◆ 目的论：
  ● 焦虑；
  ● 希望做点什么（列清单、应对策略）。
◆ 心理等同：
  ● 迷惑、混乱、不清楚、过度点头；
  ● 不知道该说什么，只是随波逐流；
  ● 对来访者感到生气。

不要被这些建议过度说服，因为非心智化模式并没有与感觉状态特别地相关。但是任何持续的消极感受，都应该提醒治疗师要考虑非心智化模式，并考虑使用自己的感受作为解决问题的一种方式。

第 3 编

心智化的团体

第 11 章

心智化治疗引入团体

引言

本章概述了我在奥斯陆与西格蒙德·卡尔特劳德（Sigmund Karterud）一起发展的心智化治疗引入（MBT-Introductory，简称 MBT-I）过程。引入团体是 MBT 项目的序幕，它有多个目标：

1. 告知或教育来访者关于心智化和人格障碍及相关领域的知识；

2. 让来访者为长期治疗做好准备；

3. 增加治疗的动力；

4. 了解更多关于心智化能力的细节；

5. 确认最初的评估和诊断。

总之，引入阶段的主要目的是确保进入治疗的来访者对他们即将参与的过程有合理的理解，让他们知道治疗的重点，并且让治疗师知道他们对治疗怀有的期望。为了向 BPD 来访者介绍治疗和让他们适应治疗模式的社交生活，他们一般要参加 10~12 次 MBT-I 会谈。ASPD 来访者要参加 6~8 次会谈；在之后的内容中会讨论为 ASPD 改编的推荐版本，以使这套模式能更好地和 ASPD 来访者工作。会谈的绝对次数不是 MBT-I 会谈的核心要素。主要是通过会谈传授知识，增加理解力和动力。而建立具有明确目标的治疗联盟是更为重要的。

在 MBT-I 结束时，所有来访者都要和治疗团队的一名资深成员会面，以审查他们的 MBT-I 经历，并制定进一步的治疗计划。

MBT-I 程序

MBT-I 以团体心理教育为模式，一组最多 10 名来访者。会谈安排在 12 周内，每次会谈持续 1.5 小时。一些模块包含的内容多一些，因此如果必要的话可以持续 2 次。重要的是，来访者必须参加至少三分之二的会谈，以进入下一步的心智化治疗。但是，如果来访者和治疗师都认为干预因某种原因而不适当，则会提供评价并考虑替代性的治疗方案。我们并不期望所有来访者都适合 MBT-I 模式；治疗模式需要与来访者的困难相匹配。

每次团体会谈都遵循类似的模式：

◆ 欢迎来访者。

◆ 总结前一次会谈的材料。

◆ 反馈前一次会谈中的家庭作业。

◆ 介绍新话题。

◆ 关于该话题的讨论和过程性工作。

◆ 关于家庭作业的最后总结和讨论。

每节课都基于一定的原则：

◆ 练习按顺序排列，从与情绪关系"遥远"的场景发展到更个人化的场景。

◆ 只有当团体形成了凝聚的氛围并且在参与者之间建立了某种信任时，才开始深入讨论团体成员的个人经历。

◆ 如果来访者增加了对该主题的心理教育理解，那么鼓励新的联系和阐述。

◆ 家庭作业是自愿的，通常需要参与者增加对其思想状态的关注。

◆ 在会谈期间，建立一个非心智化的标示"目录"，比如使用的文字、肯定的观点等。

◆ 建立一个类似的良好心智化的标示目录。

每个话题都附有讲义和工作表。这些可从安娜·弗洛伊德中心的官网下载。

团体领导者的角色

团体领导者，一名临床治疗师，在每次会谈中和 12 次会谈期间始终负责团体的工作，并在组建团体的过程中发挥积极作用。在这里，"负责"并不表示领导者是专制的，而是暗示领导者要认真管理团体，以确保每个主题都得到充分的覆盖和足够详细的讨论，并使来访者意识到话题之间的相关性。团体领导者经常利用白板和活动挂图来突出关键点或记录参与者在讨论过程中的贡献。至关重要的是，团体领导者在整个讨论过程中形成了一种心智化立场，同时在关于心智化和人格障碍的知识方面保持专家的立场。这个平衡是非常重要的。心智化或不知道立场可能会与无知或不理解的情况相混淆。然而，事实并非如此。运用我们的知识，告知自己的心理状态并激发他人的思想是心智化的本质。团体领导者通过证明，他的知识（虽然是专家的知识）可以由团体成员的贡献来扩展、澄清和丰富，塑造了心智化立场。重要的是，他的思想可以被他人的思想改变；团体成员对有关话题的理解和想法反馈了问题本身。因此，重点是团体领导者要去刺激团体成员之间的讨论。在提供信息和从团体成员那里学习之间保持平衡是团体领导者的关键技能。团体领导者应该小心，不要过于讲究自己的风格，因为这往往会鼓励团体成员的消极态度。即使该团体是任务导向的，也需要生成一些流程。所产生的过程应该与团体的主题相关，以便可以无缝地返回任务。

每次会谈都必须涵盖一定数量的材料，领导者必须严格按照手册进行操作。经验表明，团体讨论很容易离题、迷失方向，这阻碍了项目的完成。尽管团体领导者保持着心理教育的视角，但是通过参与团体活动进行学习也很重要。团体领导者使用来访者给出的例子来说明与正在讨论的主题有关的问题。

模块 1：什么是心智化和心智化立场

团体领导者欢迎来访者参加会谈，并且介绍自己。

团体领导者介绍了团体会谈的目的，团体成员将从团体中了解心理状态、情绪、依恋模式、人际交往和心理健康。第一次会谈的目的是了解治疗方案的内容，并了解心智化的意义。团体领导者表示自己对成员的期望，为了实现这些目标，每个人都要尽可能积极地参与团体活动。

新成员要进行自我介绍并简要说明自己为什么要参加该项目。如有必要，团体领导者会帮助该成员表达自己，同时留意此人第一次参加团体所具有的自然焦虑。

团体领导者发放工作表并鼓励参与者充分利用这些工作表。

团体领导者简要介绍团体的结构：

◆ 一共有 12 次团体会谈。
◆ 领导者每次都会做一个简短的介绍。
◆ 将讨论基于参与者自身经历的示例。
◆ 团体领导者表示，他会不断地总结从讨论的例子中可以学到的东西。
◆ 将使用一些文本材料。
◆ 将进行一些角色扮演。

同时强调其他一些方面：

◆ 团体是心理教育性质的。
◆ 每个参与者都不会被要求深入探讨他们的个人问题。
◆ 该团体有时可能会用于讨论与该主题相关的个人问题，尽管可能时间有限。

团体领导者接着解释说，每个人参加每次会谈都很重要。这对团队凝聚力非常重要，它可以让每个人在和他人一起时逐渐变得更加舒适。参与者被告知，他们将通过练习和讨论更好地相互了解，其中的希望是，每个人都可以积极参与自己的故事。

主题：什么是心智化

　　团体活动：团体领导者在白板上写下"什么是心智化？"并给出自己的解释，同时写下关键要点。

　　团体领导者记下参与者从中了解到的内容，并使用例子以及团体成员的评论来扩展对心智化的解释。他可以使用活动挂图来强调关键点。他可以说，心智化并不神秘，它本质上是一个非常简单的概念，而且是我们大部分时间都会做的事。

　　领导者要以参与者能够理解的方式讲解心智化的具体方面，这一点很重要。心智化需要根据心智过程来界定，我们通过心智过程有意识地互相关注；这是我们如何理解彼此的方式，在这个过程中，我们自己被潜在动机驱动，并认识到这些动机以思想、信仰、愿望和各种情绪等形式出现。良好人际关系的一个先决条件是，我们相互理解并相当准确合理地相互了解。

　　心智化是常态的。当我们以自发和自然的方式与他人互动时，心智化会自动发生。我们甚至没有注意到我们正在思考（即我们正在解释他人的意图和感受）。我们简单地通过对他们的动机做出合理假设来相互回应。只有当他们离开预期的"剧本"或回应时，我们才会感到惊讶。此时，自发的互动中断。我们停下并思考，"现在发生了什么？他真的明白我的意思吗？这不是我的意思。让我再试一次。"或者，"该死，同样的事情再次发生了，他不会听的。好吧，如果他想要那样的话……我已经向他解释得够多了。"接着我们诉诸受控或外显的心智化。

　　在回顾自动与受控（或外显）的心智化时，我们常常发现，有人过度关心别人的想法和感受。这使领导者可以勾画出心智化的另一个方面，即自我和他人维度。

　　渐渐地，心智化的所有维度都被概括出来了：

◆ 自动和受控。

◆ 情感和认知。

◆ 自我和他人。

◆ 外部和内部。

领导者举例说明每一种情况，并询问他们是否可以想起他人过分依赖其中某一个维度的情况。心智化是这些心智功能的平衡，过度使用任何一个方面都会导致较差的心智化。过度依赖情绪线索可能是不可靠的；相反，依靠认知理解（思想）而不注意主观感受也可能造成麻烦。例如，销售人员可能会说服你买东西，但如果你的感觉是不信任的话，最好不要向该人购买。

在讨论结束时，活动挂图应该展示出心智化的四个维度，并对每个维度的某一端给出示例，以便说明它们，最好由参与者提供。这些例子也可以在其他团体活动进程发展出的讨论中使用。通常，可以使用外部和内部关注的维度完成一小部分过程性工作。来访者经常仔细观察团体领导者，注意他的面部表情，并给予它们意义；他们也可能对其他参与者的行为保持警惕。所以团体领导者可以用明显的例子来说明问题。

最后，可能有机会讨论我们如何能够过度解释其他人的动机，并花费大量时间解读他人的行为。这种倾向就是过度心智化。大多数来访者会理解，过度心智化是适得其反的，并且会做大量无用功。

团体活动：如果在前往诊所的途中，你发现公交车站有很多人排队，一个直接插到队首的人正在和排在队首的人激烈地交涉着，你会怎么想？队列中的其他人看起来很恼火。写下一些你对排在队首的那个人的看法。

这个简单的练习很适合展示：

1. 人们会用不同的方式解释同一事件。

2. 有些解释比其他解释更合理。

3. 有关这种情况的一些陈述是心智化的（例如，"我认为这个人可能会被激怒、会担心或焦虑"），而其他的不是心智化的 [例如，"他已经等待了很长时间"（描述）；在队首排队的人上班要迟到了，而另一个人正在挤过去，因为他想拖住他，他想让他上班迟到，因为他们一起工作，彼此不喜欢，他希望排在队首的人被解雇（过度心智化）]。

这里要做出的重要区别在于，尝试确定某些建议是如何与人的心理状态有关，因此与心智化有关；而其他更具描述性的建议，与心理状态无关。许多建议可能与整个场景有关，但与考虑队首人员心理状态的问题无关。

有时，为了强调在任务中要聚焦于自己和他人的心理，可以谈论一些情境帮助澄清，在这些情境中，人们并不需要进行多少心智化，或者不需要太多的心智化能力。例如，当某人在做数学题或锻炼，或休息或进食时，他们不一定是在心智化；他们的焦点不在心理状态上，而在于任务本身。团体领导者可以利用团体活动的某些方面来说明，心智化（关于心理的心理技能）和使用描述性叙述的区别。团体领导者认同，插队者可能是另一个在队首排队的人的朋友，或者他可能本来已经排在队列的前面，但刚刚去买东西了。重要的是，注意到这些描述并做出思考。但这些描述并没有告诉我们，队首的人想了什么。

心智化的好处

团体领导者继续说，心智化既有益处又很重要。例如，在下列情况下进行心智化是有益的：

- 你要安慰一个伤心的朋友。
- 你想解开与朋友的误解。
- 你想让一个生气的孩子冷静下来。
- 你觉得自己喝醉了或者要被毒品毁了。
- 你想说服老板给你更高的薪水。
- 你准备和新的伴侣出去……

此时，参与者可以将自己的例子添加到列表中。

总之，心智化是很重要的，原因如下：

- 了解人与人之间发生了什么。

◆ 了解你自己、你是谁、你的偏好、你的价值观等。

◆ 与你的亲密朋友沟通。

◆ 调节你自己的感受。

◆ 调节别人的感受。

◆ 避免误解。

◆ 更容易看到情绪和行为之间的联系，以便更容易避免思想和感受的破坏性模式。

心智化和误解

团体领导者介绍下一个话题：心智化对误解有很多处理方式。"让我们来讨论为什么我们经常误解别人和自己。有什么建议吗？"

团体活动：关于为什么我们经常误解对方的建议。

领导者记下所有的建议和评论。这里的要点是鼓励讨论心智化的特征，个人如何具有不同的价值和不同的人生经历，以及人们如何使用不同的策略来隐藏自己的某些方面。

建议通常与下列某个问题有关。

心理的不透明。这是一个关键点：我们怎么能知道另一个人的心里在想些什么呢？

我们倾向于将想法强加于他人（例如，认为其他人正在像我们一样思考）。这也被称为心理等同。虽然我们不一定会与来访者讨论这个术语，除非他们表达出特别的兴趣。

认为别人是自己肚子里的蛔虫，自己不用表露内心，别人也会知道自己的想法。团体领导者要提到在个人和团体治疗中，不屈服于这种愿望或假设的重要性。即使是治疗师也无法阅读其他人的想法。

心理层次。这是指我们同样不能完全理解自己的想法是怎么回事。一个人很容易误解自己；你可能会意识到自己有一些想法和感受，但在这些想法和感受之下的，是那些难以理解的、不清楚的想法和情绪。

解释和行动上的差异。个体在如何解释事物，如何做出判断以及处理情况的能力上有所不同；总之，不同的人对世界有不同的看法。承认这种差异意味着承认愿望和解释取决于人的观点，并且通过不同的想法和信念，即使在相似的情况下，人们也可能有不同的表现。个人对某种情况的愿望和解释不仅受到此时此地的影响，还受到他对未来的看法和对过去的理解的影响。对于特定情况的愿望和解释也会影响记忆、偏好、希望和其他心理体验。还要强调文化差异对我们的观点、愿望和信仰的重大影响，尤其因为，团体成员可能有不同的种族或宗教背景。

防御性。当另一个人采取防御的态度或立场，并由于他害怕某些事情（如尴尬或被评判）而压抑感情或想法时，这将不可避免地影响我们理解其心里正在想什么的能力。

难以找到合适的语言来表达内心的想法和感受。我们都有这种经历，特别当我们感到焦虑时。

故意隐瞒或"玩智力游戏"。如果另一个人隐藏他的意图，玩某种游戏，或者不诚实，这会增加解释其心理状态的难度。这是心智的非透明性，使人们有可能以这种方式隐藏一些事物。

在这个讨论之后，进行一项新的团体活动。

　　团体活动：团体领导者要求团体成员举出自己被误解的例子。

这个练习强调了心智化的"自我"成分和误解自己可能导致的强烈感受。这里有两三个例子就足够了。团体领导者帮助找出误解的可能原因。领导者可以举出日常生活甚至个人经历中的例子，以表明心智化问题和误解不仅仅发生在来访者身上。误解可能会发生在商店里、会议上等。例如，一个人评估她现在的状态是对她的男朋友生气，所以她对他大喊大叫，然后他走开了。事实上，她的感觉并非如此愤怒，而更多地与感到受伤和误解有关。这些感情并不能通过大喊大叫来应对，如果她对自己了解得更好，她可能会有不同的反应。

　　团体活动：团体领导者要求团体成员举出自己误解他人的例子。

这个练习侧重于心智化另一个方面，即自己对"他人"的误解，以及误解别人会如何导致问题。同样，几个例子就够了。

团体领导者通过将要点与活动挂图上的关键词相关联，并讨论对误解的可能解释来提供帮助。

心智化立场。根据讨论过的内容，团体领导者建议讨论一些典型的心智化技能较差的例子。例如：关于他人动机的傲慢言论；非黑即白的思维（没有细微差别和不确定性）；不带情感地思考和忽视人们互相影响的事实。

团体活动：团体领导者要求成员提供更多关于心智化能力较差的例子。

在参与者提出了更多的例子之后，团体领导者将心智化立场定义为与这些反面例子明显不同的。相反，心智化立场的特点是对他人的经验、思想和感受的好奇心；是一种不知道的、探索性的立场。

团体活动：邀请两名来访者进行角色扮演。一个人采访另一个人。采访者的任务是使用心智化立场，找出对方昨天下午与人交往的情况。

来访者，特别是新来的来访者，有时可能不愿意在这个阶段参与角色扮演。如果没有人愿意成为采访者，领导者可以担任这个角色；通常其他来访者在角色扮演开始后会感觉更容易参与。随后对这一经历进行讨论。对他人的心理状态采取一种好奇的和不知道的立场感觉如何？为什么会产生这种态度？它是否有助于心智化，即更加了解自己的心理状态？团体领导者解释说，在治疗中，治疗师在考虑来访者的问题时会尝试采取这种态度。

家庭作业：练习使用心智化立场。鼓励那些有心智化立场能力的人像角色扮演中的采访者那样，采访他们的一个朋友或家庭成员，询问关于他们在从前或昨天与人交往的情况。

适合 ASPD 的版本：什么是心智化和心智化问题

领导者要以参与者能够理解的方式来解释心智化的具体内容，这一点很重要。概括来说，对于 ASPD 团体，心智化治疗在第一阶段（MBT-I）的会谈中，要进行更多的充分讨论，时间上要比 BPD 团体的讨论更长，要更加关注 ASPD 来访者的人际互动、攻击和犯罪行为。在考虑团体的问题时，要给出关于心智化维度的具体细节，以促进团体的时间安排。

最初，团体领导者同样是从定义心智化的方式开始。心智化就是，我们认为不同人有不同的意图，我们将彼此理解为受潜在的动机驱动，以及认识到这些动机以思想、愿望和各种情绪等形式出现。良好人际关系的一个先决条件是，人们相当准确地相互理解，并理解自己。同样，我们需要对社会机构及其角色有一些了解，并尝试接受它们的优点和缺点。例如，当我们的期望和希望没有得到公共服务的满足时，总是感到失望，我们需要找到建设性地和最大限度地利用这些服务的方法。只有当我们意识到它们的局限性时，我们才能做到这一点。

> 团体领导者：概述心智化的维度。举例说明每个维度的两端。在活动挂图或白板上画出维度。如果可能的话，给出每一端的正面说明，并指出它们如何与 ASPD 相关联。

自我。 也许可以思考一个例子，表明人人都可能是自私的，并更看重自己的需要。当我们这样做时，我们不在乎别人想要什么或想什么，我们没有时间关心他人发生了什么。我们会期待他人做我们想做的事情，甚至通过强制和恐吓来坚持这样的要求。有时，他人会让我们的愿望落空，此时我们会为自己的损失而忧心忡忡。举例来说，当我们被阻止照顾自己的孩子时，或者当孩子正在被别人照顾或我们的伴侣不允许我们接触到自己的孩子时，我们感到失落，无法享受作为家长的乐趣。

他人。 我们有时会过分关注他人，我们需要考虑为什么我们会这样做，因为如果这种关注主导了我们，我们就会牺牲自己的需求。另一方面，它可以让我们支持他人，并且通过思考他人的需求来帮助他人。我们通常对自己的孩子这样做。

最后，我们可以非常仔细地考虑其他人的需求并识别它们。但是，这样做并不是为了要帮助他们解决问题，或仅仅为了与他们一起享受某一时刻，我们通常有其他目的。例如，如果我们对某人有很好的了解，就可以让他们为我们做点事情；我们甚至可以在他们没有意识到的情况下让他们为我们做事。在这种情况下，关系中不存在真正的分享而是剥削。

内隐（或自动）。当我们以自发和自然的方式与他人互动时，心智化会自动发生。我们不需要付出努力，甚至没有注意到我们正在心智化（我们正在解释他人的意图和感受）。我们只是通过对他人的动机做出合理的假设来相互回应。只有当他们离开预期的"剧本"或回应时，我们才会因为自发互动的中断而感到惊讶。我们对此有两种反应。首先，我们可以停下来思考："那时发生了什么？他真的明白我的意思吗？我不是这个意思。让我再试一次。"这可能使互动以建设性的方式继续。

其次，我们可以做出情绪反应，例如，感到沮丧、烦恼或愤怒，将对方解释为不听话的或愚蠢的、故意刁难的，并疏远他。这将结束互动过程。然而，这往往是基于本可能被纠正的误解。

团体领导者：强调不要过快地对他人做出假设的重要性。

外显（或受控）。我们可以开放地思考自己或他人。通过言语化我们对感受和想法的反思，及考虑情境的变化，来做到这一点。在团体中，我们询问来访者的想法，让团体所有成员对目前的状态尽可能地清晰和明确。另外，我们要求所有团体成员考虑他人的状态。在产生误解或不确定的地方，要尽可能地澄清和明确。

团体领导者：在这里指出，有时团体领导者有必要停止团体活动，并要求每个人都参与外显的心智化过程。当一个或多个团体成员变得非常情绪化，以至于他们处于情绪而不是思维"反应"时，是非常危险的，这时就需要进行外显心智化。

认知。讨论用缓慢和快速的方式评估事件和人际互动。较慢的方法更具认知性，这意味着我们在理性思考并以相对冷静的方式考虑事物的证据。当我们想要解决问题时会使用这种方式。例如，假设我们想要知道如何赴约，那么为了准时参加团体活动，我们需要思考什么时候离开家，考虑选择的交通工具、走路所需时间、巴士和火车的时刻、等候时间等。我们将所有的信息整合起来，并留出一些额外时间以防有意外事情发生，并对我们需要离开的时间做出合理评估。在某种程度上，我们也可以对其他人这样做。有些人擅长了解他人，理解他人的思维方式，而其他人则不擅长这一点。

情感。主观性或"直觉反应"是评估情境的更快的方式。它不一定不如演绎推理（思考）。领导者需要强调的是，两种方式都是必要的，而且根据具体情况，一种可能比另一种更合适。例如，如果我感觉情况危险，那么最好尽快摆脱这种情况，而不是花时间研究它为什么是或不是危险的。另一方面，如果我"失去了理智"，我可能变得过于情绪化，无法做出明智的决定。我们需要认知和情感过程的平衡。

团体领导者：确保团体成员理解这两种方式都是有用的，没有哪种比另一种更好。另外，强调两者都可以被恰当或不恰当地使用。

外部。讨论人人都有的对于外部和行为信息的关注。我们倾向于注意眼动、身姿、表情、语调和面部表情，并根据这些信息判断某人的心理状态。当我们这样做时，我们通常是准确的。但是我们也可能会误解外部线索。患有 ASPD 的人被认为在理解他人情绪状态方面有一些普遍的困难，很可能是恐惧，也可能是其他方面。一般而言，如果我们同时考虑他人的内部状态及外部表现，并理解两者的联系，我们会提高对他人的理解能力。人们不能假设他人的外部表现必然表明了内心的心理状态。要做到这一点，我们通常必须使用外显心智化——"你听起来好像不相信我？你不相信我说的什么？"我们可以通过讨论我们为何经常选择隐瞒感受和表现得"装腔作势"，来弄清楚我们内部感受与外部表现的脱节。比如，当我们感到焦虑时，我们可能会试图表现出自信，当我们感到害怕时，我们会表现很勇敢。当某人不想让别人知道他的感受，或者"接收者"由于某种原因误解了环境时，就会造成人际误解和误读。

团体领导者：确保团体成员了解这种区别。一个人可能会以某种特定的方式和别人交流，但在这个过程中，他不一定表达了他的真实感受。例如，有人可能因为大喊大叫而被认为很愤怒，但实际上他们只是"想被听到"。将这个人视为愤怒，可能会让他感到被误解。解决这个问题的方法是，建议他更多地解释他正在体验的内部状态。这种做法在团体中受到鼓励。

内部。它代表了我们目前的内部状态、我们的感受以及我们如何思考某事。我们可以向其他人表达或掩饰它，使他们不知道我们的感受或想法。

团体领导者：提出建议，如果我们要让别人理解自己，如果我们要获得帮助，那么表达自己的内心状态是很重要的。如果我们把它掩盖起来，我们更可能感到被误解和与他人脱离，并且无法获得有意义的支持。

团体会谈结束时，团体领导者对会谈过程进行总结并向参与者提出以下建议。

团体领导者：在接下来的一周内，记下你认为已经失去心智化的人际互动，并在下周向大家汇报。我会做同样的事情，也会向你们汇报。我们还可以记录自己可能已经失去了心智化的情形，并且如果可能的话，研究一下这是如何发生的。

模块2：出现心智化问题意味着什么

在第一次会谈期间，团体领导者应该注意到谁是比较活跃的，谁是沉闷的。在这个团体中，他应该敏感地处理那些迄今一直保持沉默的成员，并尽可能让他们更多地参与团体活动。

小结

团体领导者首先简要总结上一次会谈。要重申的要点是：

◆ 心智化是每个人都有的能力。
◆ 心智化使我们对彼此都是有意义的。

◆ 我们会自动解释对方，而且有时候做得更加明确，尤其是当我们感到混乱或不确定时。即使如此，由于思想的复杂性和缺乏清晰性，我们很容易误解别人和自己。

◆ 我们对同样的情况做出不同的反应，我们的思想是多层次的，这些层次可能会相互冲突。我们经常不承认或不正确地对待别人的误解，我们可能难以表达自己不明确的想法和感受，我们可能会变得具有防御性，并故意隐瞒自己的一些方面。

◆ 讨论心智化能力较差的例子，比如傲慢、固执的态度和非黑即白的思维，以及某些词的使用，如"不过是""很明显""总是"。

◆ 以正确的心智化立场结束，那就是好奇的探索和不知道的态度。

　　团体领导者：询问团体成员是否做好了功课，如果是，他们是如何发现的。

　　团体领导者：询问迄今为止讨论过的内容是否有人不清楚，以及上次讨论后，是否有人还想继续讨论某些内容。

　　如果来访者举的例子来自家庭作业，那么这些内容会被简要地讨论，其中的积极方面会被肯定。同样，如果来访者对目前所涵盖的内容不清楚，可以简短地进行回顾。有些问题可能会在后面的过程中进行讨论，所以现在只是简单介绍一下而不是详细讨论它们，领导者要明确指出，这些问题将在以后回答。

主题：心智化的问题

　　领导者解释说，在今天的会谈中，将会进一步讨论好的和差的心智化能力以及每一种能力的后果。但首先，该团体将进行一些思维练习。第一个任务写在会谈的工作表上（如下所示）。

团体活动[1]：今天是莎拉的生日。她正计划与男朋友麦克一起庆祝，并邀请他回家吃晚饭。莎拉已经买好了酒和食物，并期待麦克下班后过来。当麦克到达时，他没有带礼物，只是说："哇，你做了丰盛的晚餐，还是在周二！"在晚餐期间，莎拉很沉默并且喝了很多酒。

发生了什么？你认为莎拉为什么有这样的表现？

领导者在白板上记下所有可能的建议。最后，他总结说，有几种动机都可能是莎拉行为的原因，并且这些动机不是相互排斥的，而是可以相互补充。然而，一些动机可能比其他动机更重要，并且有一些解释不如其他解释合理。比如"莎拉通常在周二喝酒"或"莎拉在喝酒时通常不说话"等答案都是低心智化的例子。诸如"莎拉比麦克更喜欢喝酒"的解释也代表了低水平的心智化。这些都是描述和事实，而不是关于心理状态的陈述。

"莎拉感到不快乐并试图控制感受"的解释，代表了良好的心智化。不仅仅因为这种解释可能更准确，而且因为它试图在莎拉的行为和心理状态之间建立联系。有些来访者可能认为莎拉应该说些什么；如果是这样的话，团体领导者应该让来访者思考为什么莎拉不表达心里的想法。这个问题提得非常好，不是因为来访者似乎"知道"某人"应该"如何表现（这是一个非心智化的立场，因为它包括了知道和绝对），而是因为讨论这个问题可以进一步激发对莎拉心态的心智化过程。

这个例子是一个"热身"练习，也引入了糟糕的心智化技能带来的后果这一主题。团体领导者再次总结上次讨论过的什么是典型的较差的心智化。

- 对他人的动机感到确定。
- 用非黑即白的方式思考。
- 对伴随的感受很少承认（很少共情）。
- 忽视人们互相影响的事实。
- 在没有深思熟虑的情况下，对他人做出解释，并可能是无关的解释，与他人的真正感受无关，或者非常拘泥于细节（首先发生了这个，之

---

[1] 这个练习由挪威伯根诊所（Bergen Clinics）的临床心理学家 Randi Kristine Abrahamsen 提供。

后发生了那个）。

◆ 对心理状态缺乏兴趣。

◆ 唠唠叨叨、话语空洞、没有意义。

◆ 言语充满难以理解的陈词滥调和华丽词句，这会使他人疏远。

◆ 以忽视心理状态为代价强调外部因素，例如正在下雨，或者有人头痛，
或者将情况描述为"正如以前那样"，而没有任何解释。

　　团体活动：团体领导者询问不良心智化的可能后果：

　　1. 与他人相关的情形；

　　2. 与自己相关的情形。

团体领导者将团体成员的建议写在活动挂图或白板上。

典型的答案包括：

◆ 很容易互相误解，并且可能会产生负面后果（例如，其他人会感到被
忽视、没有被听到或被错误地解读，并对此感到不快等）。

◆ 一个人的实际行为可能与另一个人的期望不同，这可能会使另一个人
感到困惑。

◆ 基于误解，人们会以一种非常情绪化的方式做出反应，变得害怕、愤
怒、失望等。

◆ 对自己的思想和情绪的心智化较差意味着，人们并不总是理解自己的
行为方式，还可能导致他人质疑自己。

◆ 感觉不安全或需要他人不断地确认。

◆ 被情绪支配，或者在没有思考的情况下行事（让周围环境或者冲动控
制自己的行为等）。

　　有些来访者可能会给出其他答案，例如"我总能理解其他人"或"我发
现没有人了解我"。团体领导者必须敏锐地对待这些观点，并且首先对这些体
验共情，但这样做的时间不要太长。告诉来访者，在后续治疗中可以进一步
讨论和探索这类问题。重点处理的应该是代表这些心智化受损的某些语言，

如使用"通常"和"没人"等字眼。团体领导者可以建议对这些词保持警惕，这样做可以使人对自己所说的和所经历的事情进行反思，以防陷入非心智化的崩溃。人们可以问，有没有其他的可能性？是否某些人永远是对的？我们确定能完全理解他人吗？

领导者要总结指出，糟糕的心智化会导致：

1. 与他人的相处过程中重复出现问题；
2. 不安全感、自我感觉不稳定、情绪控制不佳、冲动和个人潜能受损。

团体领导者表示，这些是下次会谈的主题，他现在已经超前了一点，但在这样的背景下，明确强调引起不良心智化的最重要原因是强烈的情绪激活，仍然是很重要的。当情绪激烈时，一个人的心智化能力被削弱，甚至可能完全丧失，例如，"我进入红灯区，人就失控了""一切都变得黑暗了""我心灰意冷""我说不出话""我无法思考"。其他参与者提出的此类陈述也可以列出来。

团体活动：要求参与者思考自己的经历，并记录他们在情绪化时的典型反应模式。

领导者询问是否有人愿意分享他们自己的经历，然后讨论这些经历。

领导者绘制一条曲线来说明心智化和情绪激活之间的联系以及向或战或逃反应的转变。

领导者强调四个要点：

1. 一些人的情感能够更快、更强烈地被激活。
2. 最常见的激活因素是人际关系和依恋压力的敏感性（可以指出，在BPD人群中，敏感区主要是人际交往区，这将在关于依恋的会谈中进一步讨论）。
3. 不同人产生或战或逃反应的快慢不同，这取决于个人的感受阈值。
4. 在激烈的情绪激活之后，要恢复到正常状态所花费的时间也因人而异。

　　团体活动：要求参与者思考并在工作表上记录他们对自己情绪激活的看法。他们的敏感触发点是什么？他们的或战或逃反应的阈值是多少？在激烈的情绪激活后，他们需要多长时间才能恢复正常的心理状态？

领导者询问是否有人愿意分享他们的思考并对此进行讨论。

团体领导者强调，以上四点是治疗的重要主题：情绪强度可以控制，关系可以受到积极因素的影响，激活的阈值可以提高，人们恢复到正常状态所需的时间可以减少。这些问题将在后续会谈中讨论。

　　家庭作业：记下你在一周内所发现的自己心智化能力受损的情况。

模块 3：我们为什么有情绪，情绪的基本类型是什么

小结

领导者对上次会谈进行总结。上次会谈解决了哪些典型因素会导致人际互动的心智化问题。一些关键点是：

- 较好和较差心智化的指示物。
- 理解自己和他人心态的困难。
- 调节情绪和冲动的问题。
- 人际敏感性。

导致较差心智化的最重要的原因是：

- 亲密关系中的人际敏感性。
- 情绪激活，这使一个人无法正常表现自己。
- 情绪的强度，这有个体差异。
- 或战或逃反应的阈值不同。

◆ 人们在强烈的情绪激活后恢复平静的时间不同。

领导者提醒团体成员要完成家庭作业，并询问是否有人能够为团体分享的内容做笔记。

主题：情绪

领导者介绍今天的主题。他邀请每个人对这个主题进行头脑风暴，让团体成员列出基本的情绪，并将他们提出的情绪写在白板或活动挂图上。他还要求参与者思考，为什么情绪很重要。BPD 来访者会发现他们难以管理的情绪，并倾向于试图摆脱情绪，但是这样做会降低他们的心智化能力，即理解自己和他人的心理状态的能力。

当参与者说出不同的情绪时，团体领导者将它们写成两列，但不解释为什么。在一列中写出基本情绪，而另一列写出社会化情绪。

团体活动：有什么类型的情绪？为什么情绪很重要？有什么想法吗？

基本情绪和社会情绪

如果情绪记录的列表不完整，领导者要增加一些情绪。领导者表示，基本情绪和社会情绪是有区别的，这就是为什么他将情绪写成两列的原因。基本情绪是所有哺乳动物都存在的情绪，而社会情绪则存在于更为成熟的灵长类动物和人类中。基本情绪位于大脑中的同一区域，引起相同的生理反应，并且每个都与一组反应模式相关联。

领导者要求参与者提出一些尚未列入清单的基本情绪。如果没有人补充，就由领导者指出缺失的一些情绪类型。领导者解释说，对于哪些情绪是基本的可能存在不同意见，我们选择提供其中一个版本（跟随 Panksepp, 1998）。

在此，一个重点工作是对基本情绪产生好奇心，并对相应的行为表现有所了解。这些是心智化的关键。要重视那些从未被参与者提出的基本情绪，如果没有它们，生活将无法维持。

我们通过以下方式说明这些基本情绪的重要性，这些情绪可能在童年和青少年发展过程中由于创伤和忽视而在我们身上"失去"了：

1. 询问来访者，谁养猫（在针对 ASPD 的 MBT-I 中，我们曾询问谁有狗）。通常许多来访者会举手。
2. 询问他们，当他们的猫是小猫时是什么样的。

在这一点上，宠物主人可能会描述小猫持久的游戏和好奇心。这就是幼小的哺乳动物（像小猫、小狗和孩子）了解这个世界的方法；不断的发现推动了发展。一旦我们失去好奇心，我们也会关闭大脑，不再学习；当我们不再游戏时，我们也失去了创造力。参与者理解这一点，但可能会发现难以重燃这种情绪，甚至可能对其有用性产生怀疑，根据来访者的经历这是可以理解的。但团体领导者坚持强调它们对日常生活和人际关系的重要性，并强调来访者有必要预测治疗师会对他们在整个治疗过程中的体验感到好奇，以及来访者需要对自己和他人的体验感到好奇。

领导者总结概括七种基本的情绪：

1. 兴趣及好奇与探索行为。
2. 害怕。
3. 愤怒。
4. 性欲。
5. 爱和关怀。
6. 分离焦虑和悲伤。
7. 游戏和欢乐。

领导者询问是否有人有任何想法，是否有人对于其他一些情绪不在名单上感到惊讶。领导者提醒大家，这份列表存在一定程度的分歧。这份名单并不意味着羡慕、嫉妒、贪婪、感恩、内疚、羞愧、自豪等情绪的重要性降低了。

领导者反问，为什么这些基本情绪对我们来说很重要？因为它们和人类的进化与生存有关，对于生存和繁殖有重要意义，并且它们代表了对某些触发因素做出反应的先天准备。我们不需要学习这些情绪或反应模式，因为它们是由自然决定的（但我们仍然可以远离它们，这个话题稍后讨论）。它们为我们提供了自动反应，这些反应在数百万年的历程中对人类的生存至关重要。

团体领导者接着描述了七种基本情绪的主要目的，如下所示：

1. 兴趣及好奇与探索行为。这促使我们发现有关周围环境的有用信息（例如，有哪些可用的资源，哪里可以获取食物和水，是否有安全的地方隐藏，周围是否有性伴侣等）。

2. 恐惧。这刺激我们问自己如下问题：我面临危险吗？它会伤害我吗？它能杀死我吗？他是比我强的对手吗？他是敌人吗？当恐惧变得足够强烈并且恐惧源似乎比自己更强时，它会促使我们决定是否逃走或屈服。如果威胁是压倒性的，并且使我们有致命的危险，那么恐惧也可以促使我们僵住或装死。

3. 愤怒。如果我们识别某人或某事阻碍了我们的行为，我们可能会表现出愤怒，并看他是否屈从。如果这个人抵抗，愤怒的强度就会增加，这可能会导致我们的攻击行为。

4. 性欲。这会鼓励生殖和基因的延续。

5. 爱和关怀。激励我们关心孩子、家人、伴侣和朋友。

6. 分离焦虑和悲伤。这些情绪的作用是呼吁别人照顾我们。它们向潜在的照料者发出信号，表明我们处于危险和需要保护的状态，或者已经与群体和家庭脱离关系，或者失去了一个依靠的人。

7. 游戏和欢乐。这刺激了与他人的互动，使我们保持"群体动物"而不是隐士，提高了与他人互动的技能，给自身的兴奋带来控制，并且使儿童能够通过激烈的格斗游戏发展出处理愤怒的策略。

领导者讨论团体对此描述的反应。正如七个描述所表明的那样，基本的情绪本质上是不同的行动计划。

原发情绪和继发情绪

对于来访者来说，有益的做法是将基本情绪和社交情绪视为有时是原发的、有时是继发的情绪状态。基本情绪率先对某些事物进行回应，而继发情绪倾向于事后发生并阻止第一种情绪的体验或表达。正如我们所说的，基本情绪是生存和适应性经验，它是必不可少的，并且预示着行动和反应。许多来访者会尽量避免它们，但这样做会降低他们评估情境和自身的能力。换句话说，应该将情绪作为信息的一部分帮助我们心智化，没有它们，我们的能力就会降低。

一个例子是，我们可能会在某种情况下感到生气，而这又会让我们感到羞愧。愤怒在这种情况下可能是一种适当的情绪，但被羞耻的继发体验所掩盖，这是一种社会情绪。来访者经常受到继发情绪状态的折磨，这在很多情况下是不适当的和无益的。此外，治疗师可能会因为继发情绪状态而分心，而没有注意原发情绪（愤怒）。在心智化治疗中进行全面的共情验证时，如果来访者感受到被理解，并且在感受到交织纠缠时开始认识到心理状态的复杂性，那么将原发情绪状态作为认识的目标是很重要的。

领导者解释说，与其他动物不同，人类有能力抑制情绪反应的感受。这就是为什么情绪（emotion）和感受（feeling）之间的关系有时似乎模糊不清。只有在团体成员询问这一区别时，我们才应提到这种区别。许多团体成员没有能力在当前的水平上讨论感受和情绪的不同，这时最好将感受和情绪视为同义词。

如果合适，团体领导者要强调以下区别：

◆ 情绪，这是个人对特定刺激的身体反应，是行动方案。
◆ 感受，这是情绪激活期间身体状态的有意识体验。

领导者解释说，由于个人的成长和社会化，人们可能远离他们的自然情绪反应。这意味着人们可以做出情绪化反应，但他们并不一定感受得到自己的情绪。情绪可以被压抑。因此，你可以在情绪上被激活，但同时却并不了解所涉及的具体情绪的性质。例如，你可能感到心悸或身体不适，但并不知道原因。领导者告诉团体成员这些现象的原因，随后会进行解释。

团体活动：鼓励团体成员讨论先前列出的与他们自己有关的情绪，并讨论情绪的个体差异。要考虑的问题包括，团体中是否每个人都能感受到这些情绪，以及是否每个人都以相同的频率和强度体验它们。

参与者讨论自己的不同反应和经历。领导者要提醒他们心智化态度的重要性（比如，对情绪的个体差异的开放性和好奇心）。

家庭作业：过去一周，你的哪些情绪是最突出的？或者哪些情绪激活是模糊的，也就是说，更多的是感受到身体的不安？

模块 4：心智化的情绪

小结

领导者总结上次会谈讨论的情绪内容。他强调每个人都有各种各样的情绪，这些情绪可以被分为基本情绪和社会情绪，并被视为原发和继发情绪。所有哺乳动物都能经历基本情绪，如下：

1. 兴趣及好奇与探索行为。
2. 害怕。
3. 愤怒。
4. 性欲。
5. 爱和关怀。
6. 分离焦虑和悲伤。
7. 游戏和欢乐。

情绪由特定的刺激引发，并包含生理反应。感受是对这些身体反应的意识。人们可能会在没有感受意识的情况下变得情绪激动。

然后，领导者询问是否有人在过去的一周内对他们情绪和感受做过记录并希望与团体分享的。讨论这些问题。

主题：心智化的情绪

这次的主题是如何处理情绪和感受。正如我们之前讨论过的，这是一个非常重要的心理健康问题。首先，我们需要解决如何识别和命名不同情绪的问题。

团体活动：我们怎样识别情绪？

1. 他人的；

2. 我们自己的。

领导者鼓励大家讨论，总体目标是确定情绪识别的两种主要方式。

确保随后的讨论能逐渐产生出其中一种识别情绪的方法，即我们通过解释他人的面部表情（"灵魂的镜子"）来识别他人的情绪。这个方法在所有文化中是一致的，并且在某种程度上具有跨物种的一致性。我们也会解释他人的肢体语言，他们做了什么以及他们说了什么。这是外部心智化，在模块1中已经讨论过了。人们对他人情绪的敏感能力各不相同，有时候人们可以在别人还没有意识到的情况下理解他们的感受。

理解他人情绪的第二条途径是通过与他人的认同。在大脑中有被称为镜像神经元的神经细胞，使我们能够在观察别人做某事或表达某种感受时，体验他们所体验的。例如，当我们看到另一个人悲伤时，我们自己也会变得伤心。这是共情的基础部分。

自我和情绪

之后可以继续讨论我们识别自身身体反应（应该给出一些例子）和感受状态（也可以称为情感意识）的方式。领导者可以提醒团体成员，他们在上一节中谈到了这一点，当时他们讨论了人在感受方面的不同以及如何识别自己的情绪。有些人比其他人更容易做到这一点。

大多数情况下，团体成员更能举例说明他人如何表达感受，而不善于表达自己的感受。领导者可以举一些例子，比如，"你喉部的肿块""眼神中的压力""膝盖虚弱""怒发冲冠"，来指示我们对自己的感受。

然后，领导者引入一个可以激发对情绪意识的思考的团体练习。可以通过一些简单的改变来提升我们理解自身情绪的能力，即更注意自己当前的身体状态，对我们的内部状态更加警惕和自省。

团体活动：领导者要求团体成员闭上眼睛，忘记周围环境并专注于自己。他将团体成员的注意力引向内部，询问如下问题：

- 你的身体里是否有哪些部位吸引你的注意力？
- 你感觉怎样？
- 尝试去感受是否有情绪激起的踪迹。可能没有，但通常是有的。
- 你正在体验什么样的感受？（如果不舒服的话，就不要管它；如果非常舒服，请保持。）

这一活动不应该持续很长时间，领导者应该清楚，最重要的是每个团体成员都将注意力转向自己的内心体验。

随后，讨论团体成员体验的情绪。对于一些人来说，这个练习可能会引起焦虑，这应该得到领导者的承认。偶尔，来访者可能根本无法进行此项练习，甚至会出现多疑的反应（一名来访者说他认为团体领导者试图控制他）。可以将这种表现重新定义为恐惧，这使它仍保留在基本情绪列表中，并强调此人终究会重新取得选择权。有些人会报告说，他们的身体体验在练习过程中阻碍了感受（例如，他们忙于呼吸以至于不能注意自己的感受），而另一些人可能会报告不同的情绪状态。

他人和情绪

领导者随后转向另一主题，即他人如何调节情绪以及他人如何识别我们的感受。他简要地介绍这个话题，并表示大家将进行一个可能很熟悉的情绪调节练习：安慰另一个人。

团体活动：角色扮演，调节别人的情绪。领导者要求其中一位团体成员表现出情绪苦恼，或许是一种失望和愤怒的混合。如果没有团体成员想要担当这个角色，那么领导者可以自己扮演这个角色。另一团体成员被赋予以下任务：

1. 发现此人有什么样的感受；
2. 找出他有这种感受的原因；
3. 尝试安慰这个人。

讨论参与者的体验，讨论的重点是来访者愿不愿意让别人安慰自己。然后，团体成员基于他人的体验，讨论他们发现的最具有安慰性的行为或动作（例如，共情理解、情绪共鸣、身体接触等），并确认这是因人而异的。

团体活动：领导者询问团体成员，当自己的感受被他人说出时是怎样的："让我们讨论一下，当一个亲近的人告诉你你感受如何时，会怎么样。他们能经常猜对你的感受吗？或者他们似乎误解了你的感受，如果是这样的话，你能向他们解释你的感受吗？"

领导者尝试识别出一些来访者的感受，他们在很长时间内深感被误解，这让他们感到孤独、被遗弃、受伤等。通常情况下，人们会以愤怒来回应这些感受，此时这是一种继发情绪，但也可能是一种原发情绪，因为它增加了自我的生存机会，以表示"我的存在"。需要采取新的应对方式来管理这种反应。这些问题都可以讨论。

情绪调节

领导者此时可以提出情绪调节受损的话题。情绪调节受损意味着一个人陷入痛苦、不舒服并且通常是不清楚的情绪状态，且可能采取激烈的手段（例如嗑药或自残）来逃避。

团体活动：领导者要求团体成员为这种不愉快的情绪状态命名，并将其写在活动挂板上。然后，领导者要求团体成员举例说明他们是如何摆脱这种情绪状态的。

领导者将这种情绪状态命名为非心智化感受，并强调在治疗中谈论这些经历的重要性。在这样的状态下，人们可以做出非常自我毁灭性的事情。非常重要的是，要努力减少处于这种状态下的时间，并采取一些积极的方式来管理这样的情绪状态。

起初，可以建议使用减少身体紧张的方法，这种方法是简单的、有用的，因为基本情绪会随着身体的变化而被感受到。例如，恐惧和焦虑是由心率变化、出汗、呼吸不畅，以及突然变得警觉和警惕来传达的。管理过度唤起的身体感觉是第一阶段，它优先于使用应对人际敏感的方式。领导者可以告知团体成员将在稍后的阶段（也就是焦虑模块）讨论人际关系的敏感性。

◆ 讨论他们可以使用的放松技巧：

- 渐进式肌肉放松。

- 呼吸技巧。

- 沉默和冥想的立场。

- 正念。

如果领导者对这些技巧很熟练，而且如果时间允许的话，可以对一些技巧进行练习。许多来访者认为这很有用，领导者必须一次又一次地带领团体进行放松技巧练习，并在团体成员变得紧张的时刻这样做。领导者必须能够轻松带领团体成员进行短暂的放松练习，并激励来访者在家中练习。

◆ 列出可以应对焦虑的其他基本策略：

- 通过从事其他活动分散注意力。治疗师要向来访者指出，分心意味着逃避情绪体验，因此应尽可能少地使用。但是，它可以用来防止破坏性情绪的逐渐恶化。

- 认识到自动化思考可能会引发焦虑。如果来访者产生了一种情绪，可以要求来访者考虑，什么样的自动联想会刺激他们产生相关的情绪感受，"我现在在想什么，或者在我有这种感受之前我想到了什么？"

家庭作业：记录过去一周内发生的至少一次你成功地有效调节情绪的情形。

模块 5：依恋关系的重要性

小结

　　领导者总结上次会谈的内容，包括我们如何识别自己和他人的感受；解释我们自己的内部情绪信号和他人的情绪表达；自我调节情绪以及别人如何帮助我们调节情绪；非心智化是一种非常不舒服的感觉；以及我们如何管理这种情绪状态。

　　领导者询问是否有人愿意分享上一周发生的成功情绪调节经验。

主题：依恋

　　随后领导者引出今天的主题：依恋。领导者要将依恋和情感以及情绪调节相联系，并将其定义如下：

　　　　依恋是对另一个人的积极感受和情感联系。

　　第一个依恋关系是与父母、照料者及其他家庭成员。这些依恋关系将影响个体与其他人的关系和互动模式，影响可能是积极的，也可能是消极的。依恋是所有哺乳动物共同具有的现象。其目的是保护脆弱的后代免受危险，并促进亲属之间的情感联系。当一个年幼的孩子感到不舒服（例如饥饿、干渴、沮丧或恐惧）时，他本能地转向依恋对象，期望被他们安慰。依恋对象对孩子的不安信号（例如呜咽和哭泣）具有同样的本能反应，这表明照料者需要以某种方式照顾孩子。孩子的情绪可以通过这种方式得到安慰，通过获得食物和安抚，孩子变得不那么害怕。通过照料者的微笑和安慰等，孩子建立了关于依恋对象的内部表征，这些表征和幸福（奖励）相关。所以最终仅仅是关于依恋对象的想象与表征，就足以让自己平静下来。这是自我情绪调节的标准路径。但是，在一个人达到了自我调节的能力之前，与依恋对象分离可能导致不安和恐惧的感觉，这就是所谓的分离焦虑和悲伤。

领导者总结，依恋过程意味着我们学习通过"别人"（抚养者）来了解和调节自己的情绪。尽管后来我们开始调节自己的情绪，但这个依恋过程始终贯穿我们的生活。

人们有不同的依恋模式。对于儿童，可以通过观察他们与依恋对象分离时的反应来测试，这个对象通常是孩子的母亲。测试情景始于母亲和孩子共同在一个房间里。过了一会儿母亲离开房间留下孩子一人，然后，一个陌生人（观察者）进入房间。被抛弃并同时和陌生人共处一室的情景通常会引发孩子的分离焦虑和恐惧。观察者观察孩子如何处理这种情况并在母亲随后返回后会如何反应。所谓安全依恋的孩子在母亲即将离开他们时感到不安和抗议，但在一段时间后会放松，并开始玩房间里的一些玩具。当母亲回来时，孩子会去找母亲，并且经常会哭一会儿，但很快就会平静下来，可能是通过坐在母亲的腿上。过一小会儿后，孩子通常会重新开始玩耍。

然而，一些孩子拥有不安全依恋模式。一共有两种不安全依恋模式：焦虑型依恋和回避型依恋。

在焦虑型依恋的模式下，孩子对依恋对象的感觉是不安全的。很可能有充分的理由，因为依恋对象的行为是不可预测的（依恋对象在回应和存在方面一直是不稳定的）。为了吸引依恋对象的注意力，孩子学会了夸大自己的情绪表达（例如，他们表达了过度的不安和哭泣）。当这样的孩子在测试情景中被抛弃时，即当母亲要离开房间时，他会大声哭泣并紧贴母亲。当母亲不在时，这个孩子无法冷静下来玩耍。当母亲回来时，孩子对母亲的态度是矛盾的，当母亲抱孩子时，孩子会哭泣和抗议但会逐渐平静下来。在这段经历后，不安全依恋的孩子需要更多的时间来重新开始玩耍。就好像孩子需要紧贴母亲因为害怕她会再次离开。换句话说，孩子需要一段时间才能从分离引发的情绪中恢复过来。

另一种不安全依恋模式是回避型依恋，它的情况和焦虑型依恋正相反。焦虑型依恋的儿童有夸大的情绪反应，而回避型依恋的儿童基本上没有什么反应，他们是脱离的。在测试情况下，他们对于母亲的离开似乎完全没有反应，就好像他们不在乎母亲是否离开或返回。当测量这些孩子的身体反应时，发现他们在这种情况下表现出紧张，但他们表达出来的情绪反应很小。他们已经学会了过度调节自己的感受。这些孩子可能经常经历情绪感受被忽视，或情绪感受一直被误解和被当作不是情绪感受的情况，或者他们可能因为自己的感受而被嘲笑或折磨，或者经历了表达感受带来的其他负面后果。

因此依恋模式产生于并发展于与早期依恋对象的互动。由于这些互动与孩子如何引起注意有很大关系，因此也可以称为孩子的依恋策略。这不应该与"注意寻求（attention-seeking）"行为混淆。一些来访者和他们的帮助者发现，BPD 来访者的某些症状反映了他们故意尝试引起注意的方式，例如服用过量药物。然而，事实并非如此，而且领导者应强调，"注意寻求"行为的概念并不是理解心智化框架的一部分。

不安全依恋的策略也可以混合使用。例如，一个人有时可能会有焦虑的行为，而在其他时候会回避与疏远。

依恋模式从童年时期开始就影响着一个人。然而，它不是固定的，可以在儿童时期改变。它也会影响成人的关系模式：它在很大程度上决定了人们如何处理亲密关系，特别是在令人痛苦的情境中，或者有被抛弃的危险或恐惧时。另一个人是安全和愉快体验的来源，还是这种关系以不安全感和戏剧性变化为特征，或者是以距离感和情感平淡为特征？一个人调节依恋关系的方式对他的生活具有重大意义。

团体活动：汤姆和女朋友莎拉在大学假期后再次见面。假期期间，汤姆没有给莎拉打电话，当莎拉打电话或发短信给他时，他也没有回复。莎拉在假期里基本上没事做，但当汤姆问她时，她回答说："我度过了一个美妙的假期，有很多事情要做。我希望这个假期更长一些。"

根据汤姆和莎拉的依恋策略来讨论这个情节。

最后：为什么莎拉这样回答？

这个练习可以作为下一个练习的前奏，以刺激团体成员思考什么是依恋，据此领导者可以纠正对依恋的任何有关误解。

团体活动：思考你与生活中重要人物（如女朋友、男朋友、家人或朋友）的关系，并思考这种关系是安全的、回避的还是焦虑的。

这个活动涵盖了本节课的主要内容。在这里，团体成员试图绘制自己的依恋模式。领导者要求他们确定自己的主要模式是安全的、焦虑的还是回避的，并且证明他们为什么把自己归为这种模式。许多来访者给出的例子表明他们同时是焦虑型的和回避型的。参与者产生关于他们有混合的依恋策略这种想法时，应受到领导者的鼓励。这种想法意味着参与者正在仔细思考自己，并开始意识到他们的反应可能取决于他们正在考虑的人际关系的不同背景。团体领导者通过参与者的例子阐明关于依恋的问题。

家庭作业：记录依恋关系中的典型情况。

模块 6：依恋和心智化

小结

领导者总结上次会谈的内容：依恋指的是与另一个人的积极情感联系。作为一个成年人，我们的典型依恋策略受到童年时期建立的依恋模式影响。典型的依恋策略是指安全和不安全的依恋模式。不安全的依恋模式又分为焦虑型依恋和回避型依恋。

鼓励每个参与者根据他们的不同依恋策略来探索与重要他人的关系。

家庭作业涉及更多地思考某个人的依恋关系的典型特征。领导者询问是否有人愿意分享作业并讨论。

主题：依恋和心智化

在心智化的文化中成长促进了安全的依恋，这有助于个体的心智化能力。

心智化的文化意味着经常讨论人，以及他们为什么如此行事，例如，为什么人会在家庭中表现出这样或那样的行为。心智化的文化对于管理影响家庭成员的重大事件是必要的。相关经历的讨论需要以合理的开放态度、最低限度的确定性，以及不会触发任何压迫性家庭禁忌的方式开展。

团体成员被告知，治疗方案在努力实现心智化的文化。例如，在团体和个人心智化的会谈中，不断努力地了解自己和他人的想法，并交流这些想法。这将在模块 8 和模块 9 中被重复强调。

团体活动：在每个参与者的家庭文化中，与心智化有关的特征是什么？

领导者引导有关该主题的讨论。可能会出现压抑性的沉默、焦虑的家庭聚会（例如生日和圣诞节）、不能触碰的禁忌区、混乱的家庭讨论，等等。领导者必须做好准备，这一话题可能会激起参与者的痛苦回忆和强烈情绪。同样，团体领导者必须强调，这是可以在日后进一步探讨的话题，特别是在对每个人的影响上。

更具体地说，童年时期的家庭环境和依恋体验会影响一个人的心智化能力。这种情况可能有很多原因。父母和照料者可能无法在身体上或精神上亲近孩子；可能没有能力倾听、理解或共情。也可能，孩子被其他人妨碍（例如兄弟姐妹或自己的父母），依恋对象可能没有良好的照顾技能，或者可能存在精神或身体虐待或者药物滥用的情况，这种情况很可能现在仍然存在。最终的结果往往是产生了依恋冲突。

依恋冲突意味着一个人抑制或夸大了关于情绪状态的信号，因为他在寻找或呼唤依恋对象时，会担心或对可能发生的事情感到不安全。依恋冲突意味着一个人亲近依恋对象的冲动受到某种其他因素的抑制（例如害怕受到对方惩罚，或者自己想要惩罚对方）。

团体活动：写下你的依恋冲突的例子。

领导者引导关于依恋冲突的讨论，并将谈话引向可能会对一个人的心智化能力造成影响的事件上。

领导者提出这样的观点，即依恋关系是非常重要的，有助于孩子意识到自己的情绪状态，能够叙述这些情绪状态，找出其原因，并用情绪来指导心理活动。

如果一个人与他的依恋对象之间关系混乱且不安全，那么他的心智化能力会受到负面影响。孩子不能依靠依恋对象来理解自己的感受和关系，因此也无法依靠自己来理解这些。此外，思考依恋关系也变得很困难，因为孩子缺乏心智参考的"锚点"。当然，随着时间推移和心理成长，人们可以观察别人的活动并将其与自己的经历进行比较，从中获得参照点，进而理解自己及关系。如果这种关系的特征是暴力的和（性）虐待的，思考这种关系就变得特别困难。一个本该关心和爱自己的人为什么会这样对待自己？为什么完全无视自己的幸福？这始终让人无法理解。

依恋冲突从一开始就抑制了孩子的心智化能力，并留下了情绪疤痕和困惑。它破坏了孩子后来在成人生活中处理依恋冲突的能力。

　　团体活动：记下你在亲密关系中难以谈论的事情，以及其中可能的原因。

领导者做笔记并引导讨论。

　　家庭作业：记下过去一周内亲密关系中难以谈论的问题。

模块 7：什么是人格障碍、边缘型人格障碍和反社会型人格障碍

小结

领导者简短总结上次会谈的主题和讨论：

◆ 在心智化的文化下成长，能促进心智化能力。

◆ 童年时期的重大依恋冲突，会破坏这种能力。

◆ 受损的心智化能力使得处理亲密关系中的冲突变得困难（例如，非黑即白的思维，情绪会破坏思考能力等）。

◆ 领导者询问是否有人愿意分享家庭作业。

主题：人格障碍

接着，领导者将注意力转到今天的主题——人格障碍。

在这一点上，团体领导者采取说教的方法，概述目前对人格障碍的理解。这里要覆盖的关键领域是：

1. 当个体的人格表现出一定数量的适应不良（无益）人格特质时，可以说他具有人格障碍，这些特质包括典型的思维方式、感受、冲动调节和与他人的联系。这些特质必须至少从青春期晚期或成年早期以来都是这个人的特征，并且从那时起保持相对一致。

2. 人格特质通常会影响自我形象和自尊，但也会影响思考其他人的方式，并且通常导致个体在学业、工作或家庭生活方面出现问题（例如，害羞、不自信、非常多疑、依赖他人、脾气暴躁、总是避免冲突等）。

3. 人格障碍并不影响整体人格。除了那些有问题的特质外，人们还可以拥有许多良好的、积极的人格特质，以及各种才能。例如，著名艺术家爱德华·蒙克和弗朗西斯·培根极有可能患有人格障碍，因为他们在与他人交往方面有重大问题。尽管如此，他们都是技艺非凡和富有创造力的画家。（团体领导者也可以提到一些知名的政治家。）

> 团体活动：请每个团体成员记下：
>
> 1. 自己有问题的人格特质；
>
> 2. 自己良好的、积极的人格特质，以及任何才能；
>
> 或者，要求每个成员写下"什么使我成为我"（即他的个人特征是什么）。

领导者询问是否有人希望分享自己做的笔记，在白板或活动挂图上列出关键词，并引导讨论。

在这次讨论之后，领导者概述人格障碍在其可变性方面的积极观点。人格障碍不一定是永久性的。许多特质会随着年龄的增长而改变，这通常会导致一个人变得更加轻松，不那么偏激，并学习以更好的方式处事。问题也可能会在应激时再次出现，例如，在工作出现问题或亲密关系出现问题（例如分居和离婚）时。通过治疗可以更快速地改善人格障碍，例如 MBT。

在改善方面，人格障碍也可能比抑郁症有更好的可改进性和自愈性。

接下来，领导者讨论人格障碍的起源，但并不展开详细说明。人格障碍是由遗传因素（气质和脆弱性）和童年时期的负面环境（如父母的早逝、忽视、虐待或创伤）共同造成的。根据这些因素的平衡关系，某些特征可能成为我们与他人相联系的主要方式，而这些特征又反过来决定了不同的人格障碍。领导者概述人格障碍的分类并简要回顾各种类型的关键特征。

1. 分裂型人格障碍（schizotypal personality disorder）：非常害羞和多疑，朋友少，有奇怪的看法。

2. 分裂样人格障碍（schizoid personality disorder）：平淡的感情，很少需要与他人在一起，更喜欢单独做大多数事情。

3. 偏执型人格障碍：多疑，不妥协和性情暴躁。

4. 反社会型人格障碍：反复犯罪，无情，侵略性，无关爱能力。

5. 边缘型人格障碍：不稳定的关系，不稳定的情绪，波动的自我形象。

6. 自恋型人格障碍：宏伟的自我意识，傲慢，缺乏同情心。

7. 表演型人格障碍：戏剧性，夸张的情绪表达，对性放荡，不断吸引别人对自己的注意。

8. 回避型人格障碍：焦虑，在新的人际关系中受到抑制，不愿冒个人风险，过分害怕批评或嘲笑。

9. 依赖型人格障碍：缺乏自信，过分地从别人身上获得关怀，不断需要其他人的建议和安慰。

10. 强迫型人格障碍：僵化和固执，专注于秩序和时间表，难以将任务委托给他人，完美主义者。

11. "没有特别说明的人格障碍"：没有达到其他任何一种人格障碍阈值的特征，但具有多种人格障碍的特征。

领导者组织对不同人格障碍的讨论，可以自行决定讨论多少种人格障碍。

边缘型人格障碍

领导者根据心智化来介绍 BPD 的诊断标准。他解释说，这些是 MBT 项目参与者身上最常见的特征，同时强调很多参与者可能还有其他有问题的人格特质。

BPD 的诊断标准：

1. 强烈而不稳定的关系，在理想化他人和贬低他人的极端之间交替：迅速进入新的浪漫关系，理想化他人，并允许自己被引诱或迷恋，从而降低自己的社会判断力；当失望来临时，情况恰恰相反，只能看到之前认为理想的人的消极方面。

2. 难以忍受孤独，存在与被抛弃有关的强烈情绪：因此，他会不顾一切地避免被抛弃，例如，允许自己受到不良待遇，顺从地行事，出现戏剧性的行为，如伤害自己或威胁自杀。

3. 认同问题：波动的自尊心，不稳定的自我形象，人生目标不断变化，难以坚持自己的内在核心。

4. 可能产生自我毁灭的冲动（即冲动性冒险）：例如，购买个人支付不起的东西，鲁莽驾驶或超速驾驶，鲁莽行事，滥交，滥用酒精和毒品等。

5. 自毁行为：比如自残和自杀企图（为了调节痛苦的情绪状态）。

6. 反复出现内心空虚和无意义的感受。

7. 持续的情绪波动：例如，一天之内，在强烈的烦躁不安和愉快之间，或者在快乐与悲伤之间，在痛苦与愤怒之间波动。

8. 强烈的愤怒很难控制（例如，这可能导致扔东西、咒骂或身体受伤）。

9. 在有压力时产生多疑或灵魂出窍的感觉。

我们用日常语言将正式的诊断标准修改为一系列的初步筛查问题，可以用来询问参与者，和有助于刺激讨论：

1. 你害怕被拒绝、被抛弃，或被独自留下吗？

2. 你与朋友和家人的关系不稳定吗？

3. 你是否将事物看作全是好的或坏的，100% 对或 100% 错，非黑即白的或绝对的，比如说，"所有人都是……"。

4. 你是否难以知道自己是谁？什么对你来说是重要的？

5. 你是否冲动地做了可能以某种方式损害自己的事情，没有计划或并不关心后果？

6. 你是否自我伤害（故意伤害身体或过量服药）或做出自杀举动？

7. 你是否很容易产生情绪波动？

8. 你是否觉得空虚，觉得需要别人来填补你，让你成为整体？

9. 你是否会以一种对自己不利的方式变得极其愤怒？

10. 当你有压力时，你会有自我分离感，或者产生过度怀疑或偏执吗？

领导者解释并讨论提出的这些特点。在回顾和讨论期间，领导者必须保持一种心智化观点。

家庭作业：在下一周，记下对你而言成问题的人格特征。

给参与者一份概述 BPD 的小册子。

适合 ASPD 的版本

在讨论了"什么是人格障碍"，以及在参与者完成练习确定了其人格的问题领域之后，ASPD 的许多特征被确定下来。领导者使用这些信息概述 ASPD 的主要特点。这些特征比现有人格障碍分类系统中所描述的特征更具有概括性。

◆ 倾向于反对权威并且固执地参与违法行为。

◆ 对别人及其动机非常敏感，往往认为人们故意针对自己。

◆ 被权威（如警察）欺负的感觉，以及被住房、福利和就业等系统不公平对待的感觉。

◆ 经常认为有必要掩盖事实或不完全诚实。

◆ 做事没有计划，而是被动卷入"做事"。

◆ 因为发生的事情和自己的行为责备他人。

◆ 伤害别人时不会感到难过，因为对方罪有应得。

◆ 在涉及有问题的互动时，不关心自己或他人的安全。

◆ 通常具有好斗的态度，有时会导致打斗。

　　团体领导者指出，这种模式描述了人们的行为以及他们的一些态度，但并没有帮助人思考是什么让人这样做的，或者他们为什么会形成某种态度。它也没有说明它们将如何改变。这些问题是未来几次会谈的主题，团体中的一些工作将讨论并确定如何改变这些重要的问题，而这些问题将由团体的参与者自己来界定。

　　现在，领导者改变话题谈论那些显著干扰治疗的 ASPD 问题。首先，ASPD 人群对于改变有各种各样的动机，其次，他们有强烈的外化倾向。

　　团体领导者：讨论动机。

　　要改变反应、感受和想法，对每个人而言都很困难。我们可以尝试以不同的方式看待事物，但我们倾向于默认选择我们在世界上能控制得最好的方式。如果我们试图改变我们在世界上的行为方式，却遭遇失败，我们的动力会迅速衰落，并随之放弃。ASPD 人群以一种他们认为能给精神和身体带来最佳生存机会的方式，适应他们的历史和当前的经验。这种"最佳方式"不会被轻易放弃的。

　　团体领导者：谈谈变化和遇到的困难。建议团体轮流关注每个成员五分钟，探讨他人格问题的一个方面。

　　然后，领导者就这些人格问题提出一些开放性问题，试图让成员参与问题的自我评估过程。

◆ 他们的问题有多严重？

◆ 其他人是否更担心？如果是的话，他们为什么会担心？

◆ 问题解决之后会有什么收获？

◆ 会有什么损失？

领导者正在模拟"改变谈话（change talk）"，这既是心智化的，也是动机性的。来访者通常会问领导者，他应该怎么做："你来告诉我？你是专家。这就是我来的目的。"在这一点上，团体领导者有以下几种选择。

1. 可以将问题传递给团体。在治疗的这个阶段，这不是一种有用的策略，它不是 MBT 的"一线干预（first-line intervention）"。在针对ASPD 的 MBT 中，治疗师被看作权威非常重要。回避提问可能会导致来访者变得更加强制和苛求答案。

2. 可以开始提出建议。这可能会导致来访者，要么说他已经尝试了这个建议却没有奏效，要么找一个无懈可击的理由说明为什么这不是一个好的建议，或者指出这是一个愚蠢的建议，以表明治疗师并不了解问题。

3. 可以带着对问题的一些确认来真实回答："这是一个很好的问题。目前我不知道你应该怎么做。在我们考虑解决方案之前，我们需要更多地探索它。目前我们需要确定的是，这是我们需要努力改变的事情。"心智治疗中，我们建议采取第三种选择。

> 领导者：概述外化的概念，即指责外部因素。

这里的目的并不是说外化本身就是一个问题和错误；这意味着我们都需要衡量自己对事件的贡献以及对方的角色。例如，如果我们把过多的责任归咎于自己而不是别人，那么我们会因为内疚和自我批评而感到不知所措；另一方面，如果我们过分重视外部因素，不断将自己的问题归咎于他人，那么这不利于建立建设性关系，并使我们觉得自己无力改变任何事情。

> 一位来访者描述：他的住宿管理员暂时将他与其他人安排在同一间房，尽管管理员知道他在建立亲密互动上是非常具有攻击性的，并且可能会引发暴力。一天晚上，同屋的人以一种他不喜欢的方式盯着他看，他因此揍了对方。他将问题归咎于住宿管理员。他让有关工作人员去与住宿管理员解决问题，而不是他，他说自己已经警告过这种情况可能会发生。

对于 ASPD 人群来说，借助大量的情境因素来解释自己的行为很常见。当然，这有一定的正确性。他们经常说，领导者不了解他们的社会环境和生活环境。"任何人在我的位置上，都会表现得如此。""你必须威胁别人，否则他们会认为你很弱。"他们得出结论，认为自己的大部分问题都与外部因素有关，比如金钱、社会规范或者他人的威胁。领导者并不挑战这一点，而是采取某种平衡，谈论我们在考虑其他人时是如何倾向于采取相反方式的。那时，我们不考虑环境。所以如果他人是攻击性的，我们倾向于认为这是由他的个人特征引起的——"他是一个有攻击性的人"，并且认为他要对他的行为负责。我们会低估情境因素对他人的攻击行为的影响。需要指出的是，当考虑自己时，我们倾向于责怪环境，但在考虑他人时，我们倾向于将他们的行为归因于人格特征。

领导者可以指出，我们经常根据他人的可观察行为来定义他人的特征。这属于将他们所做的事情归因于内部原因。通常来说，我们并不喜欢别人这样对我们。当他人因为我们生气了并认为我们是有攻击性的人时，我们感到被误解。我们觉得他们不了解我们的情况。这本身会加重我们对那个人的怒火，他被看作是使我们感到愤怒的人。在这里可以提到，过分强调将自我或他人作为行为的原因，就是所谓的"不良心智化"的例子。我们需要发展一种更加细致的方式看待他们及与他人相关联。

家庭作业：在下一周，记下对你而言最有问题的性格特征。

监控自己如何解释"事件"——你认为这是你的错，还是应该归咎于其他人或有关部门，或者更复杂的原因？

给参与者一份概述 ASPD 的小册子。

模块 8：心智化治疗——第一部分

小结

领导者总结上次会谈的主题和讨论：

◆ 人格障碍的定义。

◆ 什么是适应不良和适应良好的人格特质？

◆ 人格障碍的波动过程如何，大多数人格障碍随着年龄增长而改善，并且治疗增加了改善的可能性。

◆ 各种不同类型的人格障碍。

◆ BPD 和 ASPD 的诊断标准。

领导者询问是否有人想分享他们过去一周的笔记——关于注意到的任何有问题的人格特征，或者他们是否还有关于诊断的进一步问题。

主题：心智化治疗

随后领导者介绍本次会谈的主题，从定义 MBT 的目标开始。

MBT 的目标是提高一个人在亲密关系中的心智化能力。提高心智化能力意味着这个人的内在自我更加稳定，不太可能让情绪占据上风，当这种情况发生时，他能够更快地重新获得镇静。也就是说，这个人的情绪更稳健，不易受人际冲突影响，并且在出现冲突时能够更好地处理冲突，而且冲动性更小。

心理治疗如何提升人们的心智化

MBT 是一种心理治疗形式。心理治疗意味着一个人与另一个人或其他几个人谈论自己内心的问题。通过这种方式，人们能更好地意识到自己和自己的感受，以及自己与他人的关系。为了使 MBT 达到更好的效果，有必要尽可能地暂停各种不信任，对自己感到好奇，并相信治疗师并不是在评判你。在这种情况下，谈论自己本身就是一种好处，因为一般而言，当人们依靠自己的力量来处理事情时，他们往往会在思想和感情上迷失方向。我们所有人都可以轻易地在理解自己和他人时欺骗自己。

但心理治疗涉及的内容更多。它还涉及与其他人更亲近，即让别人进入自己的人生，敢于信任他人并与他人建立联系，让他人在自己的人生中变得重要。正如团体早些时候所讨论的那样，特别是在关于依恋的会谈中（模块 5 和模块 6），建立联结与信任不是一个容易的过程。它需要仔细关注自己的思想和他人的情况。其他人内心发生了什么？他们准备好接受我和我的想法吗？他们是否理解、接受和支持我？

提醒团体成员思考关于依恋和心智化的会谈（模块 6）。心理治疗会自动地刺激依恋感受；在模块 5 中确定的每个来访者的依恋模式可能在治疗中变得明显。领导者解释说，这是一种自然发展过程，并且来访者和治疗师之间的关系将促进来访者对自己和他人的想法产生兴趣，了解这一点很重要。告知团体成员这个主题将在下一次会谈中更详细地讨论。

治疗结构

在签订每周 1 次、共 18 个月的个体和团体心智化治疗合同后，每个人都要与治疗师合作进行以下工作。

1. 心智化问题的治疗规划。
2. 危机计划。
3. 认同自己的角色和责任。
4. 理解并认同短期和长期目标。
5. 和来访者目前涉及的其他机构整合，如康复机构、缓刑机构和社会服务机构。

如有必要，预约精神科医生探讨相关药物的使用。

告知参与者，治疗师会定期开会并交流有关治疗进展的信息。治疗来访者的治疗师有权在治疗团队内部讨论来访者的进展，但团体治疗师通常不会提及他在别处了解到的关于来访者的任何事情。由来访者决定他想谈什么，什么时候谈什么。然而，在某些情况下，例如，涉及暴力或威胁、严重合同违约、儿童保护问题或自杀企图，即使来访者不想谈论某些问题，团体治疗师也可以直接处理特定问题。

涉及团体其他成员时，鼓励参与者不要在治疗会谈之外私自接触，也不要通过电话、短信、社交媒体（如 Facebook 或 Twitter[1]）接触。如果他们还是选择在团体会谈之外见面，鼓励他们在治疗会谈上谈论这些会面。参加 MBT 项目的来访者是不许发展亲密关系的，如果这种关系还是发生了，那么至少有一个人将不得不离开并在其他地方寻求治疗。

MBT 涉及在亲密关系中练习心智化能力

MBT 治疗师几乎不提供直接的建议，尽管他们会聚焦于帮助来访者发现解决问题的方法，解决眼前的困难。他们努力让来访者形成心智化立场，通过这样做可以帮助来访者逐渐找到自己的解决方案，这些方案有助于他们在解决问题时更加细致和具体。如前所述，心智化立场意味着对别人的思想、经历、想法和感受好奇，建立一种"不知道"的态度，人们试图通过尝试许多不同的选择来发现这种开放的态度。MBT 是一种协作的努力，治疗师试图让来访者参与相同的心智化过程。简而言之，MBT 的基础是来访者要与治疗师和其他团体成员一起发展和实践心智化技能。熟能生巧，在这个治疗计划中，来访者有机会练习心智技能。

心智化团体治疗可以被描述为心智化的"训练舞台"。它要求每个参与者遵守以下内容。

1. 经常分享和谈论自己生活中发生的事件，最好是最近发生的事件，这些事件导致不良心智化（强烈或困惑的感觉、行为冲动、冲突解决不良等），或者讨论他们处于压力下的情况，特别是和他人有关的并且感受到对心智化能力有较高要求的情形。

---

[1] 均为知名社交网站。——译者注

2. 他们努力通过探索、好奇和对替代性理解的开放态度等心智化立场来
   更多地了解这些事件。

3. 其他团体成员通过用心智化立场，探索自己和他人的问题，从而参与
   到这个过程。

4. 所有人一起尝试以相同的方式了解团体中的事件。

5. 他们努力与团体、团体成员和治疗师建立联系。

> 团体活动：讨论你是否有以下问题：
>
> 1. 提出你生活中的问题；
>
> 2. 关注团体中的事件；
>
> 3. 采取心智化立场。

利用会谈剩下的时间讨论这些问题。

　　家庭作业：思考当你加入一群你不认识的人时，你通常如何与他人
联系。例如，回想你第一次来这个团体的感受，或者当你遇到一个朋友，
但他有人陪同时，你的感受是什么。

模块 9：心智化治疗——第二部分

小结

领导者总结上次会谈的主题：

◆ MBT 的目标：在亲密关系中增强心智化能力。

◆ 治疗项目的组织安排。

◆ 在团体中训练和练习心智化。

领导者询问是否有人有问题或者对上周作业有思考，并组织讨论。

主题：心智化治疗

这次会谈的重点是心智化治疗的依恋方面。

团体活动：讨论你在与下列人士建立治疗关系时可能遇到的困难：

1. 个体治疗师；

2. 团体治疗师；

3. 其他团体成员。

对建立联盟关系的常见负面意见如下。

◆ 当知道很快就要与他人分离时，一定会产生既痛苦又毫无意义的感受。

◆ 建立关系是注定会失败的。

◆ 人们总是背叛你或让你失望。

◆ 依恋包括你对他人的关心。

◆ 你不能相信别人。

一些来访者觉得，他们可能过多地在意治疗师，过度担心治疗师会不关心他们，怀疑治疗师会认为这种关系"仅仅是他的有偿工作的一部分"。其他人可能会质疑，是否有可能与团体中的所有人联结：有的人只喜欢与他们产生联结的人；有的人可能不喜欢治疗师或其他团体成员；还有一些人可能会提出这样的问题，即依恋可能导致更多的需求，例如，无论何时遇到困难，都希望与治疗师联系。此外，还可能提出的问题有，如何与一个封闭自己、对私人生活缄口不言的人联结。最后，可能会有人提问，为什么强烈建议团体成员不要在治疗会谈之外与其他团体成员联系。

这个讨论激活了广泛的主题，并且很容易变得混乱。一段时间后，领导者可以协助组织讨论。做到这一点的一种方法是分别讨论与个体治疗师、团体治疗师及其他团体成员的关系。

对于参加过其他治疗的团体成员，领导者可以花费一小段时间来明确过去的治疗与 MBT 之间的重要差异。

然后，领导者再将主题转为，为什么有人不公开或不告诉他人自己面临的困难。这是因为，有的人认为，治疗师或团体成员对于自己的困难或问题会感到失望、不理解、忽视或误解。

　　团体活动：讨论当你感受到来自朋友、治疗师或与你亲近的某人的失望、误解、忽视或类似情况时，你的典型反应是什么。

　　这个话题的团体讨论占据了本次会谈的剩余部分。领导者强调，这是治疗中要解决的一个特别重要的话题。针对治疗师和其他人的个人反应往往倾向于"转入地下"。澄清误解和敏感的人际情感是 MBT 的核心要素。"地下"的感觉和想法常常是隐性心智化过程的一部分，必须被外显化。

　　家庭作业：在下一周，记下你在遭遇来自亲人的失望、误解或忽视时的反应。

模块 10：焦虑、依恋和心智化

小结

领导者总结上次会谈的内容：

◆ 和他人联结的重要性。

◆ 和治疗师以及其他团体成员建立依恋关系。

◆ 依恋他人的重要性，以及它如何激发困难的情绪，并构成了对心智化的挑战。

◆ 治疗中面临的困难。

◆ 对于别人引起的糟糕情绪，人们的反应是"转入地下"，而不是说出来。

分享上一次会谈的作业，关于让人感到失望或被误解的人际事件。需求和愿望没有被满足的经历，对于扩大治疗理解的广度非常重要，因此领导者可以花一些时间在这个问题上。根据 MBT 模型，需求未得到满足的情形往往来自另一个人（也许是朋友；在治疗情境下，也可能是治疗师或诊所接待员）的非偶联反应。

主题：焦虑

领导者通过讲述下面的话来引出当天的话题，也就是说，几乎每个因为自我不稳定、情绪不稳定以及人际关系问题而申请治疗的人，都会产生一些令人不安的情绪症状，而且通常是这些症状促使个体寻求治疗。最常见的症状是焦虑和抑郁。在这次和下一次会谈中，我们将处理焦虑和抑郁，因为它们与依恋过程有关。

焦虑与模块 3 提到的一种基本情绪——恐惧——密切相关。在危险的世界中，恐惧对于生存是不可或缺的；它发出危险信号并激活人或动物的"警报按钮"，激发"或战或逃"的准备。

领导者解释说，恐惧激活或战或逃反应的阈值，以及个体之间的反应强度具有个体差异。这在很大程度上是一个气质问题，有些人比其他人天生更容易感到恐惧。当这种情况发生时，它可能会导致麻烦的后果，因为在一些不必要的时候，个人也会变得过度焦虑并且在行为上或精神上"逃避"。

团体活动：写下让你焦虑的常见情况。

领导者问团体内的每个成员他们都写了什么，并对结果进行讨论。许多参与者可能会说，他们本质上是焦虑的，但不知道恐惧的根源。这使他们更难解决这个问题。恐惧的强度可能非常强烈，以至于人的身体和心理过程可能无法正确处理它。自主神经系统的负荷可能变得过载，导致个体经历惊恐发作，其特征是心率增加、呼吸困难、头晕，以及害怕昏厥、死亡、发疯或者失去控制等。

团体活动：你有没有惊恐发作过？如果有的话，请写下它发生时的感受。

领导者向所有团体成员询问任何惊恐发作的经历。

此后，领导者继续以惊恐发作为主题，引导团体重点关注如何避免可能触发它的来源。对于一些人来说，来源在于拥挤的人群，这与他们担心被困住和担心逃生路线（可能是在公共汽车和火车上，或者在商店、餐馆、电影院、剧院、音乐会等地方）有关。如果一个人出现这种情况并导致严重的负面后果，我们会认为该个体患有广场恐惧症（agoraphobia，其中 agora 是希腊词汇，是市场的意思）。对于一些人来说，导致他们变得焦虑的触发因素是与朋友见面或与其他人外出（甚至只是想着这些事件）；这种焦虑可能导致这些来访者回避与他人的密切相处。这个是社交恐惧症。一般来说，与 BPD 相关的焦虑比与这种结构良好的恐惧症类型相关的焦虑更为复杂，这应该向团体成员表明。

> 团体活动：写下你可能遇到的任何类型的广场恐惧症或社交恐惧症。

领导者询问所有成员有关广场恐惧症和社交恐惧症经历。社交恐惧症与过度地想表现自己有关，这个想法产生了焦虑，这可能促使个人避开社交聚会，例如派对、聚餐、团体研讨会，或让个人觉得有沉重表现压力的地方。还有一种广泛性焦虑，有这种焦虑的人为日常生活中的问题担心和紧张；强迫－冲动焦虑会产生强迫行为和仪式性的过度关注；创伤后焦虑的个体会重新体验痛苦的创伤记忆。

焦虑症的治疗包括控制暴露（controlled exposure）。通常，简单地将个体暴露在触发焦虑的状况下是不够的。有必要以一种暗含掌握和控制而不是失败体验的方式进行曝光。此时，领导者提醒参加者，他们在以前的会议中学到过关于情绪和依恋的知识。正常情况下，儿童经历恐惧时的自然反应是，向他们的依恋对象或他们信任的另一个"安全"的人求助。这个人的自然反应通常是照顾孩子，并让他冷静下来。经历过数次后，孩子知道，恐惧是一种可以被处理的情绪。然而，这种互动并不总是理想的，因为不同的原因（如我们在模块 6 中讨论的），孩子可能会持续感到害怕，或者感觉接近别人没有用甚至比没用更糟，结果必须自己单独处理恐惧，甚至必须隐藏自己的恐惧体验。然而，事实仍然是，焦虑的最佳补救措施是具有安抚作用的他人。每个经历过焦虑的人都必须意识到，在触发焦虑的环境中与一个值得信赖的人在一起会有所帮助。

他人对缓解焦虑是有益的观点，体现了焦虑的人际治疗的关键。例如，在暴露疗法中，治疗师在治疗那些对乘坐公共汽车旅行感到焦虑的来访者时，会陪伴来访者进行他们的首次公共汽车旅行；与一个让他们感到安全的人一起旅行有助于个人应对他们对旅行的焦虑。可信赖之人的存在减少了焦虑，他们可以帮助个人放松和管理症状。这使得焦虑的人在旅程完成时获得掌握和控制的体验。此后，这个人在单独旅行时可能会有同样的成就感。

团体活动：写下其他人对你的焦虑有何镇定作用。

领导者询问所有团体成员这个问题，并强调在遇到焦虑时接近另一个人的行为是非常重要的，因为这正是 MBT 项目鼓励来访者发展的、指向治疗师和团体成员的态度。正如我们将要记住的那样，我们强调试图与治疗师和团队成员联结的重要性。这要求每个人都谈论他们的日常恐惧，包括在会谈中发生的激发恐惧的事情。这说起来简单做起来难。在试图公开个人焦虑时，往往会经历一种内部的抵制。这可能与以下事实有关：恐惧常常与羞耻联系在一起，或者来访者对于表现出幼稚和无助感感到不自在，或者来访者不相信对方有能力帮助自己，或者更糟糕，使他人滥用信息来嘲笑自己或令自己感到耻辱。许多来访者在与他人互动时表现出过度警惕。

团体活动：记录那些很难谈论的主题或经历。

领导者和整个团体一起讨论这种经历。

家庭作业：注意，如果你在上周遇到了令你感到焦虑的事情，你是否试图接近他人（家人或朋友），这有用还是无用？你这样做时，缓解焦虑是否成功？你对成功或失败的原因有什么想法？

模块 11：抑郁、依恋和心智化

小结

领导者简短总结上次会谈的讨论：

◆ 焦虑和恐惧之间的紧密联系。

◆ 在某些情况下，恐惧可能是一种适当的反应，但如果过度，恐惧可能导致惊恐发作。

◆ 如果恐惧开始被良性或非威胁性刺激触发，那么它就是一种适应不良的反应。

◆ 焦虑很容易泛化，例如，对电梯的担心泛化为担心密闭空间。

◆ 治疗焦虑症通常涉及控制暴露。

◆ 研究表明，当人们在自己信赖的人的陪同下接近引发焦虑的情景时，他们能更好地管理自己的焦虑。

◆ 不回避焦虑源，而是在他人的陪同下勇敢地接近它，这对于应对焦虑很重要。

◆ 在治疗中，勇敢地提出对自己来说是很麻烦的问题，很重要。

领导者讲解这周的家庭作业，讨论团体成员提出的关于接近他人以帮助缓减焦虑的例子。

主题：抑郁

像焦虑一样，抑郁也与基本情绪有关，即分离焦虑和悲伤。这也是与依恋系统的破坏有关的自然反应。所有建立了依恋关系的孩子，在被抛弃时都会以分离焦虑的方式回应，当他们想念的人没有如预期返回时，他们会感到悲伤。我们认为分离焦虑是抗议阶段的自然组成部分，它与哭泣和尖叫有关，用以吸引父母的注意力。悲伤属于抗议活动尚未达到预期结果的后期阶段。当这是由于照顾人员或亲密人员的死亡（即丧失）引起时，它被称为哀伤反应（grief reaction）。强烈的哀伤反应与抑郁症非常相似，尽管在性质上有所不同。

不同人对悲伤的反应形式、强烈程度以及持续时间有所不同。对于大多数人，这种情绪在一段时间后会过去，个体能够相对较快地适应新的生活环境。但当这种情绪持续较长时间时，我们便称之为抑郁。有些人可能会将它描述为一种病态的哀伤反应。在抑郁中，个体感到悲伤、心境低迷、疲倦、低自尊、冥思苦想、对生活感到极度消极，且常常感到内疚。这个人难以专注，生活似乎毫无意义，而且对未来似乎不抱什么希望，会随时产生放弃生命的想法。

因此抑郁症与哀伤反应之间的关系非常密切。这一想法得到了在大量人群身上所进行的研究的支持。"丧失"亲人是抑郁最常见的原因。"丧失"不一定是死亡：可能是有人长期离开，你自己离开了家人，依恋对象生病而无法接近，父母离异，或者搬家失去亲密的朋友。或者，并不是失去一个人，而是涉及社会地位和社会职位的丧失，例如，以某种方式在公共场合受到羞辱。

如果一个人在年轻的时候经历过严重的丧失，导致处理不好自己的哀伤反应，那么他在成年后再经历丧失，将会更倾向于抑郁。一个人经历过越多的抑郁时期，就越有可能再次经历抑郁。就好像一个人建立了一个自动应对模式来缓解压力和不适。这种反应模式，即一种抑郁反应，也可能由丧失以外的其他事件触发，但我们认为这与依恋对象的失去有关，这是进化的一部分。其他可能引发抑郁症的因素包括一般压力和身体疾病，以及一些我们尚未察觉的因素。

团体活动：记下任何可能引发你的抑郁反应的事情。

这是一个敏感的话题。领导者必须花费大量时间审查团体成员所提供的例子，并不是因为详细地知道每个人的抑郁情节很重要，而是因为每个人都应该有机会在这个话题上说些什么。要让每个人思考可能会引发他们抑郁的原因。领导者必须公开向团体表示，重要的是让每个人都有机会谈论自己的经历，并且每个人的时间都是一样的。因此，如果为每个人预留 5 分钟，并且该团体中有 8 个人，则该活动将花费 40 分钟。

在这次讨论后，团体领导者转而谈到抑郁的阶段和治疗的话题。绝大多数抑郁都会自行治愈，而有些则从未完全治愈。一个人可以持续处于慢性抑郁状态，这在风险方面虽然不如抑郁症最严重时那样高，但其特征在于持续的低落状态，使人难以感到快乐并且不能从所从事的活动中找到乐趣。这有时被称为心境恶劣（dysthymia）。表示这个人的自尊很低，对生活的各个方面都很悲观，包括对未来的看法。通过治疗，抑郁期可以更快地过去，许多慢性抑郁症也可以通过治疗正常化。严重的抑郁症需要使用所谓的抗抑郁药物来治疗。

抗抑郁药有时对焦虑和惊恐发作也有效，并且还可以减少由于普遍的情绪不稳定而导致的强烈情绪波动。很多 BPD 来访者过去服用过抗抑郁药，有些成员可能仍在服药。如果有人参加了综合治疗计划，如 MBT，他们应该最大化利用这种情境，考虑减少或终止抗抑郁药治疗，但只有在治疗进行得很好的情况下，以及人们对自己的生活有更多控制的情况下才应该这样做。

通过 MBT 等心理治疗，有些人能够不用药物就学会处理生活的困难，并能够在没有药物的情况下获得足够的自信来这样做。

　　团体活动：记下与你使用抗抑郁药物有关的所有经历。

领导者提出并讨论团体成员使用抗抑郁药的经历。

最后的主要话题是抑郁思维。"抑郁思维"是指一组倾向于伴随抑郁情绪的自动思维模式。在抑郁重复发生的阶段或抑郁状态持续很长一段时间后，抑郁思维可能成为个体"正常"思考的一部分。抑郁思维是指那些迅速出现的，诸如"一切都无望""没有任何帮助""对我来说不可能""我没用"等内容的想法。这些抑郁的想法，往往是不良生活经历的结果，其本身可能就会维持抑郁或抑郁的倾向。领导者解释说，用心智化方法理解抑郁症来访者的困难，在于将这些思想（通常代表认知扭曲而不是现实）视为由于心智化失败而获得的压倒性效力。低落情绪直接影响心智化能力，从而停止从抑郁症中恢复过来所需的心智过程。能够对固有的消极想法提出质疑是心智化治疗的重要组成部分，为了从抑郁中恢复过来，来访者需要开始心智化。

　　团体活动：记录你的抑郁思维倾向，你可能曾经经历过或现在正在经历。你会质疑这种想法，还是你认为它们是准确的？

　　领导者检查团体成员关于抑郁思维的笔记，并强调认识自己的思维本质是心智化的一个重要方面。此外，当团体成员的思想是僵硬的、固定的、确定的、不容置疑的时候，领导者会指出。这些特质表明，非心智化因素在维持抑郁症方面扮演着重要角色。

　　家庭作业：如果你在一周内有抑郁的想法请记录下来，并记录你如何处理这些想法。你是否能够对这些想法产生一些怀疑？

模块 12：总结概括

小结

领导者简要总结上次会谈的内容：

◆ 抑郁与分离焦虑、悲伤这两种基本情绪密切相关。

◆ 依恋反应系统是通过进化而发展起来的，因为它有益于儿童与依恋对象的关系。

◆ 失去依恋对象导致哀伤。

◆ 强烈的哀伤反应和抑郁相似。

◆ 其他事件也可能引发哀伤或抑郁反应，例如丧失社会地位、失去自尊、压力或身体疾病。

◆ 在一个人出现第一次抑郁症状后，他们更有可能出现另一次抑郁症状。如果某人遭受反复发作的抑郁或温和的慢性发作（所谓的心境恶劣），他可能形成抑郁思维，这种思维本身可能会维持抑郁。

◆ 抑郁的思维模式表明失去了心智化。

　　领导者接着询问，是否有人愿意分享上周的家庭作业并引导接下来的讨论。由于这是最后一次会谈，领导者可以决定将多少时间分配给作业。这在一定程度上取决于该团队的活动水平。也可能存在这种情况，领导者曾经搁置了在早些会谈中没有时间讨论的几个话题，现在可以对其进行回顾。领导者在最后一次会谈上需简单地多一点即兴发挥。

主题：总结和概括

　　在适当的时候，领导者说，现在团体将花一些时间来理清整个会谈过程中讨论过的事情。他询问现在是否有人有任何想法，或者是否有人希望进一步了解、评论或进一步讨论某些事情。如果没有人提出任何建议，团体领导者总结他们在团体中所经历的主题。他从关于心智化的第一次会谈开始，并提出要点，包括团体练习。通过这种方式的提醒，团体成员通常会充分地参与其中，既反思他们经历过的事情，也思考他们可能未完全理解的事情。

　　当然，团体的结束可能与建立起来的依恋过程的失去有关。来访者对该团体的结束会有一些感受。

　　　　团体活动：领导者要求成员考虑他们目前对团体结束的感受。对这些感受进行讨论。

　　大约在结束前 20 分钟，领导者要求参与者提供反馈。

　　　　团体活动：写下在团体中你认为特别具有教育意义的内容的关键词（主题、讨论、家庭作业、事件）。写下你认为可以改进这一项目的建议。

　　领导者提出特别有教育意义的经历并记下所有改进建议。最后，他感谢成员的积极参与，并祝大家好运。

第 12 章

心智化团体治疗

引言

团体治疗是有力量的治疗情境，在这个情境中治疗聚焦于自我和他人的心理状态，团体治疗高度地刺激了复杂的情绪和人际交往，可以有效地促进来访者探索对他人动机的主观理解，同时对自己的动机进行反思。然而，团体治疗也是治疗 BPD 来访者时困难最大的治疗方法之一，因为团体治疗的任务是监控和反应 6~9 个团体成员的心理活动，而不像个体治疗那样只集中关注两个人之间的互动。团体互动所要求的心智化复杂水平和治疗复杂水平，意味着在这样一个治疗环境中，随着依恋系统的过度刺激及其他人的刻板心理图式表征被快速地激活起来，情绪失控的可能性越来越大。非心智化可能成为常态，因此，团体心理治疗会变得高度医源性地刺激心智化的退缩，导致心智化能力的崩溃。治疗可能促进冲动行动而非言语表达，这与治疗目标背道而驰。最为重要的是，临床治疗师要确保这种医源性的消极影响减少到最小。要达到这个效果，就要通过认真地确立治疗团体的结构，通过建立治疗师作为团体管理者的权威。

首先，我们将要论述心智化治疗团体（MBT-Group，简称 MBT-G）的目标。

MBT-G 的目的是什么

团体是人际心智化的训练场，其主要目标是促进所有参与者之间的心智化过程（见专栏 12.1）。然而，心智化是关于某事的。针对 BDP 和 ASPD 来访者的 MBT 则是关于，他们在日常生活事件中面对的严重情绪和行为问题。因此，团体过程不能交给团体自己。治疗师要管理治疗团体，以激发团体中的心智化，防止团体治疗崩溃而陷入非心智化模式。

专栏 12.1　MBT-G 的目的

- 团体的主要任务是提供心智化的"训练场"。
- 使之更接近心理动力团体治疗，而不是团体分析。
- 治疗师维护权威，管理团体，而不是被动等待团体自行解决问题。
- 一些个人定向的聚焦。
- 积极促进团体互动。
- 关注心智化的内隐和外显维度。

有一些方法可以管理整个治疗团体。一个普遍使用的方法是指明团体的任务，围绕团体的心理教育和技能获得展开组织，然而这样将损害心智化治疗团体的基本目标，即促进习得人际心智化的过程。另外一个方法是，允许治疗过程在以下基础上进行，团体将随着治疗进展发展出一种文化和内部凝聚力。理解用自由联想来了解无意识过程的益处。然而，要运用这一力量来促进问题的理解和解决，前提是来访者必须具备良好的心智化能力。他们要有能力将内部过程和联结的情绪意义与外部指标联系起来，并发现这一过程的人际意义。这个任务对于 BDP 来访者而言是非常高的要求，所以有必要将这个任务留给团体治疗来完成。因此，心智化的治疗师一定要在高度管理与放手自治之间取得平衡。不能管得太多，也不能管得太少。在团体治疗中，要在权威和忽视、过度控制和可能的混乱之间取得平衡。要取得平衡，一方面要求治疗团体要有结构和权威的领导，另一方面要自由探索，要有自由的

空间促进心智化的发展。团体治疗已经取得了一些进展和成果，我们将总结和讨论这些成果，尤其是讨论 MBT-G 与其他人际过程焦点治疗的不同（见专栏 12.2）。

专栏 12.2　MBT-G 与其他人际焦点团体之间的差异

◆ 不对无意识过程做出解释。

◆ 团体矩阵（group matrix）不是 MBT-G 的特征。

◆ 治疗师不对团体做出解释。

◆ 治疗师是积极的参与者，采取一种"不知道"和非专家的立场。

◆ MBT-G 鼓励对关系好奇的团体文化，而不是提出复杂的关系假设。

◆ 治疗师会使自己的想法外显化、透明化、可理解。

◆ 依赖于治疗师主动维护团体治疗的流程和结构，而不是让治疗师在团体中采取被动位置。

在临床实践中，这意味着治疗师要不断关注心智化的外显和内隐维度。内隐过程被外显化，来访者要对聚焦的过程进行加工；外显心智化加工转化为内隐的理解，直至需要在非内隐过程中进行进一步的心理工作。

需要注意的是，内隐心智化是自动的、程序性的、自然的，以及处于前意识水平。我们不知道自己在做什么，但被问到这一点时，我们知道，我们一直在以没有察觉到的方式监控自己和他人。我们同时以自己对他人的主观经验和我们的理性推理来建构对他人的看法——"他看起来很好，但我不相信他身上的某些东西。"在我们和他人互动时，会有一个平衡点，我们自然而然地把内隐和外显的心智化交织在一起，可以认为它更像是 DNA 的"双螺旋"，而不是复杂度的连续谱，这形成了对我们自己的多方面的心理逻辑的理解，帮助我们对自己的关系进行编码，并在互动中重现这种模式。

当我们心智化他人时，我们会监控他们的精神状态，从他们的观点、情绪状态和潜在动机的角度进行思考。我们直觉地思考这些问题，当事情顺利时，我们的思维状态会随着它们的变化而变化；我们在互动过程中感到高兴，我们不仅看到自己改变了他们，而且自身也改变了。我们回应对方的自我呈现和他们对我们的再呈现。如果我们总是有意地、努力地、外显地、操作性地和有方法地做所有这些，我们就会跌跌撞撞地变成一个机器人，没有感情，没有人性。没有人会喜欢我们，或者对我们感到温暖，反而会觉得我们空虚，没有深度，而我们又无法感到接近他们。我们与内在自我的交流会被打断。

但是，当我们内隐地心智化自己时，我们处于更危险的境地，因为我们在一个不受挑战的位置上，通过防御机制而暴露于某种扭曲，或者甚至被外显的合理化所支配。但我们意识到，我们知道自己身上的某些东西是自己的，这是一种在情绪状态中自我引导的感觉。它就是我们内心的自己，这是一种能代表"客体我（me）"的"主体我（I）"。为了反思我们的情感状态，我们必须沉浸其中。为了这样做，我们必须保持自我的体验，否则我们会被情绪吞噬。我们需要识别内心的体验，调整它、理解它（它从何而来，它的意义是什么）、表达它。

实现上述这种对自我和他人的内隐心智化是人类的一项完美能力，大多数人在任何一段时间内都只能偶尔实现，在严重人格障碍来访者中很少实现。虽然如此，心智化的目的是促进所有来访者在显性和隐性功能之间的持续运转。

来访者露丝正在和凯特讨论关于她男朋友的问题，凯特很快就建议她离开他。

凯特：甩了他。我不会容忍这种行为的。

露丝：我做不到。我不想。

凯特：那就是你的问题了。

露丝：我知道，但我不知道该怎么办。

凯特：嗯，我说过你最好把他甩了。

这种谈话方式持续了几分钟，直到治疗师介入。

治疗师：等等，我认为露丝还在努力解决一个问题。凯特，你回答得很快。给她一个最终的解决方案可能会使她更难解决。我们尽量不要太快找到解决办法。露丝，你能弄清楚是什么让你不确定结束这段关系是件好事呢？

在这里，治疗师试图将注意力集中在露丝的情感困境上，他外显地指出凯特的解决方案具有快速性，但不允许这个解决方案被内隐地接受为该问题的答案。最后，在互动中，在露丝和凯特之间有一个需要探索的内隐过程，例如，凯特可能觉得露丝比较软弱。

这项干预措施并不复杂，但它可以防止团体产生一种内隐的观点，认为解决方案已经找到了，治疗师的干预有助于更外显地关注心理状态和人际交往过程。在这个例子中，露丝继续讨论，她在人们快速回答她时遇到的困难。她倾向于认为别人的任何建议都是唯一的答案，这使她产生了误解，因为她不知道自己在想什么。凯特的快速反应导致了露丝的混乱而不是清晰。这一点逐渐被治疗师外显化。同时，凯特认为露丝甩了男朋友是唯一解决方法的潜在假设，也被治疗师外显化了。

团体治疗师的立场

治疗师要关注 BPD 来访者在对其有重要情感作用的领域或相关方面产生心智化的过程，这就要求治疗师在对待来访者和群体时遵循一些原则（见专栏 12.3）。

专栏 12.3　治疗师的立场

◆ 权威但不专制。

◆ 保持聚焦，阻止持续的非心智化对话。

◆ 监控唤醒水平和非心智化模式；注意过度心智化。

◆ 可能的话，讨论当前的心理现实。

◆ 保持治疗师的心智化，以及示范心智化。

第一，治疗师必须不时地在团体中获得权威（见专栏 12.4）。治疗师必须能够在做到这一点的同时仍然是团体的一员。为此，他们需要表明自己是团体的参与者，而不是观察者。这似乎和不知道立场不同，但实际上它是在服务不知道立场，这只有在情感平衡的人际交往过程中才有效。

专栏 12.4　治疗师的权威性

- ◆ 治疗师公开地反复解释团体的主要任务。
- ◆ 维持团体结构和陈述团体原则。
- ◆ 保持积极的参与立场。
- ◆ 当心智化发生时，通过指出和称赞来表扬团体。
- ◆ 保持团体的焦点，协调团体的进度。

第二，治疗师需要保持对团体的关注。团体的内容并不能完全自由，治疗师需要经常让团体回到讨论的话题或互动中。

第三，治疗师积极监控整个团体和个体的焦虑水平，以确保它们在最佳水平，既不太高也不太低。过度唤起会导致群体或个人失控，而情绪表达不足和过度的理性讨论（尤其是过度心智化）会妨碍依恋互动背景下的心智化。这两种情况都是要避免的，治疗师正是为了这个目的才保持对团体的控制。

第四，干预措施的目标是提高当下的团体心智化，这是团体建设性发展的关键。但是，虽然我们强调大部分工作都应该在当前的心理现实中进行，但这并不意味着不应该考虑过去和未来，这两者都可能是当前现实的一部分，因为来访者会探索自己的意义以及未来情景中的自己。完全心智化将后见之明转化为先见之明，使我们能够预测自己和他人的反应；当前视角使我们能够在一个新的框架内理解过去，使内隐的东西变得外显。所以治疗师需要关注每个来访者的病史，因为它会在团体中表现出来；同时要关注团体本身的轨迹，因为它正在发展自己的历史。

第五，治疗师自己的心智化很重要，因为它给团体提供了心智化的范例。来访者看到治疗师的心智化是治疗过程的重要方面。治疗师公开地参与心智化过程，公开地问自己问题，积极地采取一种不知道立场，真诚地倾听，表现出兴趣，并表明自己的思想可以改变。如果两个治疗师在同一团体，他们会互相交谈，进而精加工或质疑对方所说的话，甚至互相挑战。示范的这个互动过程，也表明分歧可以是产生更好的理解的一个积极步骤。

专栏 12.5—12.7 总结了给团体治疗师的一些有用贴士。

专栏 12.5　给治疗师的小贴士（1）

◆ 主动的立场（有时要非常积极）。

◆ 需要时能够控制场面。

◆ 当出现非心智化的时候及时"暂停""返回""探索"。

◆ 如果有两位治疗师，与对方交流。

◆ 用一致的情感经验参与团体活动。

专栏 12.6　给治疗师的小贴士（2）

◆ 给予每个团体成员关注（不仅是关注发言的人）。

◆ 在整个过程中评估每位成员的心智化水平。

◆ 角色是"楼层经理"兼"晚宴主持人"。

专栏 12.7　给治疗师的小贴士（3）

◆ 关注发言的成员时，也关注其他成员。

◆ 注意团体中的并发事件，这些活动可能表明了对正在发生的事情的情绪反应。

◆ 当邀请团体参与并发事件时，要把当前的团体讨论"搁置（parking）"起来，以免活动难以掌控。一旦解决了并发事件，就返回到"暂停"的团体话题中。

MBT-G 的形式

MBT 团体每周举行一次，每次持续 75 分钟（见专栏 12.8）。时长是治疗师和来访者充分协商后选择的；考虑到 BPD 来访者的注意力控制问题，治疗师和来访者都认为 90 分钟太长，无法集中精力，无法有效地工作（也许治疗师也是如此），无法有效地管理情绪刺激水平。75 分钟的时间被认为是最佳的，时间长到允许来访者围绕人际问题产生心智化过程，并且给过度使用回避型人际策略的人带来挑战，但又不会太长导致情绪状态的过度刺激。

专栏 12.8　MBT-G 的形式

◆ 缓慢、开放的组织。

◆ 1~2 名治疗师。

◆ 6~9 名来访者。

◆ 每次团体会谈 75 分钟。

◆ 自愿的原则和要求：

　　● 保证出席；

　　● 积极的态度；

　　● 没有吸毒和酗酒；

　　● 团体有焦点；

　　● 不许团体成员之间在"团体外"接触；

　　● 重复 MBT-I 团体提供的信息；

　　● "无建议区"原则——谨慎解释！

MBT-G 是一个缓慢开放的团体，一方面是为了提高临床治疗的效率，另一方面也是为了利用"旧来访者"离开和新来访者到达时所必需的心智化过程。本章稍后将讨论让新来访者加入团体的过程。随着时间的推移，团体文化主要是通过"旧来访者"传承团体历史和引导新来访者进入团体这一过程来维持的。

MBT 团体治疗师人数

MBT-G 由一名或两名治疗师带领。当然，治疗师的数量可能会对团体内的治疗过程产生影响，但没有证据表明，治疗师的数量会影响治疗在团体过程、来访者保留率和治疗结果方面的优劣。每一种方法都有优点和缺点。根据经验，如果来访者群体共病严重，且来访者经常有自伤行为，则可能需要两名治疗师。在有两名治疗师的情况下，当治疗师相互提问并进行对话时，可以示范心智化过程；这意味着，当一个治疗师管理某个焦虑或苦恼的来访者时，另一个治疗师可以继续关注该团体的焦点问题，并试图产生人际间的心智化过程，同时这会减少由于治疗师休假或生病等而取消团体的可能性。另一方面，第二个治疗师的出现对已经有一个治疗师的团体成员来说，可能会引起过度的压力；同时，也存在一个治疗师与来访者结盟来对抗另一个治疗师的风险。只有一名治疗师可以促进团队文化的一致性和专注性，而且从实践角度来看，这对于服务项目来说，可能更具成本效益。最后，关于分配多少数量的治疗师来带领团体的决定，可能更多地取决于成本和人员数量的实际问题，而不是证据充分的临床过程。

团体的来访者人数

在某种程度上，来访者的数量是由目的决定的。当来访者人数为 6~9 人时，MBT-G 中治疗师和来访者的感受都是最舒适的。这种情况下可以实现复杂的人际互动，并且不会过度刺激参与者。团体人数的决定也可能取决于治疗师的经验和受训。如果只有一个治疗师，可能 6 个来访者比一个更大的团体更容易管理。

团体的限制

任何团体都需要商定参与的原则。所有人都必须同意定期参加，致力于整体目标，参加时要保持头脑清晰（没有毒品或酒精的影响），关注彼此的问题，分享，关心他人，并管理自己在团体中的行为。不过更困难的是，来访者在团体之外见面的问题，不仅是在团体会谈之前或之后。来访者很自然地意识到，他们并不是独自面对困难，他们很可能会分享问题，并希望相互支持。他们不可避免地会与团体中的一些成员更亲密。上述两点都会导致来访者在团体外接触——团体外的社交。此外，通过社交网站、短信、电子邮件和图片共享等方式进行线上联系的可能性也在增加。这些活动通常属于僭越边界，但它们也可能是一些来访者维持其团体成员身份的一种方式。这种影响可能对某些个体是积极的，但对其他团体成员则不那么积极，他们可能感到被排斥，被背后谈论，愤愤不平，甚至可能要求治疗师制止这种团体外的联系。

毫不奇怪，管理团体外的接触能锻炼所有团体治疗师的思维，不管他们是在带领心理教育的、认知行为的还是心理动力的团体。作为一项规则，所有人都建议，除非是治疗计划的一部分（例如，社区治疗计划中的同辈支持），否则来访者不应在团体外联系。尽管我们建议不进行或只进行有限的团体外社交，且该建议不分团体类型，但当来访者报告他们在团体外有过会面时，我们还不清楚应该如何应对。在团体开始前和结束后聊天通常是被容忍和忽视的。更麻烦的是不同团体间的接触。

已经提到，在 MBT-G 中，治疗师在管理方面具有一定的权威性。这不应被解释为专制。然而，如果团体成员之间有额外的团体活动，治疗师可能会觉得权威受到挑战，团体进程受到破坏，治疗受到损害。当然，这在一定程度上是正确的。但是，如果回应是专制的——比如，声明来访者在团体外会面是僭越边界行为，应该立即停止，如果继续会被团体开除——可能会导致团体的整体目标被破坏，因为他们没有围绕"问题"做任何心智化的工作。道德主义和权威主义的治疗师将被认为是控制者，可能会被来访者欺骗。因此，在 MBT-G 中，"团体前"和"团体后"的接触问题是开放讨论的，至少可以讨论到这种额外活动的形式，它对个人情感的影响，以及它如何影响团体本身的关系。团体间的接触被认为是一个需要进一步讨论的"问题"，治疗师应该公开表达其观点。

MBT-G 的结构

治疗师在治疗开始时需要概述 MBT-G 的结构和目的。在一个新的团体中，通过告知来访者以下信息来完成：每次会谈将在 75 分钟内遵循特定的模式，以确保每个人都有机会在团体中谈论自己，特别是如果他们有问题需要在那一周解决。随着时间的推移，该结构成为团体文化的一部分，加入团体的新成员可以快速融入该模式。

治疗师在新团体中做的介绍

　　首先，我想告诉你们，每周的团体有一个模式。我们从对上一次的简要总结开始。这能让上周没参加的人跟上进度，并帮助所有人回忆上周的内容。我们中的一位（治疗师）会做总结，但如果你们中有人能补充的话是有帮助的，因为我们很有可能错过一些非常重要的事情。在总结之后，我们会询问，你们是否有想在本周的团体会谈中解决的问题。我们不希望任何人在活动结束时觉得没有机会谈论那些使你们感到苦恼的事情，或者那些让你们感到骄傲和快乐的事情。我们希望你们能把握这个机会在团体中发言，我们需要在活动开始时而不是最后才知道，你们有一些问题是希望得到本次团体会谈的关注的。这只需要 10 分钟，之后我们就可以开始讨论了。

　　现在，让我们继续讨论团体目标。

团体目标

　　治疗师和团体成员从一开始就理解并同意团体目标很重要。来访者可能在团体发展轨迹的任何一点上这样询问："这个团体的目标是什么？"如果发生这种情况，就必须重申和重新制定团体目标，探索触发这类提问的导火索——团体假设的或内隐的观点，现在必须对此重新外显化，因为它已经遗失了。在团体的整个发展过程中，目的需要尽可能清楚，有时，可能有必要重温 MBT-I 团体提供的一些信息（见第 11 章），这是一种有用的技术，有助于集中精力探索一个复杂的问题。

　　在团体的开始，治疗师需要概述心智化过程，强调心智化的相互性，我们如何相互学习，依恋关系如何减轻焦虑以及这如何是安全探索自我的环境。团体目标是研究人与人之间的这些过程，并关注在 BPD 和 ASPD 中非常常见的问题领域。治疗师解释说，团体成员（与治疗师一起）需要围绕他们的问题组织心智化过程，并寻求管理心理过程的方案，如何使他们在变得敏感时不会变得异常，以及在感到被羞辱时不会变得具有攻击性。所有人都同意，要专注于团体中个人相互作用的细节，以及来访者与治疗师在个体治疗里共同开发的个体治疗规划中所明确的核心关系过程（见第 5 章）。这需要轮流考虑，平衡全局和个人，考虑自我和他人，并接受替代方案，所有这些都是建设性的社会和个人关系中必不可少的。

每当加入新来访者时，必须重申目标并与新来访者对目标达成一致。达成协议本身可以充当心智化的训练场，可能有助于促进团体的主要目标。新来访者必须陈述自己想从团体中得到什么，讨论这种需求将如何发生，询问他人的想法，接受自己的目标可能与他人不同，并且在想要谈论自己的问题时倾听他人的问题。

团体治疗的轨迹

每个团体会议遵循相同的基本轨迹（见图 12.1）：

◆ 对上周的总结和参与者的反馈。

◆ 询问并确定团体要涵盖的任何关键问题领域。

◆ 如果可能，形成综合问题。

◆ 依次关注要解决的问题。

◆ 团体结束。

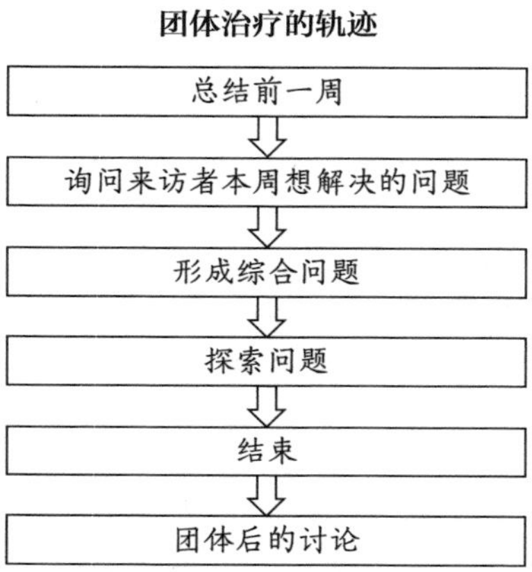

团体治疗的轨迹

总结前一周

↓

询问来访者本周想解决的问题

↓

形成综合问题

↓

探索问题

↓

结束

↓

团体后的讨论

图 12.1 团体治疗轨迹

对上周的小结

MBT 团体治疗师在每次团体开始之前都会总结上一次会谈，以此在团体内形成一种连续文化。这里有一份对上周讨论的主题的简短陈述，包括治疗师对上周话题的看法和未解决问题的概要。如果组内有两名治疗师，他们的观点将在团体后的会议中形成，并在他们之间达成一致（见专栏 12.9）。

专栏 12.9　对上次团体会谈的小结

- 由治疗师在团体后的讨论中确定。
- 培养来访者的发言精神。
- 包括成功心智化的例子。
- 识别自我和他人的心智化问题。
- 保持整体的主题。

小结的第一部分集中在内容上，但第二部分强调了组内的问题，例如团体成员间的问题。治疗师要记住小结中应包括的三个主要方面：

1. 围绕特定主题进行心智化的好处；
2. 自我和他人心智化的重要组成部分；
3. 总体的主题。

小结的目的是增强心智化的持续性，促进凝聚力，在出勤不稳定的情况下引导来访者进入主题，并组织治疗师自己的思维。

治疗师完成小结后，可以询问团体成员该小结是否准确，是否有任何需要补充的内容。

上周讨论了人们在要求别人做他们希望的事情时遇到的困难。我们有两个例子，一个是罗伯特和住房部门的，一个是维纳和福利办公室的。当人们对我们的要求没有做出建设性回应时，我们往往会生气，在这些例子中，罗伯特和维纳都给了交涉的另一方脸色看。他们都是在侮辱了对方之后才离开的。所以，我们讨论了在这种情况下要如何控制愤怒。

我们还谈到皮特出勤次数不够和他发生了什么——我们想说一下，我们上周给他打了电话，他说他本周会来这里。最后，我们谈到了瑞秋和罗伯特之间的紧张关系，瑞秋觉得罗伯特说了很多废话。这件事没有解决，我想今天再谈谈会有帮助的。罗珊娜，你上次相当安静，也许本周我们应该给你更多的时间。

这个小结清楚吗，我还漏了其他主题吗？

如果在团体的内隐心智化过程中已经嵌入了一种文化，即将不同团体的不同主题关联起来，那么团体成员本身就有可能提供小结。

成员问题的征集

接下来，治疗师会发起一个问题征集，询问每个来访者是否有任何想要从当前的会谈中获得的帮助。

露丝，我们从你开始。你想从今天的团体中得到任何帮助吗，关于在过去的一周里发生的事情，或者你自己的任何方面？你知道的，我们不希望任何人因为没有时间陈述自己的问题而离开团体。

治疗师通过澄清来访者的问题，然后转到下一个来访者，来完成问题征集过程。治疗师这时不会探究每个人的问题；他只在询问过所有来访者是否有想讨论的问题后才这样做。同样，在征集期间，治疗师不允许其他来访者对问题进行评论、建议或给出解决方案，或谈谈自己对问题的体会。控制这个过程和维持团体的任务是树立治疗师权威的又一个例子。

在团体开始时，有许多理由进行问题征集。第一，正如我们刚才提到的，它允许治疗师在团体过程中保持一定的权威；他通过允许过程和内容逐渐展开而不是迅速或爆炸性地展开来控制团体。这防止团体迅速崩溃为非心智化状态。第二，它可以防止团体失去注意力。如果治疗师致力于综合或分享来访者所发现的一些问题，那么团体要解决的问题或焦点将得到进一步保证。第三，它鼓励来访者相互倾听，而不是对对方做出快速的假设。第四，它鼓励从团体一开始就将心智化作为团体文化的一个基本部分。

征集过程可能会被大家的问题阻碍。这个过程可能需要太长时间。治疗师很容易失去对这个过程的控制，并且很有可能转移任务，使之永远无法完成。为了避免这种情况，治疗师可以控制与来访者商量好的时限，但更重要的是，他必须熟练地掌握这一过程。有一个永远存在的危险，当征集过程过于集中在事件上，可能会干扰心智化过程，而不是增强心智化。这就是为什么要保证给它有限的时间。一个常见的混乱是来访者说，"是的，我只是想死"或"我不需要这里任何人的帮助"或"我没有任何问题"。在每一种情况下，治疗师都要认真对待来访者的反应，迅速地澄清来访者所说的话，并在他们的陈述中找到一些可以证实的东西。

治疗师：汉娜，这个星期你有什么问题要在团体中解决吗？

来访者：我只是想死。

治疗师：你能告诉我们更多关于这个问题的信息吗，这样我们就可以更清楚地了解它了？

来访者：是的，我想死。

治疗师：这种感觉是什么时候产生的？

来访者：我一直都有。

治疗师：今天有什么让你想谈的？

来访者：我没有。

治疗师：这听起来是一个严重的问题，不过这是我一直希望你多说一点的紧迫问题吗？

来访者：不想谈这个。

治疗师：好的。让我们摊开了说，你目前有激烈的情绪，不确定你是否可以谈论它们，这是我们团体的一个问题。

治疗师试图不被自杀陈述分散注意力，并且，考虑到来访者最初的反应是对抗，治疗师努力找出来访者想要谈论的紧迫问题。治疗师减少了互动，因为他认为这可能是有害的，并强调来访者试图告诉别人"我想死"及她在讨论这件事上的困难。治疗师可以稍后回到汉娜的问题上，可以在问题征集结束时，或者在团体进行时——"汉娜，我们能回到你想死的感觉上吗？我们是否可以听到更多信息，关于它是如何发展得如此强大的？"

一个说自己没有问题的来访者会被问一些试探性的问题，看他们是否能说出一些东西，但是如果这样做失败了，治疗师会转到下一个来访者身上，让前一个来访者思考几分钟。然后，治疗师可以稍后再回到那位自称"没有问题"的来访者身上。如果他们仍然说没有问题，那么有两种选择。一是接受这一点，并将团体重心转移到对团体其他成员提出的问题进行心智化过程的核心工作上。二是给来访者一个需要考虑的问题。当对来访者有担忧时，例如来访者有危险行为或不参与时，这很有用。治疗师可以温柔而坚定地说："凯瑟琳，我们能把你的困难作为一个问题来解决吗？我想，如果可以的话，我们可以看看是否能帮助你更经常地到达这里。"显然，这给了来访者一个必须在团体环境中面对问题的机会，治疗师需要仔细地判断是否要这样做。然而，如果来访者在治疗过程中出现了严重的问题，治疗师有必要坚持提出这些问题。

问题的综合

通常来访者会带来相似或重叠的问题，例如，团体中有两个人有自伤行为，或者变得愤怒或情绪失调，或者发生争吵。如果团体的参与者在问题征集过程中带来了太多的问题，以至于治疗师意识到不可能充分关注所有这些问题，那么致力于问题的综合是有用的。因此，我们建议治疗师将问题征集中出现的各种问题简单地综合，这是一个强大的思维过程。它增加了参与者之间对个人问题的分享，增加了亲密的过程，并保持了治疗师对群体过程的权威。

治疗师需要负责这一过程，围绕 BPD 来访者的共同特点——人际问题、情绪控制困难、危险行为和冲动性；或 ASPD 来访者的攻击性、不负责任、冲动和危险行为。大多数问题都可以在这些领域中考虑。

维纳，你想谈谈你在福利办公室失去控制时发生了什么吗？皮特，当你的女朋友看着其他男人，你感到嫉妒的时候，你对她有意见。所以，当我们和别人在一起时，考虑一下如何处理强烈的情感似乎会有帮助。瑞秋，你上次对罗伯特很有意见，所以也许我们可以讨论一下。我们能看到所有这些事情是否都是围绕着情感的，以及我们如何管理它们？维纳，你想开始吗？

在这个例子中，如果大家在问题上有共性的话，治疗师可以让某个参与者开始，围绕治疗师综合出来的问题组织他自己的问题。

焦点

通常情况下，由谁开始是显而易见的，例如，一个来访者明显感到痛苦。一般来说，这个选择可以由其他一些来访者做出，他们识别到某个人急于解决问题，并能迅速指出他是应该开始的人；在其他时候，某个来访者会立即开始，而没有推脱给其他人。如果没有人站出来开始，治疗师就有权决定从谁开始，治疗师可以让这位来访者探索他在问题征集过程中确定的问题，治疗师必须"加快"讨论的步伐，以确保问题征集中确定的所有问题都在一定程度上得到了解决。只要治疗师利用综合的焦点来共同解决一些问题，就有可能完成。当然，团体和来访者个人也要承担一些责任，来确保时间得到适当利用。如果治疗师意识到，有的来访者原本就不愿主动提出问题，可能会坐着不动，也不要求讨论他的问题，那么这本身就是需要解决的问题。例如，来访者可能有回避的依恋过程，因此即使他定义了一个问题，也有退缩的倾向。这方面的工作需要通过识别关系模式来完成，并且当个人在问题征集中说出问题时，及时将问题明确化。

治疗师：艾莉丝，这真的很有帮助。所以你有一个问题，你觉得自己不是个好人，你想知道当人们对你很好，而你不喜欢自己并对此感到不舒服时，发生了什么。所以，就像我们以前发现的那样，我们也需要注意，你是否倾向于把别人推在前面，而不是把自己推向前。你能留意一下吗？我们也会的。

一些治疗师建议，为每个问题分配一个固定时间，这称为"轮流"，并确保平等地分配时间。不过，在团体中嵌入目的论过程可能会造成非心智化——"即使我没什么可谈，我也必须有 10 分钟的时间。否则，我会觉得没有人对我感兴趣，我也不想加入这个团体"——因此，需要谨慎行事。机械地轮流还扭曲了正常的社交互动过程，即在话题之间来回移动，可能会阻碍两个人之间的相互关联。换言之，它可能会通过过度的结构化而减少了心智化的发展。此外，它可能会导致团体内的个体治疗。有很多的团体都默许与一个人一起工作，并且以他的问题内容为导向。同样，这将减少互动的心智化的机会。因此，总的来说，我们警告不要过分坚持这种方法，因为 MBT 团体想要促进互动的心智化过程。

如果在综合一些问题上达成了共识，治疗师就用综合后的问题来集中讨论来访者带来的故事。因此，回到前面的例子，维纳和罗伯特可以谈论各自涉及的在人际环境中管理情绪状态的问题。换言之，这些故事本身就是处理情绪管理困难这个主要问题的范例。

一旦这些工作开始，治疗师可以引导大家讨论与当前样例相似的问题。在这个例子中，瑞秋对罗伯特有着强烈的情绪，所以这可以纳入讨论中。这使得讨论变得直接，有助于学习如何在一段关系中建设性地表达情感。

在这项关于问题的工作中，治疗师通过在必要时明确识别情感焦点，不断地致力于维护团体中的关系。我们稍后将在"确定在团体内活现的来访者关系模式"和"心智化团体中的人际过程"部分讨论这一点。

团体结束

治疗师需要向团体指出，分配的时间即将结束，同时还有足够的时间让重要的话题安全地结束。其中一种方法是，治疗师概述团体到目前为止所做的工作，并关注一些遗留问题，要求来访者在剩余的时间里关注这些领域。这也使治疗师能够强调重要的学习点，并指向之后要解决的领域。

我们只有 15 分钟的时间了，我们来总结一下谈过的内容好吗？我们已经讨论过，我们没有从别人那里得到我们想要的结果这种情况，以及发生在团体中的情况，如觉得团体不好，或没有得到有用的反馈。另一方面，凯特觉得，在团体中表达感受时不会让她受挫，这让她松了一口气，其他一些人也有这种感觉。不管我们从别人那里得到的是好的，还是大多数时候是坏的，我认为我们都需要继续这个观点——要么是这次，要么是下次。罗珊娜，我知道我们还没有花太多时间来讨论你的问题，当你去探望你的母亲时，你永远得不到你想要的东西。这听起来好像和我们所说的有关。我们现在就花点时间在这上面好吗？

团体结束后

在团体结束之后，治疗师要思考其治疗体验，如果他面临严重的临床问题并需要建议，那他可能希望与另一个治疗师交谈。讨论可能集中在以下几个方面：

◆ 有人缺席的问题：如何联系（电话、信件、短信）？

◆ 整个团体过程：是否有互动的心智化？谁在参与？

◆ 是否有任何持续的非心智化迹象，是否有来访者表现出更多的非心智化？

◆ 风险问题及解决方法。

◆ 治疗师对整个团体或团体中个人的感受。

◆ 治疗师的互动过程。

◆ 对于下周进行反馈的小结内容达成一致。

建立心智化训练场，促进人际信任

患有 BPD 的人不会轻易地向他人学习，根据他们以前的经验，他们会自然地不关心他人的动机。因此，他们加入团体时不可避免地会很机警。为了解决这个问题，治疗师必须在团体中形成一种氛围，鼓励适当的人际信任（比如，相信治疗师和其他人所说的话，以及相信这些话与参与者个人有关，因此可以从中学习）（见专栏 12.10）。如前所述，这部分是通过管理团体的轨迹和控制团体的进度来实现的。这形成了心智化"训练场"的框架。但是，治疗师的好奇心——对每个问题产生心智化的态度，并建立一种探究文化——才是创造心智化训练场的关键。治疗师的角色类似于晚宴主持，介绍客人，发现他们之间的共同点和共享经验，激发讨论，减少不必要的冲突。

专栏 12.10　促进团体中的认识性信任

◆ 治疗师的好奇心。

◆ 探究心理状态的文化。

◆ 澄清问题。

◆ 将问题细节心智化。

◆ 识别关系模式。

◆ 在团体内进行关系的心智化。

"探究文化"不仅仅是对来访者生活中发生的重要事件感兴趣。更多的是关注潜在的动机，也就是说，促使某人做或说某事的是什么。它是关于促使人做出决定和选择的感觉和想法；关于尊重他人的想法，并允许他们持有不同观点；关于改变思想的想法。为了实现创造探究文化的目标，治疗师不仅要促进团体内的心智化，而且必须迅速解决非心智化问题。治疗师需要警惕一些常见的非心智化指标，如轻蔑性陈述、刻板印象的使用、概括、缺乏好奇心、涵盖过广的谈话、关于事件的过多细节、行为改变，等等。同样，来访者需要意识到自己和他人的非心智化过程。为此，治疗师可以在相关情况下重复 MBT-I 团体中讨论的信息（见第 11 章）。换句话说，治疗师在团体中使用一些心理教育的元素来解决非心智化的领域。

生活事件探索

我们已经提到，如果可能的话，在问题征集结束并综合过后，就可以开始讨论大家遇到的困难。一般来说，这些困难都是在讲述近期人际事件的故事中暴露出来的，但并不一定要非要这样。一般认为，讨论近期事件比讨论历史事件更能产生情感化的讨论。虽然这种情况经常发生，但事实并非一定如此。要允许来访者选择他们想要谈论的话题，但如果治疗师发现危及治疗或生命的事件，这些事件将被优先考虑，并由治疗师介绍。

MBT 的一个关键因素在于，区分作为叙述的事件和探索伴随的心理过程。太多的时候，来访者只是描述发生的事情，抱怨别人，而不在叙述过程中反思自己和故事主角的心理状态。在 MBT-G 中，治疗师希望能激发团体成员围绕人际事件进行讨论，重点是情感反映。如果团体中的个体表现出适度稳定的心智化，就可以进一步讨论其他人的动机。发展一致的叙述可能是使故事心智化的第一步。治疗师遇到的困难是理解语无伦次的叙述。团体中的其他来访者会自动地完成故事中的空白，通常他们站在来访者的角度，而不关心自己的故事前后不一致。重要的是，治疗师不做同样的事情，而是不断地尝试在团体成员之间激发真实的兴趣，对故事的细节和所涉及的潜在心理体验（见专栏 12.11 和专栏 12.12）。

专栏 12.11 探究文化：探索故事（1）

◆ 鼓励来访者在讲故事时注意自己的想法和感受。

◆ 让其他来访者考虑他们自己和叙述者的想法和感受。

◆ 建议来访者考虑为什么他人或其他人会像故事中的人那样思考和感受：

- 我听到 X 说他生气了，我认为他因为没被重视而受到伤害。

- 我是什么感觉，他们是什么感觉，为什么？

专栏 12.12 探究文化：探索故事（2）

◆ 鼓励来访者公开表达自己对他人精神状态的看法。

◆ 支持来访者通过故事（细节）外显自己的操作，以便团体的其他成员（治疗师和来访者）能够识别什么时候发生了心智化和非心智化。

在这样做的过程中，治疗师将讨论转移到成员之间，确保团体避免陷入如下情况，也就是当有来访者描述了一只猫的死亡后，所有来访者都开始

描述猫死亡的过程。表面上看起来像是人际对话，但实际上每个来访者都处于"自说自话"中，只从自己的角度说话，而对别人的精神状态和经验没有兴趣。

僵化过程

海伦：我不知道该怎么办。我的猫昨晚死了。它是我的生命。我知道它病了，我一直在照顾她，但最后它死了。太可怕了。如果不是我的另一只猫，我会自杀的。

（海伦继续详述她对猫的爱。）

瑞秋：我也有一只猫死了。我知道你的感受。这意味着生活不一样。我一点也应付不了，当事情发生的时候，我无法移动它。我把它留在床上好几天了。我哭了又哭。猫使我的生活有价值。

黛博拉：如果我的猫死了，我想我也办不到。我现在有三只猫，它们是我最亲密的伙伴。没有其他人像它们一样关心我，爱我。在大多数时间里，它们是我活下去的理由。猫是家人。

每个来访者都不断地重复自己多年来的养猫经历，但没有一个真正关注海伦目前的情绪波动，她正为前天晚上失去猫而感到痛苦。团体中的主题，即丧失，是一致的。但对彼此情感的真正兴趣和真正的分享并不存在。每个来访者都专注于自己，没有轮流进行互动。就好像他们都想讲述自己失去一只猫的故事，而不去关心其他人。MBT 治疗师的任务是防止谈会坍塌为自我导向的"自说自话"（见专栏 12.13）。

专栏 12.13　探究文化：探索故事（3）

- ◆ 在团体里形成一种探究文化，探究故事中的人物动机。
- ◆ 坚持让来访者考虑别人的观点，努力去理解别人的观点。
- ◆ 治疗师应该直接表达自己对某件事（它妨碍了对这个故事的理解）的感受。

这需要通过对故事的澄清，对经验的探索，对人际交往的积极刺激，以

及对任何非心智化反应的识别才能完成。

澄清

澄清事件

最初，治疗师试图澄清来访者描述的事件顺序，是什么导致了什么，谁参与了，互动是如何展开的？这一级别的澄清是在来访者所说的"事实"级别上。一些来访者给出了过多的细节，概述了复杂的互动，同时将复杂的动机归因于他人。如果是这种情况，治疗师需要考虑来访者是否是过度心智化，这是一种有害的非心智化模式，虽然它通常能够消除来访者相当大的焦虑。过度心智化需要尽快受到挑战，以防止它嵌入过程中；挑战在第 9 章中讨论过。有时，如果来访者使用过多的细节，治疗师将有必要要求来访者提供故事的"编辑"版本——"我不想打断你，但我认为故事越来越清晰。你能告诉我们要点吗？这样我们就可以开始和你一起思考重要的问题了？"虽然对一些治疗师来说，这听起来太具挑战性了，但如果要激发心智化，就必须中断连续的故事讲述。

问题的澄清

下一步是让来访者澄清问题（见专栏 12.14）。故事不一定能说明问题。在每一个阶段，治疗师都要保持不知道立场，以鼓励来访者明确问题的确切性质——"你能描述一下有什么困难吗？那一刻是什么感觉？"

专栏 12.14　问题澄清

- ◆ 找出故事中的问题。
- ◆ 激发来访者的不同观点。
- ◆ 促进讨论如何管理心理状态。
- ◆ 注意不要在物理现实和发展目的论方案的基础上定义问题。

一位来访者抱怨说，他打电话给医疗队，想和他的个体治疗师谈谈，但她不在，也没有给他回电话。

来访者1：有人告诉我，她会在"午饭前"给我回电话，那是什么时候（讽刺地说）？她直到傍晚才给我打电话，那时我没法接电话，反正就是太晚了。

来访者2：都是这样的。人们不会照他们说的去做。我同意，当他们做出回应时总是太晚了。你正是在打电话的时候需要他们，而不是以后。

第二名来访者自然会支持第一名来访者，并确认她理解这种经历。但值得注意的是，她并没有真正向来访者1澄清问题所在。她只是同意，当你要求某样东西时，你得不到它。

治疗师：我可以看到，如果你被告知一些事情将要发生却没有发生，那么这是一个问题。而当你感到有一些紧迫感时，这更是一个问题。（开始共情验证）你能说说她午饭前不给你回电话时，你有什么感受吗？（试图更清楚地定义问题，而不是让来访者简单地重复故事。）

来访者1：我需要在下午之前得到帮助，这就是我早上打电话的原因。我不想让别人跟我沟通，只想让她回电话，因为她至少认识我。

治疗师：我们可以把重点放在你需要和她谈谈的体验上吗，这样我才能更好地理解，你在意识到她午饭前不会给你回电话时，紧张的是什么？

来访者1：就是说，我们被承诺了一些事情，但是没有发生。我不能忍受这一点。

现在，问题变得更加清楚了，来访者对于别人让其感到失望是非常敏感的，尤其当他人是来访者在某种程度上信任的人时。

治疗师继续探索这方面的问题，以确保问题已经确定。来访者因被辜负而生气。随之而来的是完全放弃治疗的冲动。因此，与没有及时回电话有关的影响破坏了他与个体治疗师和治疗团体之间的联盟。这确实是治疗中的一个问题，需要紧急解决。

　　事实证明，这个问题更复杂。来访者认为治疗师故意不给他回电话，因为她不喜欢他。这是情感启动的非心智化，这是 MBT 的目标。来访者需要学会在这些敏感点上保持心智化状态。只有尝试定义问题的细节，才能更准确地定义非心智化。在这个例子中，问题正变得多方面并且需要进行探索。来访者有寻求帮助的需要。打电话给他的治疗师可能增加了他的个人脆弱性。由于他的依恋需求得不到满足，他必须与破坏其稳定的情绪做斗争，然后他以他知道的唯一方式重组自我，那就是愤怒地退出，同时贬低他想和之交谈的人。不过，即便如此，促使来访者打电话给该单位的最初问题尚未得到确认和探讨。如果要准确地定义问题的全部范围，就需要这样做。

把问题心智化

　　一旦故事的顺序确定，治疗师就可以使团体成员的心智"返回"，让团体集中精力听彼此说的话。随着事件的展开，在治疗师的指导下，团体成员需要精加工和澄清来访者的心理体验，并将他们的情感反应和想法带到问题中。为了鼓励这一点，治疗师积极地向团体提问，询问他们对所听内容的想法和体验。一些参与者已经对来访者的故事内容做出了回应，治疗师要求他们精加工自己的观点。通常会邀请最初做出反应的团体成员，以支持那位来访者这样做的"理由"；在这种情况下，治疗师必须澄清这种支持联盟是否真实，如果是，则需要更详细地了解所支持的内容。或者，治疗师明确其中的差别（如果存在），以增加来访者对其问题的反思。反思性差异，即比较团体成员的不同观点，倾向于激发心智化；相反，对立性差异，即争论真理和对错，倾向于减少心智化。

　　心智化来访者带来的问题是团体工作的核心。一旦逐渐加快对所呈现问题的讨论，治疗师就需要：

- ◆ 倾听非心智化的信号；
- ◆ 监控个体的唤醒水平；
- ◆ 促进成员间的互动；

◆ 进行有层次的干预：共情验证、澄清和探索、情绪识别、情感焦点，
以及对团体成员之间以及他们与治疗师之间的人际关系进行心智化。

注意事项

团体治疗师在心智化问题时会遇到许多陷阱（见专栏 12.15）。第一个陷
阱是，逐渐陷入团体中的个体治疗。MBT-G 提醒，不要在团体内进行个体治
疗。治疗师很容易被吸引着去探索单个来访者的严重问题，而把其他来访者
排除在外。事实上，当团体中有两个治疗师时，他们也能够完全集中在一个
来访者身上，特别在来访者有危险的时候。其他来访者倾向于坐视不理，把
工作交给治疗师，部分原因是他们觉得没有足够的准备来帮助那些处于困境
的人。当这种情况发生时，重要的是"三角化"（见下文）。

专栏 12.15　澄清问题：注意事项

◆ 在团体中很容易陷入个体治疗。
◆ 过度使用治疗师的心智化来形成故事的意义，并假设对问题的理解。
◆ 过度心智化和对问题的快速互动，可能会伪装成人际互动过程。

第二个陷阱是，在理解互动的意义上过于努力。团体过程容易令人困惑，
治疗师的自然反应是帮助参与者理解困惑。这与 MBT 的核心焦点是对立的，
MBT 的重点是激发来访者的心智化过程；而不是代替他们进行心智化过程，
或者通过治疗师的高级心智化过程来传递理解。

第三个陷阱是，当团体成员自由互动时，确信这种互动就是建设性的进
展。快速的互动会导致反思的丧失，并倾向于导致非心智化，或使团体沦为
给建议的平台。治疗师需要通过不断地使用"停止"和"返回"来保持控制，
并加以澄清。允许团体仓促行事会助长肤浅，嵌入内隐的假设，消除反思。

确定在团体内活现的来访者关系模式

在对新来访者的评估过程中，有一个关键要素，也就是来访者和治疗师之间要明确和讨论反复出现的关系模式。本质上，这些模式反映了来访者的依恋过程。如果要在治疗中加以利用，那么来访者和治疗师都必须在治疗过程中很容易地对它们进行重新确认。评估员在治疗规划中逐项列出关系模式，供来访者和团体治疗师使用。当来访者们开始团体治疗时，治疗师和来访者之间的初始讨论必须包括对这些模式的陈述（见专栏 12.16）。

专栏 12.16 识别关系模式

◆ 所有参与者公开分享其关系方面的初始治疗规划。

◆ 在个体治疗中，聚焦于团体中的依恋过程。

◆ 在来访者的"故事"中识别和定义关系模式。

◆ 努力描述此模式的优点和缺点。

团体治疗师需要对此保持敏感，但是，当向团体介绍新来访者时，治疗师可能会要求来访者谈论他的关系特点，并支持他谈论所拥有的关系模式。例如，当来访者第一次来治疗时，治疗师可能会首先说："你愿意自我介绍一下，好让大家了解促使你来寻求帮助的问题吗？"治疗师帮助来访者概述他的一些困难，稍后或者在接下来的几次团体会谈中，确保来访者谈论治疗前已制定的治疗目标和计划。

在 MBT 中，我们要强调解释依恋模式的重要性。在任何时候，都要合作地、明确地完成这一解释。来访者知道，所有治疗师都会意识到依恋模式，并在治疗中留意；来访者需要接受对关系的规划有利于自我成长，而不是简单地同意它。

尼格尔是一个 26 岁的男子，他有自杀倾向，他不断地与他人争吵直至有暴力行为。他曾多次被捕。他意识到自己的情绪失控，说他想为改变做点什么。在评估中，治疗师与他一起探讨了一些暴力事件。他在一个方面似乎很突出：他的大部分冲突故事都涉及向别人提出要求，而别人不能满足。这包括向朋友提出借钱的要求，以及提出与人过夜的要求，但被拒绝。这是一个依恋的过程，在这个过程中，他为了满足自己的需要而接近某个人，却发现自己被人拒绝了，这让他感觉很糟。这导致他通过强迫来要求别人给他所需要的东西。目前的情况是，他不断地要求他的前女友和社会服务机构允许他去看望他的女儿，但所有的要求都被拒绝了。作为回应，他在会面中和电话里威胁他们。在团体治疗中，他表达了对女友和社会服务机构的失望和愤怒。

有一次，他迟到了，他在团体结束前几分钟才到达，他要求讨论他与社会服务机构最近的事件。由于该次团体即将结束，治疗师说时间非常有限，所以也许尼格尔可以迅速总结自己的看法，或者甚至等到下周再进行深入讨论。

尼格尔：哦，我明白了。所以你觉得没时间了，是吗？好吧，我保证你是有时间的。在我们讨论了我的问题之前，我是不会离开这个团体的。所以你坐下来听我说。

其他团体成员（说他们可以待一段时间）：我们有时间，为什么不延迟一会儿呢？

治疗师：那么我们尽量利用剩下的时间。

尼格尔：你不感兴趣。你只想离开这里。你不在乎我们的问题。去你妈的。

另一个来访者：治疗师至少留下来听了，所以，请讲接下来发生了什么事。

尼格尔：社会服务机构不让我看我女儿。他们说我在威胁她，对她不利。她是我女儿，我应该见到她。我昨天去了，他们把我赶了出来。我要回去再试一次。

治疗师：尼格尔，我能在这里说点什么吗？这是不是说，你在努力控制自己的情绪后，又请求了一次，然后，对方不理解你希望见到女儿的真诚意愿，再次拒绝了你？

尼格尔（从这个验证性的陈述中稍微冷静了一点）：是的。我要让他们听我说。

治疗师：这不是就发生在这里吗？你让我们留在这里是为了让我们

听你的。

尼格尔：嗯，你现在在听。

治疗师：希望如此。这样更好吗？

在这个讨论后一会儿，治疗师提出了一个以前在团体中考虑过的问题。

治疗师：也许现在的问题是，我们被迫和你谈话，这与我们自愿和你讨论是不一样的。

尼格尔：我才不管呢。

治疗师：你确定吗？因为我们之前讨论过你的感觉，你想要的是人们"真正"想要帮助你，而你得到的唯一帮助只发生在你强迫人们给予帮助时。

在这次讨论中，尼格尔变得更冷静了。这使治疗师能够处理已经发生的依恋过程。本质上，尼格尔向治疗师提出了一个要求，他曾与治疗师有着积极的合作关系，但遭到了拒绝。虽然他努力保持情绪稳定，但这触发了他病态的、僵化的依恋过程：他试图通过威胁来控制另一个人，以管理他被拒绝和失去控制的经历。治疗师的反应是在某种程度上后退，指出时间不多了，这增加了尼格尔想要控制他的企图。这是一个临床错误。它触发了尼格尔的习惯性反应模式，引发了他与他人的消极互动。这一点已在评估中确定，目前正在团体进程中被激活。治疗师正确地试图减少他的唤起，然后开始探索关系过程，讨论从另一个视角看待正在发生的事情。最后，团体成功地澄清，尼格尔想表达他的绝望，但无法建立促进性的环境来做到这一点，结果尼格尔发现自己被拒绝了，导致他产生自然的胁迫反应。在这个模式被重新定义，并与他的治疗规划关联之后，就可以探索他的感觉，一旦他强迫人们做事情，就开始了无效的、满足其需要的过程，因为人们不是自愿付出。这项工作后来在进一步的团体治疗和个体治疗中进行。

心智化团体中的人际过程

心智化模式在复杂的人际关系中具有独特的价值，这些关系包括，关心和担忧的关系、冲突的关系、潜在的欺骗或非理性的关系。所有这些情况都很可能发生在团体治疗的互动过程中。但是，正如我们所指出的，对 BPD 来访者而言，非反思性的内部工作模式在任何人际情境中都占据主导，这些人际情境会激活他们从原始依恋关系中获得的关系表征。团体治疗会激发早期关系表征的内部体验，使来访者在团体中的人际关系受到损害，因为来访者在外部世界和内部世界之间不平衡地分配他们的心理资源，所以他们对他人十分敏感，但对自己的心理状态却不了解。所有这些因素都扭曲了团体中的人际交往。

对他人的支持和理解的需求与对亲密关系的恐惧共存，加上对他人动机的不信任，使 BPD 来访者变得缺乏自信和安全感。他们的人际关系变得不稳定，瞬息万变，一个支持他们的朋友可能会突然被体验为恶毒的和危险的。因此，治疗必须试图体现一个安全基地，目的是不重复这种不稳定的人际互动模式。

重要的是要区分针对团体人际互动的工作和用于心智化关系的干预。两者可以互补，治疗师可以从一个过程转移到另一个，通常从来访者明显的人际生活开始，研究来访者在团体中的典型关系模式的例子，并在以后进行深入干预。与从移情角度对关系进行心智化（见第 10 章的讨论）不同，人际工作探索的是人与人之间的过程，而不是心灵本身（见专栏 12.17）。

专栏 12.17 心智化人际过程

◆ 最初，小心地逐步探索关键的主体间互动行为（从内隐到外显）。

◆ 当团体偏离了任务或在此时此地错失了对人际过程进行心智化的机会时，停止团体会谈。

◆ 挑战不恰当的肯定和僵化的人际表征。

◆ 论证和解释此时此地的重要性。

◆ 将现有的人际关系问题与治疗规划中的依恋模式相联系。

人际互动过程关注来访者的家庭关系、友谊模式、工作互动和社区关系，关心这些关系模式如何以建设性和破坏性的方式影响来访者的生活。同时，也关注来访者如何将这些关系模式和有影响的依恋模式引入团体。因此，要对人际关系过程进行心智化，就要考查来访者在团体中明显表现出来的人际行为模式，需要观察这些人际关系模式如何帮助或阻碍来访者的生活，这些模式在来访者陷入危机时如何限制了对解决危机的支持。只有在人际关系模式得到澄清之后，才有可能通过将关系的心智化引向深入，把关系模式整合进个体的发展因素中。

为了实现来访者之间人际互动的心智化探索，治疗师需要：

◆ 记住每个来访者的人际网络。

◆ 识别团体活动中重复出现的外部关系模式；这一关系模式应该在最初的治疗规划中考虑到。

◆ 平衡地探索团体成员之间的关系以及他们在治疗之外的关系。

◆ 探索团体内和团体外的关系中令人满意和不满意的方面。

◆ 将来访者在团体中的经历与其外部的关系联系起来。

有一位叫詹妮的来访者，从对她的初步评估和描述中可以明显地看出，她的人际模式是试图取悦别人。如果她觉得有人不喜欢她或在批评她，她就试图采纳他们的观点，并以她认为他们希望的方式行事。因此，她很容易受到剥削。在团体活动中，她很少谈论自己的问题，而是专注于帮助别人。每当别人谈论问题时，她都会问他们问题并给予支持。当她和治疗师建立了关系联盟后，治疗师决定针对她在团体中的这个行为进行探讨。当詹妮在问题征集过程中说没有问题要讨论时，治疗师当着团体成员的面，指出了她的这个问题。起初，治疗师肯定了詹妮对别人的问题的乐于助人态度，并问她是否意识到这个行为模式也体现了她在日常生活中扮演的角色。

治疗师：詹妮，你总是帮助团体里的其他人，你对皮特真的很有帮助。你在日常生活中也这样帮助别人吗？

詹妮表示同意这一点，而且已经证实她有许多助人的例子。这从许多方面都证实了最初治疗计划的有效性。

治疗师：我突然想到，你不怎么谈论自己，而且当我们征集问题时，你经常说你没有任何问题。这让我觉得你可能是在顺从别人。你觉得这里能探索出什么意义吗？

詹妮：是的，这是个好主意。

治疗师：现在，你是在顺从我吗？（这是一个小小的挑战，这让詹妮感到惊讶。）

詹妮犹豫了一下，说也许是吧，但是，她不认为这对她是个问题。治疗师让团体继续，他担心她同意得太轻易了（她处于佯装模式）。对人际过程的初始探索和其他准备工作还无法指示，现在要对詹妮与治疗师及她与团体中其他人之间的关系进行心智化。

稍后在团体里，詹妮对另一个来访者莱斯利进行了回应。

莱斯利：不，詹妮，那绝对不对。你为什么这么说？

詹妮：哦，我也看得出来这是不对的。很抱歉。你是对的。是我不对。

詹妮继续自我贬低，所以治疗师说，这就是他在团体早些时候，一直试图识别的关系模式的一个典型例子。詹妮是真的改变想法了，还是只是同意莱斯利所说的"过平静的生活"，或是担心自己的观点会让他不开心？她真的同意治疗师不理会她的问题而转向别人的问题吗？

詹妮：哦，我不知道。我真的不想谈这个。我不想被强迫。对不起，我弄错了莱斯利。

在这个案例中，治疗师正试图逐渐建立一张詹妮与其他来访者的关系模式图。一旦这种模式建立起来，并且詹妮和团体中的其他人也认识到这一点，她就有机会在团体中对此问题进行更详细的探索，治疗师可以从人际过程的心智化转向关系的心智化。当然，这种人际关系的危险在于，治疗师正在确认自己对模式的看法，并开始把它强加给来访者。这打破了治疗师在 MBT 中的安全原则，即确保他不会代替来访者进行心智化及迫使来访者理解。但这也意味着，一旦治疗师发现来访者可能是在勉强承认这一问题，并非合作地讨论，那么就可以考虑将这种关系心智化。治疗师和来访者在互动过程中是否都有贡献？大家参与探讨如何加深对人际过程的理解。在理清这种关系时，可以积极地探索治疗师的贡献。因此，在这个例子中，治疗师首先要验证来访者被迫谈论某事的经历。随后，可以澄清治疗师的贡献，也可以探究来访者的退让倾向。事实上，在这种情况下，詹妮的拒绝可能是她实现愿望的第一步。来访者和治疗师之间的互动过程要成为关注的焦点，然后被三角化。

三角化

　　三角化（triangulation）的概念并不新鲜，在三角化的技术干预方面，我们也没有任何独到之处。实际上，三角化是通过在两人的对话中插入第三人，来创建一个空间，一个替代性的维度和视角。它是俄狄浦斯三角关系的修正；它是用一个三元的相互作用来代替二元的交流。在 MBT-G 中，治疗师会积极地三角化（见专栏 12.18）。

专栏 12.18　三角化

- ◆ 治疗师识别团体成员之间的重要互动。
- ◆ 留意观察者。
- ◆ 分离互动的双方。
- ◆ 积极探索观察者自己对互动的体验（谈论自我），或者其对观察到的互动的看法（谈论他人）。

　　如果两个来访者正在进行对话，那么由治疗师决定何时进行三角化。过早地让其他人参与两个团体成员之间的对话可能会产生破坏性影响；太晚了，则可能会因为其他来访者不再关注这个问题，而失去了挖掘详细的观点和理解的潜力。

　　三角化是一种干预措施，处理崩溃或即将崩溃的自我—他人互动（将转换为自我—自我互动）。当两个来访者之间，或者治疗师和来访者之间的互动对其他人来说变得不可接近时，互动与团体的其他人发生了隔离，这表明，心智化已经开始从自我—他人向自我—自我转变，在某种程度上，两个主角正在创造一个分享的表征，排除了其他人的观点和可能的安全感。通常这是一致和认同的共谋——"我和你是一样的。我很清楚你的感受。你是对的，任何人都不应该有不同的想法。"比昂（Bion, 1961）将来访者之间的这个过程描述为其"基本假设"的一个组成部分，其中两个来访者通过持续互动来承担团体工作。此外，比昂认为，这种配对的、分享的互动能让团体其他成员带着轻松和充满希望的期待，热切而专注地倾听他们。然而，在重度人格障碍来访者中，相反的情况更为常见，匹配的双方往往坐在那儿，相互地望着，难以转移到其他人的话题中。此外，我们并不认为，崩溃为二元互动会必然为团体造成什么后果，比如，可以以有益的方式来确定和解释组织观念的形成。但是，患有重度人格障碍的人无法有意义地认识如此高水平的群体和社会表征。由于对心理活动和互动过程的理解更为有限，MBT-G 避免了对团体过程本身的解释，而是通过在二元对话中积极插入"其他人"的心智化来三角化，以防止团体崩溃进入非心智化过程。

特别重要的是，当两名治疗师与一名来访者工作时，要确保三角化。在这种情况下，治疗师被视为一个人；也就是说，即使有三个人参与，这种互动在心理上也是二元的。两个治疗师的参与往往发生在一个来访者被确定为有严重风险或者参与了一个重要的个人事件时。它干扰了群体的整体心智化，就像两个来访者联合起来排斥其他人一样。这个问题更加严重，因为两个治疗师可能在相当长的时间内都没有关注团体的其他人。为了降低这类风险，在 MBT-G 中一起工作的治疗师有一个明确的协议，如果其中一个治疗师专注于某个来访者，那么另一个治疗师需要积极三角化，可以与同事交谈，直接引入另一种观点，或者积极地引入团体的其他成员。当治疗师相互交谈时，它会把来访者的注意力从对"自我"的关注转移到对"他人"的可能兴趣上。一旦实现这一点，治疗师就可以围绕问题的焦点促进团体互动。

对谁进行三角化？

在 MBT-G 中，治疗师对特定的人进行三角化。他们很少对整个群体进行三角化。比如，通过问"别人怎么看？""还有谁对此有什么想法吗？"，可以指定一个人参与互动过程，使团体活动不容易陷入无效的沉默。相比之下，邀请整个团体发表意见将使团体成员回避要面对的问题，并与正在讨论的问题保持距离。为了防止这种情况，治疗师将对话转移到他知道可能会对问题感兴趣或在其身上发现了同样问题的人身上。在这一点上，治疗师有两个选择。可以让被选中的人对另外两个来访者之间的对话发表评论，如"你对他们的讨论有什么看法？""你能帮他们解决这个问题吗？"或者，治疗师可以让被选中的来访者谈谈他对对话的体验，如"你听到这个有什么感觉？""这让你对自己有什么想法？""它会引发你对自己的生活的任何想法吗？"

三角化的这两个方面在侧重点上有一点不同，也就是，通过三角化干预，是让加入的来访者集中在原先主角的心理状态上，还是集中在他自己的心理状态上；以及，通过观察和倾听所形成的反应是"关于他们"的，还是"关于我对他们的对话的反应"的。通常，激发另一来访者成为对话观察者，表达另外两人的对话对他产生的影响，会刺激更多的互动思维，但也不总是这样。治疗师可以在两个焦点之间来回移动进行对话，仔细监控互动心智化的结果。这既突出了团体中来访者之间对话的重点，也突出了可以投射到他人经验中的互动。

搁置

注意控制问题在 BPD 来访者和其他人格障碍来访者中经常出现。来访者常常很难注意次要的主题，难以压抑自己的支配欲。这意味着，如果他们自己有强烈的欲望谈论一些影响他们的事情，他们可能无法将注意力集中在与他人相关的和重要的话题上。他们会努力这样做，但迟早会谈论一个与自己相关的话题，其支配欲会爆发出来，通常表现为紧张或甚至疯狂。然而，与他人的建设性互动需要良好的注意力控制。如果有必要，还要讨论其他事情，或者如果我们要关注另一个人，我们都必须抑制谈论自己感兴趣的某事的迫切愿望。如果患有 BPD 的人想要改善人际关系，那么增加注意力控制的能力是很重要的，因为这是促进交流的润滑剂。他们需要学会抑制自己的支配欲，不要把注意力过度集中于自己感兴趣的事情上。或者要学会逐渐地、有意识地以一种社交建设性的方式把注意力转移到自己身上。治疗师"搁置（parking）"来访者的目的是帮助他们产生这种能力，通过积极的治疗联盟来促进这一能力（见专栏 12.19）。

专栏 12.19　搁置

◆ 治疗师注意到，来访者无法持续控制注意力。

◆ 识别来访者的体验，而不是问题的内容。

◆ 积极地帮助来访者专注一个次要的主题，通过暂时释放压力来抑制支配欲望。

◆ 治疗师一定不要忘记"搁置"来访者，如果来访者变得过度焦虑，可能不得不暂停团体讨论。

　　MBT 治疗师根据 MBT 的原则，不断监测所有来访者的兴奋唤醒水平，如果要促进而不是阻碍心智化，兴奋唤醒必须保持在一个中等的范围内，既不太高也不太低。治疗师总是对唤醒的指标保持警惕，无论是行为的还是心理的。一旦治疗师认识到某个来访者正在变得激越，以及如果并不希望团体过程会突然地被该来访者的过度焦虑所打断，那么搁置这位来访者是必要的。来访者可能会通过摇晃脚、异常地走动或试图打断别人来显示他的激越；或者，他可能会退缩、低头、偷偷地瞥一眼或显得心事重重。治疗师悄悄地留意这一点，并询问来访者，是否可以等待很短的时间，以便团体在关注他之前先总结当前的焦点。通常，这是最好的小计谋，因为这将使来访者感到特别，并受到治疗师的照顾。但是，同样可以公开地说，"瑞秋，你能否等一会儿，这样我们就可以和彼得一起完成这件事。我们会马上回到你这里的。"关键是，来访者必须感觉到他们的迫切需求得到了关注。这让他们暂时抑制了谈论自己的问题的冲动，而他们也会短暂地关注正在讨论的问题。

　　艾玛刚一到团体就明显地激动起来。在问题征集期间，她说她不得不谈论她的男朋友，她认为他正在和另一个女人约会。她曾就此向他提出质疑，但他否认了，并说她是"偏执狂"，这激怒了她。在问题征集结束时，有人问她是否想先开始，但她建议团体从另一个服用过量药物的来访者开始。讨论开始集中在那个来访者的自杀风险上，但治疗师很明显地感觉到，艾玛越来越不能集中在服药过量来访者的困难上。她的脚在来回旋转，她很不耐烦。治疗师静静地转向她，因为她坐在他旁边，治疗师说："当你想谈论自己的问题时，要倾听其他东西真的很难。如果可以的话，你能坚持住吗？我保证我们很快就轮到你了。"随着团体的继续，她的紧张情绪又回来了，所以每当这一点变得明显时，治疗师就会转向她，悄悄地说，不会太久。这又一次减轻了她的紧张。

治疗师的技能是，知道一个来访者可以被搁置多长时间，或者能排队等候多长时间。如果有必要，让该来访者成为团体的新焦点，而不再搁置他，治疗师需要明确地陈述这一点，并让当前活跃的来访者和当前的话题停下来一段时间。如"马克，你能不能暂时停一下，之后我们就可以回到这个话题上来了。我认为现在艾玛需要谈谈她的问题，因为她现在不能集中精力解决你的问题。不过，我们肯定会回到你的问题上来的。"

很明显，搁置是治疗师在团体中获得权威的另一种方式。他要确保来访者的唤醒水平，以及识别和管理来访者的要求。此外，被搁置的来访者感觉自己是被认可的个体，他们的需求得到认可。搁置是一个明示的线索，让来访者觉得自己是一个有需求的主体。这一明显的线索向来访者表明，治疗师有处理其需求的沟通意向，但要求来访者在治疗师处理其他问题时稍等片刻。这鼓励来访者管理他的内部压力，以主导后面的对话过程，并对他人提出要求。

当然，治疗师有必要记住谁被搁置过，并在可能的情况下敏感地回到他们所关心的问题上。

站队

有时，治疗师可能不得不在团体讨论中积极地站在来访者一边。这就是所谓的"站队（siding）"。这不仅仅是简单地支持来访者，还需要治疗师在整个团体互动过程中代表脆弱的来访者的想法。如果一个来访者在与另一个来访者或团体其他成员之间的对话中，变得越来越脆弱，治疗师可能需要开始偏袒他。这个来访者可能会无意中对另一个来访者很残忍，当来访者正在努力谈论问题时，他可能会说一句轻蔑的话，或者主动用言语攻击团体中的某个人。治疗师要迅速评估最脆弱的来访者的精神状态，并与他站在一起，使之获得一些权威。他这样做是为了代表来访者说些什么来回应，如"那有点刺耳，凯伦。你能试着用不同的方式表达你的意思吗？"治疗师继续在必要时代表易受伤害的来访者行事，同时确保其他来访者不会变得易受伤害或感受到攻击。其目的是保持合理的依恋唤起水平，并减少这种情况下的即时压力（见专栏 12.20）。

专栏 12.20　站队

◆ 治疗师注意到，来访者容易受到其他来访者的行为、评论和关注的影响。

◆ 治疗师要积极地站在易受伤害的来访者一边。

◆ 其他治疗师（如果有的话）要采取对抗的立场。

◆ 治疗师支持易受伤害的来访者，直到心智化在团体中重新开始。

◆ 如有必要，当脆弱的来访者稳定时，治疗师会改变治疗方向。

来访者安德蕾报告说，她不知道该怎么对待男朋友。她想和他在一起，但他避开了她，这让她觉得自己不受欢迎，没有吸引力。当她谈到这件事时，她变得越来越不安。团体成员试图向她保证一切都会好起来，并就如何处理这个问题向她提出了各种建议。每次她都回答说，他们的评论没有帮助。突然，另一个来访者凯瑟琳说，"哦，看在上帝的份儿上，别呻吟了。那就离开他，好让我们谈点别的。你真悲哀。"安德蕾开始抽泣。

　　治疗师：等等。你在说什么？安德蕾正在为如何和男朋友相处而挣扎，她在谈论她感到如何绝望，而你说这很可悲。对我来说，这听起来非常具有评判性。安德蕾，我不认为这是可悲的。我们要做的是如何帮助你让你对此感觉更加坚强，而且这是我们的问题。现在，凯瑟琳，你能告诉我对此你是怎么看待的吗，而不是评论安德蕾？

　　此时，治疗师已经站在安德蕾一边，把焦点推回到凯瑟琳身上。这会减轻安德蕾的压力。治疗师必须监测此事对凯瑟琳的影响，因为她也可能变得脆弱。事实上，在团体中，她这样做是在挑战治疗师。

　　凯瑟琳：你总是支持她。你更喜欢她。每次团体都花了太多时间在安德蕾身上，以至于对我们其他人来说什么都没有，也没有任何效果。她总是说我们说的话没用。

　　治疗师：你可能说得对，但我认为重要的是，我们不要忽视安德蕾和她努力想知道该怎么做。所以我想，如果你能谈谈它对你的影响，可能会有帮助。

　　治疗师在这一点上一直把注意力放在凯瑟琳身上，试图确保自己在某种程度上支持她。谈话仍在继续，随着紧张局势的缓和，治疗师把焦点转回安德蕾身上，不再偏袒任何一方。

　　治疗师：安德蕾，虽然我能看出凯瑟琳说的话很伤人，但你怎么理解这样的现象呢，每次团体试图帮助你，但似乎都没有结果？这是你的感觉吗？

　　然后团体开始关注，试图帮助某人但那个人却感觉没有受益的问题。问题是，安德蕾的消极情绪逐渐使其他成员感到沮丧，让他们感到绝望，这个问题被治疗师正常化了。尽管如此，治疗师还是让团体成员确定，如果他们在和安德蕾谈话时感到沮丧，他们应该说出来。安德蕾被要求监控她的消极情绪，并找出任何她认为有帮助的东西，以便让大家知道。

　　在构建了 MBT 团体之后，团体的过程利用了与每个来访者达成一致的初始方案，来对团体中每个人的关系进行心智化。安德蕾在治疗早期就发现，人们避开了她，这使她觉得她更需要他们。这使她更多地与团体中的他人进行联系，但这样做似乎使他人更远离她。即使和男朋友在一起，她也很孤独。在团体里，安德蕾正在谈论她不被男朋友爱的经历。这导致她要求团体的支持，但由于他人的建议被拒绝，团体里的人也开始"不喜欢"她和回避她。在治疗师通过支持安德蕾来降低唤醒水平之后，互动过程就成为治疗师理清她与男友和其他来访者之间人际关系的平台。这符合团体的主要目标，即重要依恋关系的情感互动可以增加并保持心智化的经验。

第 13 章

反社会型人格障碍：心智化、心智化治疗团体和常见的临床问题

引言

为 ASPD 提供心理辅导的基本原则与针对 BPD 的原则相似，所以这一章应该结合第 12 章来一起阅读。然而，针对 ASPD 的心智化治疗团体（MBT-G）的工作重点是修订治疗版本，使其更加切合 ASPD 来访者。本章将讨论这些修订。

MBT 的随机对照实验包括了患有 ASPD 的人。一项实验对比了使用 MBT 和结构化临床管理来治疗 BPD 来访者的情况（Bateman & Fonagy, 2009），亚分析数据显示，尽管 MBT 在治疗共病 ASPD 的 BPD 来访者时，有效性降低了，但其副作用要少于结构化临床管理。这导致我们考虑是否可以修改 MBT，使其更加适合 ASPD 来访者。回答这个问题的数据是有限的。MBT 是为 BPD 设计的，但它可能有更广泛的应用范围。心智化是自我认同的一个重要组成部分，也是人际关系和社会功能的核心方面。因此，心智化的改善可能会影响一系列无序的心理过程，无论病理来源如何。如果人格障碍被概念化为人际关系、亲密关系、身份认同和自我导向的严重障碍（Skodol et al., 2011），无论亚型如何，提高心智化水平都可以改善整体人格障碍。然而，对基本 MBT 模型的调整可能是必要的，不仅因为 ASPD 来访者的心智化问题与 BPD 来访者的不同，还因为存在许多描述性的原因（见专栏 13.1）。

专栏 13.1　心智化和 ASPD：概要

◆ 患 ASPD 的人无法对自己的内心世界产生真正的理解（自我）。

◆ 阅读别人内心状态的专家；滥用这种能力强迫或操纵他人，没有"我们"的移情理解模式。

◆ 缺乏准确读取某些情绪（可能范围很广）的能力，这体现了他们只有外部心智化。

◆ 无法产生对他人处境的感受。

◆ 无法从面部表情中识别出恐惧情绪，这表明在神经结构中存在功能障碍，如杏仁核（它参与恐惧表达过程）。

◆ 反社会行为与识别恐惧表情的具体缺陷之间存在显著相关。这种缺陷并不仅归因于任务难度。

第一，有 ASPD 的人更有可能在结构良好的依恋关系中表现出对情绪状态的过度控制；而 BPD 来访者则表现为在混乱依恋关系中的自我控制不足，他们的失控可能来自愤怒情绪的不稳定。第二，有 ASPD 的人倾向于寻求上下层次的关系，在这种有秩序的关系中，每个人都知道他们所在的位置；相反，BPD 来访者往往难以达成共识和相互的尊重。第三，威胁到关系的等级时，会导致 ASPD 来访者的依恋系统激活与兴奋；这触发了对心智化的抑制，反过来导致了对无法控制内部状态的担忧。这可能表明，ASPD 来访者最害怕的内部状态是对自尊的威胁（Gilligan, 2000）。有 ASPD 症状的人通过要求他人的尊重来控制身边的人，以及通过营造恐惧的气氛来改变自己的自尊。这保持了他们的骄傲、声望和地位。地位的丧失是毁灭性的，因为它可能会揭示威胁个人的可耻的内部状态，所以任何可能导致地位丧失的威胁都会成为危险的现实，必须依靠力量加以解决。当看到或感受到人们背后的动机会威胁其地位和控制时，他的内心受到了极大的威胁，这导致他们短暂地丧失了心智化能力。这也意味着他们没有办法阻止迅速降低的自尊和地位带来的强烈感受。内疚、对他人的爱以及对自我的恐惧等情感能力，可以保护人们免于暴力行为，但心智化能力的丧失和 ASPD 来访者体验到的这种低自尊的

感觉，减弱了这些抑制机制的作用。第四，如果识别他人情绪的能力下降成为主导，而恐惧和悲伤的能力受到限制，那么在治疗中，让来访者重视识别他人的各种情绪，就显得至关重要。第五，这些个体经常缺乏对自我的恐惧，他们的暴力冲动不受他人情绪表达的影响，这些情绪表达往往无法被 ASPD 个体识别。事实上，攻击的后果和危险与减少内部自我感觉崩溃相比是次要的，治疗主要关注的是自我崩溃与混乱。在为 ASPD 来访者制定团体治疗的目标和重点时，所有这些都必须考虑在内。

如果要解决他们生活中没有意识到的、无组织的行为，那么团体治疗对于那些有 ASPD 的人来说至关重要。在这样的团体中，目的论系统往往占主导地位（见专栏 13.2）。很多 ASPD 的人都生活在一种几乎不受限制的暴力和隐性威胁的亚文化团体中；在这方面，他们更可能受到同龄人群的影响，而不易受不太了解其所处社会文化背景的治疗师的影响。更重要的是，团体治疗刺激同辈团体内的等级划分，治疗师可以利用它来探索来访者对等级和权威的敏感度，以及与之相伴的心智化扭曲（见专栏 13.3）。

专栏 13.2　非心智化和无组织：目的论系统

- 期望其他人的主动力量，但是这些期望仅限于物理世界：只有物质才是有意义的。
- 对观念和感受的态度：
  - 重点在于，根据物理结果（与心理相反）来理解他们的行动；
  - 只有对物理领域的调整，才能被视为他人意图的真实指标；
  - 只有具有物理影响的行为，才被认为有可能改变自我和他人的心理状态。
- 身体的伤害行为：攻击被认为是合法的。
- 要求能够展示他人意图的身体行为，例如，付款、服从行为、惩罚的正义。

专栏 13.3　创建心智化团体

- 通过创造同情的态度和理解他人的愿望来激活依恋。
- 增强团体成员对彼此思想和情感的好奇。
- 小心辨认何时心智化变成了伪心智化（佯装知道）。

◆ 要重视并聚焦于误解（心智化是对"误解的理解"）。

◆ 鼓励和发展好奇心文化，伴随着对不知道的尊重。

治疗目标

针对 ASPD 的心智化治疗（即 MBT-ASPD）旨在：

1. 在有等级划分的人际交往和亲密关系的背景下，刺激并产生所有维度的心智化（见专栏 13.4）。

2. 减少攻击性——内部问题状态的唯一表达途径。

专栏 13.4　MBT-ASPD 团体的目标

◆ 增加对自我（内部）状态的理解。

◆ 培养对自我和他人互动状态的意识。

◆ 考虑他人的主观经验。

◆ 培养考虑他人感受的能力。

◆ 确定关系的层次性和灵活性。

目的是：

◆ 减少作为内部问题状态唯一表达途径的攻击性。

破坏治疗的问题

ASPD 来访者经常恶意地试图破坏治疗。这可能以多种方式表现出来。

1. 他们的救治动机差别很大。

2. 请求治疗往往体现为次要动机，实际上是为别的动机服务。

3. 最初，他们经常否认问题的存在并责怪他人。

4. 治疗实践中的问题，例如，犯罪和与法院打交道，被判处监禁并返回监狱（例如那些假释期结束的人），以及住房问题。

治疗师需要在可能干扰治疗的问题排序上与来访者达成一致。最初，主要问题可能是来访者缺乏定期参与的动机，因为这会对连续性的治疗产生相当大的干扰。但来访者的动机不会因为社会协作团体的约束而增加，例如，呼吁他们重视社会和集体责任，以及建议他们不要通过缺席来破坏团体的治疗过程和连续性，都是效果不好的。这种诱发内疚的尝试不会增加他们的治疗动机。ASPD 来访者的这种内部感受能力的减弱意味着，他们没有能力受到强大的组织因素的约束。最好的方法是，与来访者建立相互的接受态度，从临床实践和心理感受的角度对问题做一些你能处理的工作，而这只能通过来访者定期参与治疗才能实现。

MBT-ASPD 的焦点

根据第 2 章中概述的 ASPD 暴力根源的理论和临床认识，MBT-ASPD 侧重以下内容。

1. 理解情绪线索——外部心智化及其与自我和他人内部状态的联系。要求来访者确认他们如何判定别人的感受。

2. 识别他人的情绪——他人和情感心智化。例如，接受对感受的描述，询问别人的感受。

3. 识别自我的情感状态——自我和情感心智化。治疗师的焦点是情感的描述和标识，以及识别情感状态的身体指标。

4. 探索对等级和权威的敏感性——自我和认知心智化。团体中的工作要识别竞争、控制他人的企图和对他人表现出来的不屑。

5. 形成人际互动过程，以理解他人与自我体验之间的微妙关系——自我和他人心智化。

6. 描述可能引起心智化丧失的威胁，它导致了对动机的目的论理解——自我和他人心智化，自我和情感心智化。治疗师将情绪与人际交往和来访者的需求有条不紊地联系起来，以采取行动来控制对外部威胁的感知。

见专栏 13.5。

专栏 13.5 MBT-ASPD 中的关键心智化成分

◆ 理解情绪线索——外部心智化及其与内部状态的联系。

◆ 识别他人的情绪——他人和情感心智化。

◆ 识别自我的情感状态——自我和情感心智化。

◆ 探索对等级和权威的敏感性——自我和认知心智化。

◆ 形成人际互动过程，以理解他人与自我体验之间的微妙关系——自我和他人心智化。

◆ 描述可能引起心智化丧失的威胁，它导致了对动机的目的论理解——自我和他人心智化，自我和情感的心智化。

治疗形式

1. MBT-ASPD 团体将每周的 MBT 团体治疗与每月的个体治疗相结合。

2. 每个人的治疗持续 1 年。

3. 在 MBT-ASPD 的初步研究中，由两名治疗师带领团体。相比治疗 BPD 来访者，在治疗 ASPD 来访者时，有两名治疗师显得更重要——既为了进行风险管理，又为了向参与者示范，在尊重差异的基础上与他人建设性地合作。

4. 每次团体会谈的轨迹在结构上与针对 BPD 来访者的团体一样：

   ◆ 对前一周的总结和来访者的反馈；

   ◆ 纵观全局，以确定该团体将覆盖的所有关键领域；

   ◆ 如果可能的话，综合地考虑问题；

   ◆ 依次关注每个问题区域；

   ◆ 结束；

   ◆ 团体结束后的讨论。

见专栏 13.6。团体的特征罗列在专栏 13.7 里。

专栏 13.6　治疗形式

◆ 治疗持续 1 年。

◆ 每周进行一次 75 分钟的团体治疗，最初的引入团体将关注情绪认知和对 ASPD 的理解。

◆ 与团体治疗师每月进行 1 次个体治疗。

◆ 综合的精神病护理。

◆ 危机计划。

◆ 行为守则。

专栏 13.7　团体特征

◆ 循序渐进地展开团体治疗。

◆ 避免：

  ● 暂停合约；

  ● 由于未能满足出席的规定而被除名于治疗团体。

  ● 不要受其他人缺席的影响，对他人的缺席要进行劝告。

  ● 在治疗的早期挑战等级关系。

许多 MBT-ASPD 团体以伪哲学的政治模式开始对话，讨论社会系统有多糟糕，没有人可以信任，警察如何腐败等。实质上，这是伪装模式。与伪装模式（挑战它，别让它嵌入团体）的常规训练相反，重要的是，让来访者在团体治疗开始时营造团结感。其目的是，让对话尽快重新聚焦于问题本身或他们现在的感受。

5. 个体治疗部分由团体治疗师开展，不由其他的治疗师提供。理由如下。

   ◆ 提供个体治疗主要是为了对团体中的 ASPD 个体提供支持。

   ◆ 作为改变的过程，同辈团体的交互作用可能比治疗师的单独治疗更重要。

◆ 拥有相同的治疗师可以最大限度地减少发生欺骗行为的机会，这种不诚实可能会使来访者在个体治疗中歪曲对团体的讨论。

◆ 通过对比治疗师和来访者在团体内的体验，可以将焦点放在对团体中的事件和体验的不同理解上。

◆ 来访者可以利用个体治疗来讨论他们在团体中不愿意谈论的问题，例如个人关系中的困难，抑郁或自杀的感觉等。单独探索他们的敏感性可能有助于来访者在未来的团体中更加敞开心扉。

◆ 当新的来访者加入已建立的团体时，个体治疗也可以用于讨论MBT-I 中涵盖的心理教育话题。

6. 来访者要定期完成简要的治疗效果测量。核心衡量标准是修订过的"外化攻击量表"（Modified Overt Aggression Scale, MOAS; Yudofsky, Silver, Jackson, Endicott & Williams, 1986）。这项内容在团体结束后进行。

治疗过程的组织

每次团体会谈持续 75 分钟。前 6~8 次团体是引入和参与的阶段；这与针对 BPD 的 MBT-I 修订版的内容是相同的（见第 11 章，详细描述了针对 ASPD 的修订）。

引入会谈常常会从 ASPD 来访者的任务中转移过来。他们出于各种原因参与团体，这些原因在早期会谈中主导了来访者的要求。来访者常常在社交、法律或个人问题等出现困难时才参加治疗。并且，来访者要笔头陈述自己的精神问题、能够获益的支持，以及在照看子女和伴侣上获得的帮助等。这些问题对于治疗师来说都是重要的，治疗师希望提供帮助，但很容易感到被操纵和被这些具体的问题所分心。

建议：告诉来访者，在完成 6~8 次 MBT-I 会谈之前，你无法提供任何关于社交、法律和人际问题的支持。理由是，在评估和参与期结束之前，治疗师无法知道上述这些写出来的信息。

团体的一些原则

行为守则

　　制定行为准则是 ASPD 团体的核心特征（见专栏 13.8）。需要制定适当的规则和边界，以便成员能够有效地共同发挥作用。治疗师不要将自己的行为准则强加于团体，而是首先围绕来访者的道德价值观、责任感以及公平性展开讨论。通常情况下，ASPD 来访者有严格履行的不同规则，要找出这些规则是什么，因为它们通常包含维持团体行为的许多共同原则。

专栏 13.8　制定团体行为准则

◆ 制定共同的行为准则是一项关键任务，但对于 ASPD 来访者来说可能会有问题。

◆ 通过讨论他们与他人的互动以及导致暴力的原因，强调并探索来访者自己的行为准则。

◆ 采取好奇和理解的良性态度。

◆ 既不谴责也不宽恕行为。

非评判的态度

　　虽然每个来访者转诊都明显是因为暴力行为，但治疗师既不应该谴责也不能宽恕，而应保持良性的态度，试图理解来访者的内部心理状态和精神暴力前兆。虽然 ASPD 个体会违反社会规范且没有明显的责任感，比如，破坏自身的内部行为准则，伤害女性。但是，这些行为也可能会诱发个人的羞愧和错误行为。治疗师要注意不要触发这种羞耻感。

治疗师的要求

团体治疗师必须设定某些团体规则，使团体感到安全（见专栏 13.9），但也必须允许来访者表达反权威的、不会对团体造成破坏的态度。ASPD 来访者会反抗那些他们认为是强加给他们的规则。如果来访者认为治疗师是社会控制的代理人，而自己被人任意地施加"社会上可接受的"规则和规定，那么来访者将不可避免地反对规定，并且使治疗工作变得困难。

专栏 13.9　团体规则

- ◆ 定期出席。
- ◆ 承诺考虑他人和自己的感受。
- ◆ 团体内的开放性。
- ◆ 对团体外部的人保密。
- ◆ 讨论不同参与者在团体之外的联系。
- ◆ 禁止威胁和暴力。
- ◆ 避免不适当的和冒犯的言论。
- ◆ "无建议区"。

在治疗早期便与来访者讨论团体运作的临床原则。这个讨论涉及团体出席率、团体内的开放性、禁止威胁和暴力、避免在团体以外与其他团体成员接触，以及承诺替他人和自身着想。在团体开始时，治疗师应该强调，要避免可能导致不适感受的评论，这对于团体活动是很重要的。在 MBT-I 中，种族和性别刻板印象显然代表着非心智化现象。

重要的是，治疗师要解释这些原则的潜在基础（见专栏 13.10）。正如我们提到的那样，ASPD 来访者很少受他人的关注或整体团队要求的影响，因此，通过提出以下建议来解释相关原则，例如，如果他们没有出席团体，就会给团体的每个人带来影响，这样，治疗就是无效的。不要通过诱导内疚感或鼓励自尊来施加压力。来访者过去的生活经验里充满了强制性的方法，有时是惩罚，但所有这些都对他们的行为没有什么影响；因此，不要在团体中重新创建这些方法。鼓励出席的原因是为了让个体能够始终如一地解决他们的问题；不稳定的出席意味着收获会减少，而且不能巩固治疗效果。通过可靠的互动，也可以增加向他人学习的机会。

专栏 13.10　团体规则的沟通

- ◆ 讨论来访者在治疗早期的参与规则。
- ◆ 解释制定团体规则的基础。
- ◆ 不要指望通过来访者个人的社会慷慨和自尊来解决问题，也不要指望他们能理解自己的行为对他人的影响。
- ◆ 不要企图通过诱导羞耻感或内疚感来施加压力。
- ◆ 强调必须定期出席，以便个体能始终如一地解决问题并向他人学习。

保密和披露

所有服务都有明确的保密政策和程序，所有治疗师都有义务在必要时保护个人和公众的隐私。因此，有必要从一开始就向来访者澄清保密和披露的规定（见专栏 13.11）。

专栏 13.11　保密

- ◆ 一开始就澄清保密和披露的限制。
- ◆ 以孤立事件、就事论事为原则。
- ◆ "团队保密性"——治疗团队会对共享的所有信息进行保密。
- ◆ 鼓励来访者谈论团体中的暴力和攻击性事件，以理解和识别心智化改变的要点。
- ◆ 但是，由于害怕披露，他们可能不愿意谈论当前的情况。
- ◆ 如果他们没有透露太多细节，可以谈论以前的信息。

原则上，治疗团队会尊重个体的隐私，并且不会在团体治疗中主动提供个体治疗的信息。然而，治疗团队会讨论治疗的各个方面，包括个体的治疗

进程。治疗团队会告知来访者"团队保密性"以及最大化安全性和治疗效果的目标。治疗团队与团队以外的专业人员（如缓刑官员、社会工作者和住房官员）的接触，要经过每位来访者的同意。该团体的所有成员都必须在治疗中持续分享个人的问题。

应在治疗开始时告诉来访者，全体人员都有责任报告任何严重的事件，对于这些严重的事件，应充分详细地描述受害者和被确定的事件。如果对自己或他人或儿童存在显著的风险，也会考虑进行披露。如果没有与来访者进行充分的讨论和协商，或通知有关的其他来访者，披露将不会进行。

要与团体讨论一个直白的原则，如果他们说了有关犯罪事件的"谁""何处"或"何时"，那么治疗师可能要突破保密要求。

风险

鼓励来访者谈论团体治疗中的攻击性和暴力事件（其中许多与他们生活中的反社会亚文化有关），使他们能够通过识别与暴力行为相关的感受和想法来学习这些经验。然而，为了做到这一点，MBT 治疗师必须培养和维护信任的氛围。来访者可能不愿谈论当前的暴力事件，因为害怕被召回监狱或被定罪。处理这种情况的一种方法是鼓励他们谈论他们未被定罪的、未公开的、过去的暴力，只要他们不透露或不明确信息的细节，这些信息便无法传递给当局（见专栏 13.12）。治疗师需要对慢性风险和急性风险进行区分。前者可能需要治疗师采取行动，而后者需要通过已认可的安全监测机构来进行仔细的管理。

专栏 13.12　风险和披露

◆ 治疗师需要区分来访者的慢性风险和急性风险。

◆ 在治疗团队之外的披露，需要考虑目前是否存在对他人造成伤害的严重风险，或过去是否存在可识别的侵害行为或受害者。

◆ 需要考虑对另一方造成伤害的急性风险，但是治疗师也要考虑，如果披露信息，来访者就可能脱离治疗，所以要考虑不参加治疗的长期风险与短期风险的平衡。

◆ 如果可能的话，不要在未与所有相关人员充分讨论的情况下透露信息，包括来访者。

　　一位来访者报告说，自从上一次团体治疗以来，他已经砍伤了一个人。他谈到了当时的情况，并坚持认为他的行动在他所处的背景下是恰当的。其他的来访者也表示赞同。该来访者已允许毒贩使用他的公寓进行交易。他曾要求他们完成交易后立即离开，因为他要出去办事。他们拒绝了，他告诉他们，他会再问一次，如果他们没有在 10 分钟内走开，后果自负。毒贩的头儿没有在规定的时间内离开，所以来访者拿起一把刀威胁他，并在他出去时砍伤了他的面部和背部。团体讨论了来访者的行为，治疗师试图将重点放在导致暴力行为的前因事件上，以及他遭受的不服从经验上。整个团体坚持认为，来访者的行为在他所处的背景下是合理的。来访者无法认识到，来自一个（年纪更轻的）人的忤逆对他造成了什么影响。

　　治疗师能够确定来访者曾经经历过的挑衅，但仍要关注他的行为，尽管它发生在来访者所处的反社会男性亚文化中。治疗师同意在团体后与他进一步开展讨论。在这种情况下，没有必要在保密方面有任何违规行为，因为受害人是匿名的，这样做的目的是要警告他防止做出进一步的违法行为，并且告诉他这次仅仅是轻微伤害，如果严重的话要负法律责任。

与团体中其他成员的联系

　　尽管大多数来访者乐于接受团体或临床的反暴力规则，但他们难以接受团体成员在治疗期间不应在生活中见面的建议。对于社交孤立并觉得与团队中的其他人产生了联结的来访者来说，要避免彼此之间的社交接触可能会特别困难。我们可以为他们提供各种解释，例如，在团体中形成小团体会让其他人产生被排除在外的感觉，团体的治疗效果会减弱，以及导致来访者出现分歧和从外部进行对抗的风险，这可能促使他们不愿意回到团体。但来访者往往不接受这些合理的建议，直到他们自己经历了这些后果。在实践中，治疗师应采取灵活的立场，例如，允许来访者在团体会谈结束后一起抽烟和短暂地聊天，但不鼓励大家在团体之外彼此进行更广泛的接触（见专栏 13.13）。

专栏 13.13　团体外的活动

◆ 采取灵活立场，"坚定但公平"。

◆ 促进好奇的态度、探索和理解。

◆ 解释规则背后的原因。

◆ 接受小型的联谊活动，例如，团体会谈之后一起吸烟 15 分钟。

◆ 可以探讨个体治疗中的破坏性活动以加强团体约定和原则。

在这个团体中，有一名叫斯坦的男性，他变得越来越羡慕另一个年轻的来访者汤姆，汤姆二十多岁，看起来比斯坦更能应付紧张的局面。在斯坦的经历中，有一种与年轻人友好的模式，他常借钱给他们，并要求他们以情感支持作为回报。但是，当年轻人没有表现出足够的感激和足够的支持时，这种关系倾向于以暴力对抗结束。

在一次团体会谈中，斯坦无意中泄露他与汤姆交谈过。治疗师询问他们是否在团体之外见过面。斯坦变得焦躁不安，表示他无法应付过去一周内被家人拒绝见面的事，他曾打电话给汤姆寻求支持，因为他知道汤姆比他强，可以给他建议。治疗师想知道，他为什么没有联系治疗师交谈。另一位团体成员此时表示，与治疗师交谈和与朋友交谈是不相同的："只有我们可以相互理解，你不是来自同一个背景的，你不明白。"治疗师认同他们可能有不同的背景，因此有不同的经历。治疗师说，这似乎是因为斯坦无法等到团体会谈开始时。斯坦在团体中冷静了下来，并承认他会在个体治疗中讨论这个问题。他承认，当他响应汤姆的回应时，他对汤姆的反应感到失望，他说汤姆似乎对他的痛苦不感兴趣。与此同时，汤姆在他的每月个体治疗中承认，他觉得斯坦的要求让他感到不知所措，并希望自己永远不会像他一样沮丧和孤独。两位治疗师都建议汤姆和斯坦在两次治疗之间不要彼此接触可能会更好。

几个星期后，斯坦和汤姆来了，他们不约而同地笑了起来。斯坦对治疗师说他们刚刚在一起吃午饭。斯坦的治疗师看起来很震惊，斯坦说，他只是在开玩笑。他说他和汤姆都知道他们并不打算在团体外见面，这也许是对的，这次，他们恰好都同时进来了，并且和其他两个团体成员一起，他们觉得有必要"赶上"团体治疗的进度，因为治疗时间不够长，无法让每个人都谈论他们所做的事情。

尽管如此，治疗师恰当地提到了斯坦在评估会谈上识别的依恋模式，并建议他在这个背景下考虑与汤姆的关系，这可能对他有所帮助。

效果差异

ASPD 来访者对等级和权力差异很敏感（见专栏 13.14）。在 MBT 中，建议与来访者公开讨论这些情况。这个问题是在 MBT-I 中引入的。MBT-I 的人格障碍模块（模块 7；参见第 11 章）概述了 ASPD，包括倾向于挑战感知的和现实的权威的特征。公认的是，来访者可能会认为治疗师是权威。虽然在某些方面确实如此，例如治疗师组织了该团体，但来访者和治疗师之间的关系需要被描述为协作的和共同努力的。

专栏 13.14　等级和权力

- ◆ ASPD 个体在权力和控制方面经验丰富。
- ◆ 治疗师应该避免在治疗过程中过早对来访者展示权力。
- ◆ 为感知的错误道歉并接受批评。
- ◆ 治疗师的角色是来访者的"异化自我"，只有当来访者感到安全和被涵容时才能探索此问题。

在心智化治疗团体中，治疗师需要记住，很多互动可能会包含着隐性的竞争，而他们自己也可能被卷入。在这些情况下，心智化治疗中最有用的干预措施就是，为等级结构（情感焦点的一部分）做一番努力（参见第 9 章），看看是否对动态的人际互动进行"命名"和清晰化，会有利于减少治疗工作

的扭曲。避免权力斗争是很重要的，如果不这样做，将导致治疗的失败。

治疗师的一个关键作用是明确来访者的"异化自我"——与来访者的憎恶、反对和投射给他人的弱点及脆弱性有关的所有方面。治疗师接受，长期以来来访者被认为是无效的及弱势的，事实上他们在很多方面都是"弱势"的，但不一定是来访者注意到的那种弱势。如果治疗师不直接挑战这些人际层次的动力性，反而甚至谈论这些权力与控制，使来访者感到安全和被包容，同时识别威胁其自尊的和来自他人的"不尊重"，以及由此造成的无法忍受的耻辱感，那么治疗师就可以帮助来访者意识到，这些都是他们暴力行为的常见触发因素。当这些人际层次关系是固定的时候，治疗师不要用移情来解释这个问题，因为如果来访者认为治疗师拥有重要的权力地位，那么用移情来处理问题就可能很容易激发来访者的羞辱感。相反，治疗师应该立即为自己的错误感知道歉并接受批评，以抵消来访者对治疗师掌握全部权力的期望。

ASPD 来访者与不同性别的治疗师的关系是不同的，这可能揭示了性别偏见，这些性别偏见会影响来访者与治疗师之间的权力差异和规则建立，比如针对女性不采取暴力行为。与男性治疗师相比，来访者似乎体验到女性治疗师更脆弱、权威性更低。与此同时，他们与女性进行个体治疗会谈时会更不舒服。在可能的情况下，需要探讨其原因。

警告

与来访者有关的出席率、态度、行为，以及使用关于他人的敌意陈述（如关于种族和性别的评论），很容易使治疗师卷入其中，不得不采取措施来阻止。应该尽量少发出警告（见专栏 13.15）。如果发出了警告，最好是"生活"方面的警告，而不是"治疗"的警告。例如，警告来访者，他的态度无法给他带来更令人满意的关系，他对住房部门的威胁不能增加他获得住宿的机会，不参加这个治疗团体意味着他不能学会更好地管理自己的情绪。发出关于治疗的警告通常是无益的，并且很难增加来访者的动力或刺激来访者的变化。尽管如此，在某些时候可能需要与来访者讨论潜在的治疗失败，并找出解决问题的可能方法。这是通过与来访者就现存的问题是什么达成一致和进行协作而完成的。这不是一项简单的任务，因为许多来访者会否认存在的问题。

专栏 13.15　发出警告

◆ 应该尽量少发出警告。

◆ 避免卷入与来访者有关的争论，例如，出席率、态度、行为，以及使用关于他人的敌意陈述（如关于种族和性别偏见的评论）。

◆ 如果不可避免地要发出警告，那么应该是"生活"的警告，而不是"治疗"的警告。

◆ 发出关于治疗的警告难以增加来访者的动机或刺激来访者的变化。

◆ 如果潜在的治疗失败似乎迫在眉睫，试着找出通过协作解决问题的可行方法，首先就问题是什么与来访者达成一致。

　　一个来访者在团体活动中不停地发言，打断了其他人，并向试图插话的治疗师说脏话。他走了出去，说他有其他事情要做。治疗师告诉团体，他会尝试私下与该来访者讨论。之后，来访者参加了一次个体治疗会谈，但是当治疗师对他的行为和态度提出质疑时，他说他根本看不到任何问题。他说其他来访者不介意他在团体中说话，这是治疗师制造的问题。最终，治疗师设法同意该来访者的意见，并答应将在团体中更多地谈论这个问题，且在下一周完成。

　　尽可能避免争论，尽管冷静而坚定地要求来访者思考问题可能会引起激烈的反应，但有时我们也要这么做。

合作关系

　　所有疗法都在试图发展治疗师与来访者之间的合作关系。这是 ASPD 来访者能够得到有效治疗的重要组成部分，但这也是一项复杂的任务（见专栏13.16）。参与治疗动机的探索，关注来访者的经验，达成共同目标以及讨论诊断都将加强相互关系及合作。然而一开始，个体接受治疗的动机可能不明确：有时可能与抑郁症、创伤性压力和焦虑有关；在其他时候似乎与个人利害有关，如申请一份说明自己不适合本职工作的医学报告，或者法庭传票的问题；而另一些人的动机可能更多地与个人发展愿望有关，如成为一个孩子的好父亲。

专栏 13.16　招募来访者

◆ 让 ASPD 来访者参与并维持治疗是一个关键性的挑战。

◆ 患有 ASPD 的人不喜欢将自己视为"患者"，这个标签与羞耻、污名和缺陷相关。

◆ 在参与正式治疗计划之前，可能需要进行长时间的参与和激励工作。

◆ 解决关于诊断、团体治疗和保密问题的忧虑。

治疗师有时会感到被操纵和欺骗，因而治疗师会抵制这种让他觉得是被迫进入的关系形式。这个动力过程可能会变得根深蒂固，使联合治疗项目无法实现。为了使事情更加不确定，治疗师可能会认为自己正在发展一种合作关系，甚至他与来访者之间有一种以依恋为基础的关系，结果只是发现，这种体验并非互惠的，实际上，来访者仍然试图弄清楚他们可以从治疗师和治疗系统中获得什么。这个问题可能很难被认识到，并且只有当来访者未能出席预约并且无法联系时才会显而易见。

治疗师一直在治疗来访者的攻击行为，并且来访者报告说已经减少了病态行为。另外，他报告说他和女友的关系有所改善。直到女朋友给有关部门打电话表示，她已向法院对来访者提出禁止接触令时，治疗师才意识到，来访者对治疗和治疗师的积极态度是装出来的，他想通过好的表现，让治疗师向假释官说好话。

来访者继续参加治疗，治疗师向其明确表达，假装他们的工作关系有所改善会造成治疗的负面效果，同时验证他存在着真正的改善意愿。还提到了对其生活的警告，假装关系改善会导致人们的误解、麻烦和对现有关系的破坏。

无建议区

在团体治疗开始时，值得尝试关于给建议的讨论。来访者倾向于互相建议解决问题的方法，并欢迎其他来访者参与这个问题的讨论。来访者也可能需要治疗师的建议。治疗师可以通过强调以下两者的区别来开启讨论，一个是建议的实用性，另一个是从心理过程和人格功能角度对问题进行理解。虽然有时候可能会提供解决问题的直接建议，例如，建议来访者去看全科医生或参加试用任命，这既是有用的也是必要的。然而，要看到，团体活动的目标是探讨情绪问题和互动模式如何造成人际关系和社会功能的障碍，而不是提供实际的具体建议。真正的目的是为了形成一个"无建议区"的组织形式。

在一定程度上，给予建议的讨论可以在 MBT-I 的会谈中完成。在开始阶段，有必要在 MBT 团体创设一个"给建议"明确主题。但最终，治疗师要指出，团体基本上是一个"无建议区"，这一点应该受到尊重。

投入和不参与

让 ASPD 来访者参与并持续参与治疗是一个重要的挑战，因为大多数 ASPD 来访者不接受自己有心理健康方面的困难，并且不愿意为此求助（见专栏 13.16）。在社区中治疗 ASPD 的治疗师应该预见许多挑战，包括迟到或未参加计划中的会面和治疗会谈，频繁地陷入危机，侵犯边界，以及滥用药物和酗酒。许多患有 ASPD 的人在参与正式治疗计划之前，可能需要长时间的动机激发、参与激励等工作，而且他们可能特别担心加入团体治疗。建立与每个来访者的治疗关系和合作关系至关重要。治疗关系的特点应该是关怀、公平、信任以及威信（而非权威主义风格）。

可以通过下列方式鼓励来访者参与治疗：

1. 在每周团体会谈的前 24 小时内给来访者打电话。这可以由管理员或秘书而不是治疗师来完成。应该在团体治疗开始时与来访者就此问题进行讨论。大部分人会感谢类似的提醒，但有时来访者可能会认为这种电话是一种攻击行为，不想被人提醒。获取来访者的手机号码非常重要：许多来访者拥有多台手机，一个号码联系朋友，另一个号码联系团体或用于其他目的。

2. 当来访者错过团体会谈时要联系来访者。治疗师应该积极地追踪他们，比如打电话提醒他们预约，或者敏锐地询问他们为什么错过了治疗，并对他们参与治疗任务进行积极强化。

治疗暂停

对于 ASPD 来访者来说，治疗暂停期是特别困难的时期，并且经常意味着见诸行动或违法行为的风险增加。尽管治疗师会尽量避开同时休假，以使团体治疗的暂停减到最少，但不可避免地会出现团体无法进行的时候，例如圣诞节等。由于来访者本身参与治疗不稳定，或者否认依恋需求，所以治疗师会低估暂停治疗对 ASPD 来访者的潜在影响。重要的是，不要受来访者有意拒绝治疗需求的干扰，并警惕他们在治疗暂停期变得更加痛苦，虽然来访者很难承认这一点。任何对治疗师或团体依赖的意识，都可能引起来访者的脆弱感和屈辱感。同样，如果可能的话，应该让来访者预期并讨论治疗暂停，以避免他们不成熟地选择脱落。

对 ASPD 来访者进行团体治疗的常见临床情况

诉诸外因

ASPD 来访者经常相互探讨行为的外因，外因的构建通常围绕着被组织不公平对待的经历（见专栏 13.17）。例如，他们：

1. 投诉某人或某个组织，并希望"战胜"该人或组织；他们希望团体成员和治疗师支持他们的想法。

2. 通过责怪别人来"解释"他们的行为。

专栏 13.17　诉诸外因

来访者结盟对抗"系统"或组织，例如住房部门、警察局和医院：

◆ 共情和寻找支持证据。

◆ 允许最初的分享。

◆ 讨论被触发的情绪，例如不公平。

◆ 质疑来访者对情形的目的论理解。

在谈论这个问题时，来访者通常会让团体其他成员也列出问题的外部原因，这样团体成员就围绕这个问题组织了起来，最终使治疗师认识到，当考虑了所有情况，就不可能从其他角度解决问题，或者不可能对问题做出其他反应。

例 1

在一次团体活动中，一位来访者讨论了住房部门如何回答关于其住房申请的问题。他问是否有领导评估了他的申请。然后被告知，一位高级房屋经理已经看到了申请，但申请没有被送到领导那儿，因为这是不必要的。此时，来访者告诉他们，他们没有正确地做好自己的工作，并威胁说他会到有关部门去解决问题和"他们"。另一位来访者说，住房部门从来没有做好自己的工作，那里的人只对自己的事情感兴趣。逐渐地，这发展成为团体所有成员对住房部门工作人员无能和无用的讨论。他们给出了很多例子。最后，该团体转向治疗师，并表示他们需要写信给住房部门，以表达自己的诉求。

例 2

一位来访者报告说，他刺伤了一个人，但不是致命的，这样做只是伤了他并警告他。他曾在一家酒吧遇到了同辈团体的其他人。这些人制造了噪音，并对其他人很"无礼"。他要求这些人安静下来，不再打扰别人。这些人根本不理他，几分钟后他又要求他们安静，这些人不仅不听，反而出言不逊。于是，他从口袋里掏出一把刀，威胁他认为是团体老大的人，并最终刺入他的手臂。在场的其他人遏制了他，老板要求嘈杂的人们离开酒吧。

团体治疗师认为，这件事需要仔细地探索，但是在这样做的过程中，其他来访者逐渐得出这样的结论：刺伤对方是对情况的适当反应。他们指出，来访者发出了警告。"这很公平。你发出警告，如果他们没有注意到，那他们就要受到惩罚。""看，他给了两个警告。这是没必要的。只要一个就够了。"他们指出，你不能让人们忽略你，"这样他们就会开始对你有错误的想法，并认为你是软弱的。""那样的人，只能从这种方式中学到教训。"最终，他们开始试图说服治疗师，这种反应是处理这种情况的唯一明智方法，如果治疗师生活在相同的环境中，就会理解这一点。

治疗师可以做什么？

1. 对来访者提出的许多观点表示共情。没有人喜欢被人凌驾；如果你礼貌地请求某人做某事，而他们对这个请求发难，那么这些人是有问题的；没有人喜欢自己的权威受到质疑。

2. 把这个行为放在一个情绪化的环境中。被触发的情绪是什么？这里的重点是，尝试将焦点从关注物理世界中的行为和结果，转移到对事件的心理理解上。例如，关于刺伤事件，需要更多地讨论对权威和潜在羞辱的挑战，而不是在此类环境下的适当行为。

3. 质疑他们对动机的理解，质疑他们的断言——认为攻击行为是唯一的行为反应。ASPD来访者往往是动机的目的论者。在这两个例子中，团体成员一致认为，房屋经理没有将申请转交给领导的唯一原因是，他想阻止来访者获得安置；而刺伤他人是正确和合理的反应，因为它能有效地将其他人赶出酒吧。

4. 如果对前面几点的回应有一些效果，那么心智化的任务是：

   a. 继续转移到识别和标识自我的情绪而不是行为上来。

   b. 识别对情绪的敏感性。

   c. 考虑他们之间的交互是否包含对人际等级中的"地位"的威胁。

抗拒

ASPD 来访者反对任何被视为权威的人，他们倾向于认为治疗师是这样的权威。他们的人际关系基于控制、竞争和统治。如果治疗师显得强有力，他可能会通过激发相反的态度来破坏治疗的动机。在团体活动开始时，治疗师可以要求团体成员商定治疗目标，例如减少攻击行为。但是，来访者可能没有这个目标。治疗师越是试图实施这一目标，并坚持将其作为一个可以改变的领域，来访者可能就会越挑衅。对目标的讨论变成了人际争斗而不是对治疗焦点的考虑。例如，来访者可能会争辩说，需要改变的是世界而不是自己。他们使用认知驱动的观点来掩饰他们对改变的恐惧。对他们来说，改变带来的威胁是人际关系中的降级，以及屈服和羞耻的体验。治疗师若坚持主要目标是减少攻击性，那他就要输掉这场争论了（见专栏 13.18）。

专栏 13.18　抗拒

ASPD 来访者往往在生活和团体中有一个相反的态度：

- 不要与来访者争辩。思考一下，如果你发现自己在来访者的对立面，你会怎么做？
- 展示治疗师的观点，这里需要熟练的技巧和展示出不知道立场。
- 验证，但有细微的改变（微妙的挑战）。
- 对于人际交互采用情感焦点。

治疗师可以做什么？

1. 与来访者争辩：

来访者：我无法工作。

治疗师：你在工作中有什么困难？

来访者：我无法工作，我感到很沮丧。我早上起不来。如果他们让我去工作，我会很失败。

治疗师：你能说出是什么原因让你很难在早上起床吗？

> 来访者：我从来不是早起的人。
>
> 治疗师：你几点睡觉？
>
> 来访者：当我累了的时候。
>
> 治疗师：是几点钟？

这个谈话可以一直继续下去。很明显，治疗师专注于希望来访者重返工作岗位，但来访者认为自己无法工作。一旦早起的问题让人感到耗竭，那么以这种方式继续对话可能会引发来访者给出无法工作的额外理由。治疗师不想与来访者争论，但有时不可能不参与争吵。一旦治疗师意识到自己已经参与争吵，就需要退出，并道歉："对不起，我意识到我还没有完全明白确切的问题。"然后可以转移到相关主题上。在这个例子中，治疗师可能会说："被迫做某件你不能做的事是压迫性的。这些事情是否还出现在其他领域？"

如果在围绕团体的初始目标上出现分歧，治疗师会采取好奇的立场，尽可能保持开放的态度，要求团体开始共同确定目标。

2. 治疗师提出自己的观点供来访者考虑。如果完成得巧妙，这可以是有效的。"我道歉，看来我正在这里争论。我认为工作可能是一种提高个人成就感的方式，能让你对自己感觉更好。"

但是，如果这种做法不够巧妙，可能会导致争论，或者让来访者感觉治疗师不理解他。

3. 验证来访者的观点，但是需要细致入微。用 MBT 的术语来说，这是一个微妙的挑战，要在非对抗的情况下进行挑战。其目的是为了给同样的情境提供不同的有益视角，从来访者没有考虑的角度来看待它。如"大多数时候，工作让人感到痛苦。我同意。但工作也常常体现了我们如何利用自己的才能，对自己感觉良好，并获得信心。此刻，你对自己的总体感觉良好吗？"或者，开展有关于团体目标的讨论，"我们认为减少攻击行为的数量非常重要，因为这些事情似乎会让你陷入法律困境。你是否觉得我们应该讨论不同的目标？"

4. 对你参与的人际互动采取情感焦点，如"我们似乎正在陷入悖论与矛盾，我越想要考虑工作的有利方面，就越妨碍你正确地对待工作，也让你越反对工作。你有这种感觉吗？我们可以考虑这种互动是否会一再重演。"

威胁升级

来访者可能会在团体活动内或外互相威胁，也可能在 Facebook 或 Twitter 等社交网站上进行威胁。当然，这是不可接受的。在团体治疗开始时就要签订协议禁止口头威胁和身体暴力，这是所有来访者都要遵守的。不过，团体成员之间或他们与治疗师之间还是可能发生攻击行为。更常见的是来访者之间的攻击行为，往往涉及曲解某人说的话或一个来访者以不尊重的方式看待另一个来访者的情况。一个来访者对另一个来访者的威胁也可能激起治疗师的焦虑和恐惧，并破坏他自己的思维。在这种情况下，关键的任务是让治疗师不惜一切代价保持自己的心智化。

来访者对来访者的威胁

一旦治疗师意识到来访者之间的紧张关系，干预就很重要（见专栏13.19）。提前预防和降低即将发生的攻击是关键。最初，攻击通常是口头的，但正如来访者经常指出的那样，口头和身体攻击之间的时间差距对来访者来说非常短暂：

> 我很礼貌地向酒保要酒喝。他不理我，继续站在那里，甚至没有看我一眼。我再次非常礼貌地问他。当他再次无视我时，我拿起酒吧里的酒杯，将它们扔在他后面的镜子上。你不能被这样对待。

专栏 13.19　威胁升级：来访者对来访者

一名来访者口头或身体威胁另一名来访者：

◆ 使用降级技术。

◆ 保持权威的态势，但不要滥用权威。

◆ 不要保持情绪的立场，要保持认知的立场。

> ◆ 让来访者暂时停止讨论当前的话题。
>
> ◆ 可以让多名治疗师与该团体中的个别来访者讨论该问题。

这种冲动水平可能发生在团体活动中。治疗师有必要监测任何指示即将发生攻击行为的指标。

治疗师可以做什么?

1. 使用可能有用的任何降级技术!保持口头和身体的冷静,并保持相对无动于衷或中性的面部表情及自然的眼神接触。不要"盯着"来访者,不要向前倾斜或紧握拳头。如果来访者没有坐着,请保持身体距离,并且不要碰他。

   > 一名来访者从一个房间出来,让两名在走廊里大声说话的来访者保持安静。他这样做的时候,不假思索地碰了其中一个人的肩膀。对方停下来推开了这名来访者,"你为什么碰我?你怎么敢碰我。你他妈的认为自己是谁?"

   此时,要保持安静的谈话,并建议团体返回之前心智化还在时的主题上。如果有必要,请打破常规,让来访者重复做一些其他有益于平复情绪的活动。

2. MBT 治疗师必须在两个角色中保持平衡,一是团体管理中的权威角色,二是促进互动的心智化过程的角色。威胁升级表明,自我和他人的心智化已经崩溃。这时,治疗师应当使用自己的权力(但是,使用权力不等于专制,那样只会加剧威胁的升级)。

   > 来访者 1:过来聊一聊。
   >
   > 来访者 2:你不会真想让我过来聊的。你是一个差劲的艺术家。
   >
   > 治疗师:谢谢。我们不要在这里给对方取绰号。艾迪,谢谢你的道歉;马克,谢谢你接受道歉。现在让我们回到我们正在谈论的话题上,我们如何确定某人是否值得信赖。
   >
   > 来访者 2:我没有道歉。
   >
   > 治疗师:不,我替你说了,谢谢。回到刚才的话题……

这里，治疗师试图通过避免攻击迅速升级的办法来控制所发生的状况。保持对互动的控制是必要的。稍后可以重新讨论两位来访者之间的问题。但是，这可能需要时间。ASPD 来访者往往会怀恨在心，不太可能以有意义的方式原谅别人。偶尔，治疗师会被告知，来访者已经在团体之外相互获得了谅解。这时可以询问这种"谅解"是如何完成的，以及他们是否可以说明，他们是如何在没有攻击的情况下解决冲突的。

3. 如果一个来访者在与另一个来访者发生口角的情况下离开团体，那么其中一名治疗师（如果该团体中有两名治疗师）可以出去与离开的来访者交谈，剩下的治疗师则努力平息团体中的情绪。此时，说服离开的来访者返回团体并不一定是最佳方法。让他回家可能会更好，下周回来就是。但是，如果外面的来访者平静下来了，那么治疗师可以回到团体检查情况，以确认他是否可以安全返回团体。然后，咨询师可以回去向这位来访者说明情况，并和来访者协商以达成快速的安全协议。

> 治疗师 1：好。我会回去看看是否每个人都平静，并检查乔是否也很平静。

> 治疗师 1：（返回团体中）我一直在跟克雷格说话，他现在好了。如果事态已经平静下来，我是否应该让他回来，然后我们可以回头想想发生了什么事情？但我需要知道这样做是安全的，我们不会再次发起争论。

> 治疗师 2：乔，你认为你现在可以不和克雷格争论了吗，以及我们可以更多地思考发生了什么吗？

然后，两位治疗师做出一个决定，要求团体中的每个人都在接下来的互动中支持不同的主角。治疗师有权决定是否重新召集整个团体进行讨论。这就是所谓的"站队"（见第 12 章）。

4. 如果必要的话，要求两位发生争执的来访者都离开团体。在这种情况下，不要让他们同时离开。他俩都离开的效果是最好的。一名治疗师可以将其中一名来访者带出去，并进行简短的私下交谈，维持治疗联盟，使争执的情况降级。留在团体中的另一位治疗师也要做同样的事情，然后在一段适当的时间间隔后，让另一名来访者离开。

来访者对治疗师的威胁

在某种程度上，对治疗师人身安全的威胁对于继续团体有着更大的风险。在持续威胁治疗师或其家人的情况下，治疗师将无法保持自己的心智化状态。维持治疗师的心智化是 MBT 团体的首要任务。所以，这方面的原则是让治疗师恢复自己的心智化或在个人受威胁的情况下维持它。

治疗师可以做什么？

首先，治疗师需要确保自己的人身安全。如果情况不清楚，他应该停止团体并寻求其他工作人员的支持。假设治疗师的人身安全没有受到威胁，那么他有多种选择（见专栏 13.20）。

专栏 13.20　威胁升级：来访者对治疗师

来访者威胁治疗师：

◆ 使用降级技术并将重点放在安全上。

◆ 为自己制造的困难道歉——服从度测试。

◆ 来访者情绪平静下来后，把情绪放在人际等级关系或人际互动过程上。

◆ 在个体治疗中，讨论问题。

---

1. 采取如同"来访者对来访者的威胁"部分所描述的冲突降级法。

2. 对自己在受到威胁时难以思考的情形表示抱歉。治疗师应该找到一种方式来说明这一点，但是不要变得过于顺从："当我感到受威胁时，我很难考虑如何提供帮助。""如果我无法安心地和你协作来解决问题，我将很难继续努力来提供帮助。"

3. 如果威胁不严重，但更多地与来访者和治疗师之间的等级关系有关，则需要将威胁视为干扰治疗的情绪，并心智化这个情绪："我想也许我们之间正在竞争。有没有什么事情可以让你消除这种想法呢？从我的角度来说，我想证明我是对的。我明白这不是解决我们所讨论的问题的好办法。"

4. 造成威胁的情况需要在个体治疗中进行分析，探讨可能导致暴力的敏感领域，并澄清这些敏感领域对治疗过程的持续潜在干扰。

来访者将他们自己理想化为一个"团体"

ASPD 来访者在治疗早期迅速认同了彼此，将自己的个人问题视为与其他人共享的问题（见专栏 13.21）。这可能是他们中的许多人第一次坐下来与其他有类似问题的人交谈，并且他们很放心可以得到其他人的认同。他们开始认为，自己能够很好地理解对方，然而这个过程也许过于迅速了。当治疗师开始询问来访者问题时，其他来访者可以为他提供答案，这样，来访者可能会认为治疗师不如他们彼此更加互相了解。治疗师就会被排除在来访者认同的团体之外。他们会忽视治疗师，甚至可能会安排团体之外的组织和活动，他们利用这些活动相互支持。如果治疗师试图挑战这一点，就会被他们视为干扰，并且认为治疗师不了解来访者之间是如何给予对方支持的。"没有人帮助我们，所以我们必须互相帮助。"这时，来访者互相给对方提供切实建议就成了一种规范。

专栏 13.21　来访者将他们自己认同为一个"特殊"团体

来访者通过偏执的组织，整合和形成了一个有凝聚力的团体：

◆ 允许这种情况发生在治疗早期。

◆ 验证共享的类似问题。

◆ 团体允许探索差异的存在。

◆ 将焦点从一般性建议转变为更具体的个人建议上，如"是什么让你认为，对于皮特的这种建议对于你也同样有用？"

治疗师可以做什么？

1. 起初，最好接受来访者对治疗团体的认同，以及团体的凝聚力和团结。

2. 验证来访者具有类似问题的经验，以及这种经验带来的归属感。

3. 从验证转移到建议：一致性并不妨碍甚至也可以探索差异的存在。

4. 注意来访者在这个环境中经常给予彼此的一般性建议，如"我遇到过这个问题。你应该做 ×××。"治疗师要让这些建议更具有个性化。治疗师应该尝试从这些建议中，提取心智化过程："托尼身上的什么东西，让你觉得你的解决方案可能会适合他呢？"探索解决方案中有助于个体的方面，并思考是什么让他认为这个建议也适用于另一个人？请其他人也仔细思考这些。

情绪在自我中的表达

我们认为 ASPD 来访者在表达内部状态的情感成分时存在问题，特别是在人际关系情境下。团体治疗中并不会自然而然地发生和出现：来访者自发地识别自己的感受，特别是那些与弱点相关的感受，比如羞耻和羞辱，并且在当前的人际关系中表达这些感受。对于 ASPD 的人来说，专注于别人的感受或问题，而不是表达自己的个人感受更为舒服。

但有一个例外，来访者会迫不及待地表达自己的紧张情绪，或者"接近失控边缘"以及情绪快要爆发的感受。他们也会表达自己的"愤怒"情绪并发出威胁。当然，团体活动中的这种情绪表达通常较少地与团体的人际关系有关，而是更多地与其日常生活中的易怒情绪，以及他们对组织机构，如警察局、住房部门或福利部门等组织和系统的情绪有关。

治疗团体的目标是鼓励来访者确定他们当前对团体的感受，而不是表达他们对外部组织的痛苦，并提高对情境影响感觉的方式的认识。例如，治疗师倾听并认真对待他们的问题可能会使他们平静下来，而他们被忽略的感觉可能会触发消极情绪。

来访者也可能对感受的复杂性认识有限，其基本情绪会被社会情绪感染。攻击可能被用作生存策略的一部分来掩盖羞辱或对屈服的恐惧。这部分治疗方法包含在 MBT-I 中（见第 11 章），可能有必要提醒来访者这一点。

最后，团体中某个来访者表达了情绪，使治疗师能够关注到团体其他人是否能识别该来访者表达的感受。这使团体转至关注和识别他人的情绪上（见专栏 13.22）。

专栏 13.22　情绪表达：自我

来访者发现，命名和表达他们当前或过去的感受会让他们不舒服或几乎不可能做到：

◆ 来访者倾向于将所有的感受都变成"愤怒"，治疗师对此提出质疑。

◆ 重申 MBT-I 中关于情绪的信息。

◆ 致力于识别情绪。

◆ 增加情绪和环境之间的联系。

◆ 将上述工作与刺激来访者识别自我和他人的情绪联系起来。

一位来访者在谈论拒绝他的人时表现得很愤怒。治疗师让他放下愤怒，看看是否有任何其他感受。在他描述愤怒的过程中，他提到一些关于母亲不让 17 岁的他留在家中，而让他与祖母同住的往事。在愤怒情绪中，他试图识别他是如何受到伤害的："生下你的母亲可以完全拒绝你。"他不知道如何处理这种感受。

治疗师对他的经历感到同情，这种经历让他无法相信别人。

治疗师可以做什么？

1. 确保来访者接收到关于 MBT-I 中提供的情绪信息。

2. 尝试识别情绪的复杂性，如前所示。

3. 特别着眼于识别团体中的情绪，如，"你现在感觉如何？"如果来访者不能标记这种情绪感受，请让他尽其所能地描述他的感受状态。他能感觉到他的身体吗？

4. 如果感觉被识别出来，探索可能的原因。如，"是什么让你感觉如此？"它与人际和关系情境有关吗？

5. 把对个人内部情绪的关注，与团体中的其他人是否识别到了这种情绪联系起来。他们认为这个人只是愤怒，还是意识到他感受到了伤害和被拒绝？

他人的情绪识别

在任何明显的情绪表达之前，来访者的内部情绪状态可能会被该团体中的其他成员识别，也可能不会被识别。ASPD 来访者对其他人的状态很敏感，但他们并不理解自身的情绪状态对他人的影响。有时他们可能会误用自己对某人可能状态的理解。

团体的一个来访者描述了他识别自己的感受有多么困难。治疗师意识到，如果他一直要求来访者说出感觉如何，会让来访者在团体中的其他成员面前感到被暴露和尴尬。所以治疗师转移了团体话题。其中一位来访者很快就表示："不要进行得这么快。我想艾伦需要说出他的感受。你觉得怎么样？来吧，告诉我们。"很明显，他对于这名感到尴尬的来访者很残忍，享受着对他有统治和控制的感觉。

在这种情况下，治疗师试图重新平衡心智化过程，与弱势的来访者"站队"，并要求"折磨"该来访者的另一个人开始描述自己的内心状态（见专栏13.23）。

专栏 13.23　情绪表达：他人

团体成员可以准确地认知他人的情绪，但无法认同并且共情他人的情绪。如，他们认识到了这种情绪，但不能共情这种情绪的效果。他们可能会误用自己的理解。

◆ 询问保罗是否可以描述皮特的感受。

◆ 那个推论是如何做出的？

◆ 致力于从心智化的外部焦点转向内部焦点。

治疗师可以做什么？

1. 与其他来访者一起工作，看看他们是否认同另一位来访者的感受。如果不是，为什么？是因为他没有表达出感受，还是因为他们对这个人的感受没有警觉？例如，他们可能没有注意到，团体中的一名成员感到苦恼，而治疗师通过该成员的举止和面部表情意识到了他的情绪。

2. 探索，外部心智化焦点是如何同时增加我们理解他人感受的信息，但又能造成混乱的，除非我们小心地反思和理解。如，个人面部表情表现出来的愤怒可能并不直接与他的内部状态有关。

3. 探究团体某个成员的感受，描述具体示例，了解团体中其他人是否理解这一感受（见专栏 13.24 ）。

专栏 13.24　情感表达：自我—他人

ASPD 来访者不能轻易地参与自我和他人情绪的心智化过程。他们倾向于错误地理解实践和建议。

◆ 当皮特谈论某个问题时，请保罗描述他如何看待皮特的感受：

- 是如何得出那个推论的？

- 检查一下，如："你是这样感受的吗，皮特？"

- 如果不是，"请描述你的感受"。

- 然后，让保罗重新考虑。

将外部的心智化焦点转移到内部的他人焦点

依靠面部表情、眼球运动和身体姿势等外部线索，来表明他人的动机是一个正常过程，并且支配着我们对许多日常互动情境的了解。ASPD 来访者对外部线索很敏感，特别是关于他人看待他们的方式。对于 ASPD 来访者而言，其情绪的普遍触发因素是他人的"目光"，但没有特指哪种；ASPD 来访者能够识别这种目光的发生，但无法描述它。这不仅仅是"有趣的一眼"。它是一种威胁社会地位的目光，意味着对等级的挑战。对外部线索的敏感并不能转化为对他人内部情绪状态的兴趣，或者转变成对他人潜在动机的好奇。ASPD 来访者认为，除非事实证明，否则他人的动机是邪恶的，并据此对感知到的威胁做出反应。

治疗师首先需要帮助来访者对其他人的内部状态感兴趣，根据内部状态来识别外部线索，帮助他们共情对方的内部状态，而不是误用他们的理解（见专栏 13.25）。

专栏 13.25　从外部到内部的心智化

来访者从外部心智化的角度做出假设：

◆ 识别并共同探究外部心智化的特殊方面，如描述面部表情、语调和身体姿势。

◆ 练习从对外部关注转向内部关注，必要时使用团体练习。

◆ 识别外部信息与内部状态之间的差异。

治疗师可以做什么？

1. 在团体工作中，要求来访者练习，向团体中的某个人询问其内部状态，例如，"告诉我是什么让你这样大喊大叫？"坚持让团体成员听答案。

2. 在团体中进行互动，并关注互动中的人际关系元素。

　　一位团体成员说，他对前来帮助他们家的儿童保护社会工作者非常愤怒，在讲述这位社工的无能时，他提高了自己的声音。在他谩骂的间隙中，治疗师要求他停下来，以便团体其他成员能够探索对其当前感受的理解，以及为什么他们这样理解。团体其他成员说他显然很生气，因为他已经提高了自己的声音。治疗师说，他可以看到这一点，但认为这位团体成员还感到委屈，他被误解了，也觉得无能为力，他一直要求治疗师解决问题就是证据。治疗师随后要求这位团体成员评估其他人对其感受的理解的准确性。

3. 形成评估感觉状态和潜在动机的过程，比 ASPD 来访者坚持的线性思维形式更复杂。

偏执反应

团体治疗中可能发生偏执反应（见专栏 13.26）。我们在"威胁升级"部分对此进行了讨论，这些威胁本身通常是由误解、敏感以及对所说某事过于简单的偏执解释而引起的，或者是由不适当地过度依赖外部心智化和对他人动机的相关假设而引发的。偶尔，团体治疗的来访者可能会对治疗师或其他人所说的事情做出爆发性反应；在这种情况下，建议采取干预措施来降低威胁行为。然而，这种反应可能主要是精神上的而不是身体上的，来访者口头上做出的回应，虽然表达了相当大的焦虑，但不是行为上的攻击。

专栏 13.26　对治疗师的偏执反应

团体成员可能会在没有警示的情况下突然做出反应：

- 快速识别触发因素是什么。
- 仔细考虑团体中的其他人对此的理解，这种理解是否对整个团体治疗具有借鉴意义。
- 验证团体成员如何以他们自己的方式理解和评论这一事件。
- 解释你自己的动机，同时不要否认别人的理解。
- 如果其他成员有类似的理解，可以在团体中展开讨论。
- 强调要对自己的说话方式进行慎重思考，说话之前要深思熟虑。

在讨论愤怒感受时，治疗师建议，团体成员要考虑他们是如何开始意识到自己正在变得愤怒的，这一点很重要。一位团体成员反应说："你试图控制我们。你正试图战胜我们。我不会这样屈服。你只想发现我们做了什么。"

治疗师：我不确定你的意思。你能告诉我，我说了什么或做了什么让你这么觉得吗？

来访者：你只是要求我们告诉你，我们心里的想法，以便你能控制我们。

治疗师：你能描述我是怎么做的吗？我做了什么会让你这么想？我不想那样做，所以我需要确保你不会这样看待我所做的事，不会让你对我所做的事有如此强烈的反应。

来访者：你为什么想知道你让我愤怒的原因？只有这样你才能在我有所行动之前做点什么。

讨论继续进行，治疗师试图扩大对话范围，然后询问团体成员如何看待探索心理和身体过程的困难。这有利于在愤怒发生的早期阶段，就提醒和留意自己的情绪，并且激发我们去感受被控制的感觉。

治疗师可以做什么？

1. 关于来访者对治疗师的反应，可以尝试了解来访者的立场与观点。提出，考虑到来访者对治疗师的所说或所做的体验，来访者的反应就变得合理和可理解了，但是来访者对治疗师的动机存在误解，而且治疗师希望了解是什么让他用这种方式来看自己的。

2. 探索团体成员对其他成员的动机和反应。如果其他成员做出敏感的反应，治疗师可以概述如何理解其他成员的反应。

3. 尝试找到在反应中可以验证的内容。

4. 询问团体成员是否对成员或治疗师的动机有类似的认识，在团体中开展开放式讨论。在做这一活动时，要留意不要侮辱有偏执反应的团体成员。

从用心智化看待问题的角度理解反社会行为，给出了一个可以建立临床干预的理论平台。MBT-ASPD 试图将干预措施纳入针对心智化能力脆弱的整合治疗。为 ASPD 来访者组织治疗并提供有效的干预是困难的，但这是有益的工作。毫无疑问，对于这些来访者中的许多人来说，认真对待和接受治疗是一种新的体验。有证据表明，他们的心理健康需求被有关的服务机构忽视（Crawford, Sahib, Bratton, Tyrer & Davidson, 2009），他们甚至可能会拒绝被提供帮助，因为他们过去曾多次受到有关服务机构的拒绝，从而使他们感到受挫。

MBT-ASPD 是否有效和是否能解决问题，还有待观察，为此，我们正在进行随机对照实验，以证明治疗的有效性。

第 4 编

心智化的系统

第 14 章

心智化与家庭：家庭与照料者的培训及支持计划

引言

家庭在治疗家庭成员的心理健康问题中，处于独特的位置；但是，只有当家庭成员知道该做什么和如何处理出现的问题时，家庭才会有这样的作用。对于家庭来说，BPD 特别具有挑战性，因为这些困难经常以问题的方式出现在家庭成员之间的关系中，而他们常常将这些困难归咎于自己，甚至会被其他人污名化，认为他们才是导致 BPD 的原因，进而有可能被其他人羞辱。结果，BPD 来访者的家庭成员努力应对自己的感受，这让他们受到创伤，被剥夺了力量，并且不知道如何更好地帮助他们的亲人或爱人。然而，目前针对家庭成员的支持和建议很少；即便有，也常常是误导人的，有时是冒犯的、令人困惑的和无益的。

在维持或调节（与心理健康有关的）行为问题方面，家庭系统的重要性逐渐得到研究者的证实。对于那些严重心理障碍（精神分裂、双相情感障碍）来访者的家庭来说，诸多心理健康专家在稳健的实证证据基础上，提出了诸多心理教育措施（Leff, Kuipers, Berkowitz, Eberlein-Vries & Sturgeon, 1982; Leff & Vaughn, 1985）。这些有针对性的干预措施，降低了家庭成员与来访者的消极互动，减少了来访者住院的可能性。尽管不少专家一致认为，家庭卷入（family involvement）在对 BPD 来访者的治疗中可能具有相似的作用，但目前尚未有实证研究证明这一点（Gunderson & Hoffman, 2005）。有限的证据表明，家庭成员持续参与对 BPD 来访者的治疗，的确有助于改善治疗效果

（Hoffman, Fruzzetti & Buteau, 2007）。家庭成员表达自身情感，意味着他们的积极参与，以及想要帮助患病家人的愿望；这些都有利于病情的改善。然而，BPD 来访者的家庭成员经常报告说，他们感到较大的精神创伤，觉得没有能力帮助来访者（Porr, 2010），他们可能会退出治疗。因此这些家庭成员需要知道，如何才能帮助他们的 BPD 家人。

当意识到 BPD 来访者的家庭成员可能会缺乏对治疗的参与与支持时，英国国家卫生与保健优化研究所（NICE, 2009）提出了 BPD 的治疗和管理指导方针（见专栏 14.1）。NICE 指南以这样的声明作为结论，"关于家庭干预是否会改变 BPD 来访者的治疗结果，目前尚缺乏研究"（p. 96）。

专栏 14.1　家庭成员与 BPD：NICE 指南（2009）

- "当一个人被诊断出患有 BPD 时，该诊断对照料者的影响常常被忽视。"（p. 93）
- "边缘人格个体的家庭成员和照料者的需求，可能等同于其他严重、持久心理健康问题来访者的家庭和照料者的需求。"（p. 94）
- "越来越多的证据表明，结构化的家庭方案可能是有益的。"（p. 95）
- "结构化的心理教育方案，也能促进社会支持网络，可能有助于家庭成员。"（p. 96）
- "如果可以的话，请通知家庭成员关于当地支持团体的信息。"（p. 99）

基于目前对 BPD 来访者护理方面的缺陷，家庭与照料者的培训及支持计划（Families and Carers Training and Support program, FACTS）已经发展起来了。这个可操作的家庭项目包含有关 BPD 的信息，以及一些关于基本技能的信息与培训：如何应对 BPD 来访者与其家庭遇到的常见问题。干预的主要目的是改善家庭成员（或其他重要成员）的福祉，并减少家庭危机。重要的是，该方案旨在家庭之间传播心理教育知识，必要的时候，心理健康专业人员会提供一定的支持（见专栏 14.2）。在临床服务和志愿部门中，这增加了家庭支持可持续的可能性。该方案并不是由心理健康专业人员单独提供；专业人员的作用是向家庭教授信息，培训他们传播这个项目的技能，并在必要时提供支持。

专栏 14.2　FACTS：总结

◆ 内容由家庭成员发展。

◆ 5 个模块的课程：

- BPD 介绍；

- 心智化；

- 正念与情绪管理；

- 验证技能；

- 问题解决。

◆ 由家庭向家庭教授。

◆ 成为一个任务取向团体，而非只是支持团体。

基于我们对 BPD 的理解，对家庭成员的干预方案是由家庭成员与专业人员共同发展的。我们可以预测，那些对 BPD 具有很好的了解的家庭成员，在常见的与 BPD 相关的人际困难与情绪困难中，能做出安全的、有益的反应。干预方案分为 5 个模块，将在 5 个晚上分别教授。这些模块增加了参与者对 BPD 的理解，并向他们介绍了一些基本的心理技能和其他技能。这些技能可用于管理家庭成员和 BPD 来访者之间的人际危机和情感危机。

在开发阶段，共招募了 18 个家庭成员来参加这 5 个模块的心理教育和技能发展项目。有 2 个家庭成员接受了短暂的培训，以教授试点项目。大家认为该课程是可接受的和有用的，而培训人员也坚持按照手册化的程序包进行。开发阶段现在已经完成。

在写作本书时，随机对照实验已经完成，但数据尚未分析。然而，对家庭的初步试点项目表明，该课程受到好评，减少了家庭危机。

每个模块相当于一次 90 分钟的会谈，被制作成讲义和视频。最初的会谈包括额外的 30 分钟，用于不同家庭相互了解、分享困难。然而，由于本课程不是一个支持团体，所以必须小心维持结构，并教授手册中建议的所有信息和技能。

主持人（presenter）的笔记、幻灯片、讲义和给家庭成员的工作表可在安娜·弗洛伊德中心的官网上寻找并下载。

要传授模块的家庭成员被指导说，不要担心要在单次会谈中涵盖模块的所有内容。模块 2 和模块 3 内容很多，可能需要在两次以上的会谈中交叉进行。只要会谈结束前所有内容都覆盖到了，这就是可以接受的。此外，模块的顺序可以根据主持人和参与者的需要进行调整。一些家庭主持人在传授模块 2 之前就已经传授了模块 3[1]，这是因为在形成良好的心智化能力之前，家庭成员有必要通过正念管理好自己的情绪。然而，心智化也可以管理情绪，家庭主持人需要把重点放在家庭成员和患有 BPD 的人身上。因此，对家庭成员来说，模块的传授顺序，按照逻辑可以概括为：首先，有必要理解 BPD，着重于 BPD 的人际症状和情绪症状（BPD 介绍模块）；然后，家庭成员必须心智化自己和 BPD 来访者（心智化模块）；如果想要帮助患有 BPD 的家人，他们必须管理好自己的情绪（正念和情绪管理模块）；还必须能够有效地确认自己的共情技能（验证技能模块）；最后，他们必须具备解决一般问题的能力，以此来应对随时间推移而出现的难题（问题解决模块）。

准备工作

主持人要花时间准备笔记，并确保对材料充分理解。手册中包含进行会谈所需要的全部信息。主持人需要利用网站和书籍，对会谈的话题进行深层研究。重要的是，主持人不仅要对材料有很好的理解，而且要向家庭成员展示，他们自己能够使用技能和技术。主持人甚至需要使用许多技巧，来确保会谈顺利进行。例如，当家庭成员分享自己的个人经历时，主持人使用验证技能帮助参与者，让他们感受到自己的经历是有意义的、重要的，并且在这种情况下是可以被理解的。在会谈过程中，主持人也会使用他们的心智化技巧，如积极探索团体成员的经历，对他们的观点保持耐心和接纳的态度，避免成员之间的讨论变得激烈而情绪化。如果主持人发现某次会谈特别具有挑战性，他们可能会使用正念技巧，以此来保持镇定与逻辑性，这能帮助他们

---

[1] 在本章中，模块 2 是关于心智化的内容，模块 3 是关于正念和情绪管理的内容。——译者注

解决这个问题。在会谈中积极使用这些技巧，主持人不仅要向家庭成员展示，在所有情境中都有可能应用这些技巧；他们也为团体创设了一种舒服的、积极的环境氛围。

在每次会谈开始之前，主持人也需要做一些实际的准备工作。投影仪或屏幕可以用来显示幻灯片，活动挂图或白板也有助于做笔记。建议主持人坐在屏幕前面，家庭成员围着屏幕坐成半圆形。这已经被证明是一种有效的形式，因为家庭成员会认为他们是团体的一部分，并且他们都能为会谈做出贡献。但重点仍然要放在主持人和幻灯片上，因此，主持人需要强调这是一个学习课程，而不是支持团体。参与者还可以获得讲义和幻灯片的副本，并要求在两次会谈期间完成练习。建议参与者在第一次会谈中就能拿到所有会谈的打包文件，这样一来，如果他们错过了某次会谈，就可以在家里学习这个模块。此外，参与者可能喜欢提前阅读会谈材料，这样他们可以做好准备来参加新会谈。

每次会谈的推荐时长是 90 分钟——第一次会谈除外，需要持续两个小时。其中的半小时用来介绍家庭成员，建立一个团结的、舒适的团体环境。主持人一开始就要向这些家庭明确表示，为了创造一个开放的环境，使他们能够分享每个人的故事和困难，他们之间需要达成一致，不向团体以外的任何人透露彼此的个人信息。主持人还需要让家庭放心，在会谈期间，只要他们感觉舒适，他们可以讨论尽可能多的或尽可能少的个人背景。如果有人问另一个家庭成员私人问题，他们没有义务去回答。主持人提醒家庭成员，这是一个培训会谈，而不是一个支持团体。尽管如此，他们也会有机会分享个人经验，尽管这不是会谈的重点。最后，告知家庭成员，在会谈与会谈之间，主持人是不会提供任何建议的。

第一次会谈中，在所有的家庭成员都同意这些原则之后，主持人给每个人一段简短的时间，做一下自我介绍，以及为何要参加这个会谈。对于许多家庭成员来说，这是他们第一次身处这样一个团体中，团体中的人和他们拥有相似的经历，因此对他们来说，在团体中讨论自身经历是很有诱惑的。对主持人来说，了解家庭成员的背景不一定是件坏事，但如果介绍的时间太长，就没有足够的时间来介绍第一次会谈的内容。家庭成员也会发现，太过详细地介绍自己的背景和面临的问题会令人不安，所以主持人会鼓励家庭进行简短的介绍。这样做的目的是让第一个自我介绍的人成为范例，让他们的介绍保持简短而不是过于详细，该团体的其他成员就会效仿。

会谈的结构

每次会谈都遵循特定的格式。会谈开始的时候（第一次会谈除外，因为需要进行个人介绍），家庭成员简要说明过去一周的情况，并概述与患 BPD 的家人发生的重要事件。主持人不允许家庭成员长期犹豫徘徊，否则将没有足够的时间来教授会谈内容。然后，主持人总结前一次会谈中包含的内容。为了衡量是否有需要澄清或重新审视某些事情，主持人可以要求家庭成员总结前一次会谈，并举例说明在过去的一周中，他们如何使用会谈中学到的技术。然后，主持人概述他们将在当前会谈中学习的内容，以及为什么这些内容与 BPD 来访者的家庭成员相关（见专栏 14.3）。

专栏 14.3　会谈的结构

- ◆ 介绍（第一次会谈）和对过去一周的反馈（其他会谈）。
- ◆ 上周的总结和所学技巧的练习报告。
- ◆ 关于前一周主题的问题。
- ◆ 概述当前主题。
- ◆ 传授相关材料和练习。
- ◆ 总结、结束和建议的家庭练习。

会谈开始后，主持人开始教授方法、技巧的具体内容。尽管这是一个训练课程，但主持人要避免使用"讲座"的形式，而要始终和团体保持互动。在整个会谈过程中，主持人需要保持对团体的控制，并且不允许过多的偏题或过分关注某一点，主持人需要鼓励家庭成员，在会谈中做出贡献或积极提问。管理团体不一定是主持人必须要有的技能。对主持人的简短培训表明，他们会采取坚定而灵活的方法，平衡会谈的主要目标——即确保涵盖所有的

相关材料——借助于参与者提供的案例，详细阐述会谈内容。有时，主持人会重新询问早期会谈的内容，以显示如何在当前会谈中使用之前学习过的技能。

　　大多数会谈都会有 5 分钟"舒适"的休息时间，让家庭成员休息和放松。有时，团体会觉得不需要休息。但是，大多数模块都有很多内容需要学习，如果没有短暂的休息，家庭成员会发现后边的内容变得困难。主持人要坚持保留休息的设置，否则他们将没有时间完成模块的练习。

　　每次会谈结束时，主持人都需要总结会谈的内容，让家庭成员有机会提出问题，并澄清不理解的地方。主持人还需要简单概述下次会谈将要学习的内容，并鼓励家庭成员完成作业。如果在会谈结束时还有空闲时间，但没有太多机会与家庭成员讨论他们的生活经历与内容时，主持人会针对家庭成员的个人经历与他们进行更一般的讨论，或者讨论如何在家里应用会谈中学到的技巧。但是，主持人必须按时参加会谈，以示对参与者忙碌生活的尊重。主持人需要留意家庭成员复杂的家庭生活，并允许参与者偶尔提前离开，或没有提前通知而缺席会谈。

　　在所有会谈结束时，主持人需要花时间总结在五个模块中学到的方法，并让家庭成员有时间讨论他们觉得有用的东西，澄清他们不确定的事情，并提出疑惑之处。我们也鼓励家庭成员交换联系方式，这样他们就可以继续互相提供帮助和建议，让所学内容继续保持活力。

活动

　　每次会谈都会进行各种活动，以保证家庭成员的参与；也为了有助于说明，如何在日常互动中应用会谈内容（见专栏 14.4）。

专栏 14.4　FACTS 方法

- ◆ 心理教育。
- ◆ 探索。

◆ 角色扮演。

◆ 练习与工作表。

◆ 视频。

◆ 识别会谈中使用的技能。

角色扮演

整个课程中都会使用角色扮演。在角色扮演中，家庭成员被分成小组，并提供自己在家庭中与 BPD 来访者交谈或相处的例子，这也是他们希望被重现的情境，以便用不同的方式练习对这些情况的处理。虽然，对于家庭成员来说，将学到的技巧应用于他们熟悉的情境是一种有用的方式，但是创建自己的角色扮演可能会非常耗时，且难以实现。他们也可能会忍不住开始讨论各自的个人经历，而不是完全参与角色扮演。如果主持人认为存在发生这种状况的风险，那么可以为家庭成员提供一个示范场景来代替使用。此外，主持人可以让两个家庭成员，为团体的其他成员进行角色扮演，而不是将团体分成小组让所有人都参与角色扮演。主持人仔细聆听每个角色扮演，鼓励家庭成员使用不同的技巧和方法。如果他们第一次角色扮演不成功，将有机会再次尝试。如果角色扮演是在整个团体面前完成的，那么每个人都会观看和倾听，提供对角色扮演的反馈，并对处理这种情况的方式提出建议。

练习与工作表

每次会谈都会提供一些活动工作表，用来帮助家庭成员了解会谈材料，和将会谈内容应用于他们的生活。工作表简单易操作，但如果家庭成员有需要澄清的部分，手册中包含每项活动的说明及其用途。主持人可以在会谈中使用这些活动，或将其作为家庭作业。如果主持人将活动设置为家庭作业，他们会在下一次会谈开始时，简要讨论家庭成员在活动中学到的内容。

视频

有三个会谈还备有可选视频，以促进重点讨论、保证家庭成员参与。主持人要介绍视频，解释视频的用途，并让家庭成员有机会在视频播放后提出问题，这些都是最有效的做法。在 FACTS 的主持人笔记中，提供了关于视频的详细信息。

整体性讨论

最有用的活动可能是，让家庭成员有时间讨论，如何将会谈内容应用于与 BPD 家人的互动中。主持人需要判断家庭成员分享最近事件的时机，以及引导参与者对该事件进行讨论的时机。在任何时候，讨论都需要关注参与者如何使用会谈中学到的技能，来更好地应对"事件"。如果主持人认为参与者能从分组的讨论中受益，他们就可以采用分组的做法。但是，与角色扮演一样，主持人要防止家庭成员沉溺于自身经历中，以至于不能讨论相关问题、技能和技巧。如果家庭成员分成小组，主持人会要求团体代表报告他们讨论的内容，以此来确保家庭成员保持专注。

如本章前面所述，FACTS 不仅仅是一个支持团体，还是一个培训团体。作为其中的一部分，主持人需要确保会谈案例的无偏性，并有效说明会谈内容的实际用途。主持人还需要敏感地认识到，团体成员将面临各种问题，因此，他们的经验不一定完全一样。例如，一些家庭成员可能会与其他人定期讨论 BPD，结果这些讨论变得激进而暴力；而对于其他 BPD 的家庭成员，他们是退缩的，以至于很少与他人互动，更不用说争论。重要的是，主持人需要向家庭成员保证，虽然不能直接证明某种技巧如何与个人经历有关，但是本会谈选择的这些会谈，的确可以应用于各种各样的情况。家庭成员需要在两次会谈之间，认真思考会谈内容是如何应用于他们自己的生活中的，以及他们如何使用所学技巧，来具体应对他们的 BPD 家人所面临的问题。

以下内容简要概述了每个模块，介绍了它们的目标、角色扮演案例和讨论，以及任何可能出现的问题或挑战。

模块 1：BPD 介绍

模块 1 的目的是向家庭成员介绍 FACTS 计划，概述 BPD 的历史、诊断方法、潜在原因和可能的治疗方法（见专栏 14.5）。有些家庭成员已经熟悉本模块所包含的内容，因为他们会查看有关 BPD 的书籍或网站，或者向心理健康专业人员寻求信息。然而，其他人可能没有对这种情况进行过多的研究，因此重要的是要涵盖这些内容，以确保所有家庭成员都有关于 BPD 的基本知识。

专栏 14.5　模块 1：BPD 介绍

- ◆ 大纲和个人介绍。
- ◆ 什么是 BPD？特征描述。
- ◆ 鉴别 BPD 诊断的其他重要特征。
- ◆ BPD 的原因——神经生物学、发展、环境。
- ◆ 治疗——随着时间的推移和治疗的进行，关注来访者情况的改善。

在此会谈期间，有几项活动可帮助传授这些内容。通过讨论，家庭成员总结出与 BPD 家人共处时遇到的关键问题，并确定这些问题是如何与 BPD 发生关联的。这是对 BPD 诊断标准的有用介绍，可以通过视频和工作表进一步说明。然后，会谈转向 BPD 的可能原因，家庭成员需要完成另一个工作表，以推测他们可以为患有 BPD 的家人做出什么贡献。虽然本次会谈的很大一部分用于讨论 BPD 的可能原因；但对于许多家庭成员而言，这是一个敏感的话题，他们经常产生强烈的内疚感，因为他们的 BPD 家人没有像他们预期的那样成长到成年。

一位家庭成员想知道，她与女儿小时候的关系是否没有满足女儿的情感需求，以及这是否导致了女儿的 BPD。主持人很快指出，像这种猜测是永远不会得出结论的，并且很可能会导致自责，这也不能为女儿目前的问题提供任何解决方案。

如果某个家庭成员担心自己要对家人患 BPD 负有部分责任，那么主持人必须使用验证技能，向家庭成员保证，他们已经尽其所能了；鼓励家庭成员将自己的内疚放在一边，这样他们就可以专心学习能帮助 BPD 家人的技能。在解决儿童期虐待与 BPD 之间的关系时，主持人需要特别谨慎，因为这个主题对许多家庭来说都非常敏感。甚至在某些时候，一些家庭成员可能会被其他人指责虐待或忽视孩子。重要的是向家庭成员强调，他们的家人患有 BPD 并不意味着一定发生了虐待；并且，当家庭成员愿意为其亲属的心理健康贡献力量时，他们就不太可能是虐待的施加者。

在讨论 BPD 来访者的治疗方法时，主持人同样需要谨慎。如果有些人得到了专业治疗，而其他人没有，就可能会出现问题。为了解决这个问题，主持人可以强调，只要进行有条不紊的治疗，非专业的治疗手段和专业治疗一样有效。家庭成员经常会针对治疗问题交换意见，并互相推荐他们认为有用的自助书籍和网站。在结束第一次会谈之前，主持人鼓励家庭成员思考一下他们的参与目标，以及想通过会谈学到的东西。这让家庭成员可以关注未来几次会谈，也让主持人知道以后的会谈需要重点关注的领域。

模块 2：心智化

模块 2 的目的是描述和解释心智化，并向家庭成员证明：心智化是如何帮助他们与 BPD 家人互动的（见专栏 14.6）。在会谈结束时，家庭成员会明白，如何识别自己或家人没有心智化，以及如何保持心智化态度；通过角色扮演和其他活动，他们也有机会练习心智化技巧。在本次会谈期间，有几项活动可以证明心智化的重要性。主持人展示了来自《人人都爱雷蒙德》（*Everybody Loves Raymond*）的视频，即旋转芭蕾舞女的视错觉视频，视频中的两个人以不同的方式体验相同的场景。一些人认为舞女是顺时针转动的，而另一些人认为舞女是逆时针转动的。但是，让家庭成员能用不同的方式看待同样一个场景，最有效的方式是，让他们描述与重要他人发生的事件，并且围绕所涉及的事件或情境，用不同的方式进行头脑风暴。

专栏 14.6　模块 2：心智化

◆ 什么是心智化？通过视频进行定义和讨论。

◆ 鉴别非心智化。

◆ 在我们身上，或患有 BPD 的家人身上，什么会妨碍心智化？

◆ 保持心智化，在家进行练习。

一位家庭成员描述说，他女儿开车时经常让他感到紧张和不舒服；最近搭女儿的车时，他的神经太过紧张，以至于没有和女儿说任何话。女儿因为他的沉默而非常生气，结果他们吵架了。

然后，家庭成员试着从女儿的角度来看这个事情。也许女儿从以前的交流中知道他不喜欢她开车，所以女儿接他时已经感到他的防御了。女儿可能将他的沉默解释为，他对她开车载他不感恩。一些家庭成员则认为他的行为无关紧要，因为在当天早些时候，他的女儿就已经心情不好了。

这项活动有助于向家庭成员证明，有很多方式去解读他们与家人相处的情境；这项活动也强调了在这些情境中保持心智化的重要性，而不是对他人的动机做出假设。在会谈后期，角色扮演用于向家庭成员展示，在交流困难时按下虚构的"暂停按钮"十分重要。如前所述，家庭成员可以生成他们自己的情境案例，在这个情境中，虚构的暂停按钮可能会有所帮助；但是，如果给家庭成员一个预先准备好的例子，使用这个虚构的暂停按钮也会同样有效。

在一个角色扮演中，两个家庭成员扮演了 BPD 女儿和她母亲的角色。女儿指责她的母亲更爱她的哥哥，而不是更爱她。

女儿：妈妈，你为什么不像爱我哥哥一样爱我？

妈妈：我对你们都一样爱，是什么让你觉得我爱你更少呢？

女儿：你为他做了更多事情，你为他做饭、你拥抱他更多……

妈妈：听到你这么想我很抱歉。我能做些什么，可以让你有不同的感受吗？

交流仍在继续，但最终变得过于激烈，母女陷入了僵局。主持人提醒母亲，如果她正在努力解决这个问题，她可以使用"暂停按钮"。

　　妈妈：我很抱歉，但我不知道该怎么做。我可以暂停去考虑一下吗？

　　女儿：好的。待会儿再聊。

另一个角色扮演可以用来帮助识别非心智化，尽管这种练习可能稍微困难一些。因为家庭成员需要表演出非言语线索，例如面部表情和肢体语言。如果家庭成员对此不满意，主持人可以使用"眼神读心（Reading the Mind in the Eyes）"的作业表，来证明阅读和解释非言语线索的重要性。

在描述常见的非心智化困难时，主持人经常会提到自己的经历，并向家庭成员解释他们是如何克服这些困难的。在一个简短的讨论中，家庭成员也可能会想到自己曾经陷入非心智化的时候，而后他们将讨论未来克服这些困难的方式。

　　一位家庭成员描述了，她在和儿子的争吵中，是如何努力争取胜利的；但是，当她意识到他们之中任何一方的胜利，都无助于解决他们的情绪问题时，她就克服了这一点。事实上，就算她在与儿子的日常争吵中获得胜利，如说服儿子整理自己的房间，也可能只是让儿子对她更加恼火，以至于几天不和她说话。这种情况是非常不好的，让儿子的房间就那么乱着说不定更好。

重要的是让家庭成员知道，他们的心智化能力会随着练习而提高，并且心智化并非总能成功，特别在他们不管理自身情绪的时候。当家庭成员心智化失败并且和家人发生冲突时，主持人会给他们提供一些小建议。之后的模块中会介绍一些技巧。更重要的是，当家庭成员离开本次会谈时，要充分了解心智化是什么；并且，他们要能够凭借会谈中的方法与技巧，在与家人共处中进行心智化。家庭成员可以在家中使用一些工作表，以确保他们了解每个模块的内容。

模块 3：正念与情绪管理

本模块的重点是，教导家庭成员如何恰当地处理和管理情绪（见专栏14.7）。通过使用本模块教授的正念和情绪管理技能，家庭成员可以体验他们的情绪；在出现困难情境或在与 BPD 家人交涉时，不会让他们被情绪淹没。主持人需要注意的一个问题是，一些家庭成员习惯将"情绪管理"解释为"情绪抑制"。

专栏 14.7　模块 3：正念与情绪管理

- ◆ 什么是情绪?
- ◆ 为了家庭的情绪管理。
- ◆ 为了心智化，情绪控制是必要的。
- ◆ 烦恼情绪的积极使用。
- ◆ 正念——视频与练习。
- ◆ 为了管理恼人的情绪而采取相反的行动。

一位家庭成员的女儿患有 BPD，她对一个危机团体感到愤怒，因为他们犯了一个行政错误，延迟了她的进组时间。虽然这个错误也使她的父亲感到生气，但这位父亲抑制了情绪，并没有在女儿面前表现出自己的沮丧，以免导致情况更加不好。这位父亲在与团体讨论了这个事件后，得出结论：压抑自己的愤怒可能会带来更多的伤害，他不应该让女儿认为，他不受这个问题的影响。

主持人解释说，情绪具有重要的作用，不应该害怕。情绪是情境或互动的信息来源，正念是一种管理和关注情绪的方式。许多家庭成员已经掌握了一些正念技巧的知识，这些技巧可能已经教会了他们的家人，如何监控和理解与 BPD 相关的情绪困难。一些家庭成员可能以前接受过正念训练，例如，工作场所正在越来越多地训练员工的情绪管理和正念技巧。

家庭成员被要求分享他们的正念体验，以及正念是如何发挥作用的。最初，一些家庭成员发现练习正念很难，他们感到不舒服；有时候他们对正念有所保留，因为正念起源于佛教。重要的是，主持人要强调，虽然正念起源于佛教，但家庭成员使用的正念练习与宗教无关，这些练习可以帮助他们处理和应对自身的情绪体验。家庭成员拿自己所经历的情境作为练习，进而产生正念。在讨论或角色扮演中，家庭成员将会有机会在特定情境中检查和标记他们的情绪。

一位家庭成员描述了她的女儿在割伤自己时是如何有条不紊地告诉她的。她在知道这个消息时，体验到的情绪包括怨恨和沮丧。但是，为了能有效参与女儿的这种状况，她在努力保持外表冷静的同时，承认了自己的情绪，并向女儿询问她可以做些什么。

在后面的讨论中，家庭成员需要重新回到这些经历，并思考如何使用一些常见的技术来缓和那些极端的、令人不安的情绪。其中一种技术是采取相反的行动。在刚刚提到的例子中，尽管这位女士对女儿感到沮丧和愤怒，但她却迫使自己冷静而温和地对待女儿。

一位家庭成员认识到，当她在开车中遇到"马路暴力"时，她自然而然会采取相反的行动；她总是对沮丧的人微笑，并挥手表示感谢，这让她感到不那么焦虑。

主持人向家庭成员强调，虽然相反的行动并不总是适当的，特别是在需要采取紧急行动的情况下；但是，在某些情况下相反的行动可以使人保持平静。在了解正念的用法后，家庭成员就有机会练习它。主持人要么亲自指导这个练习，要么使用视频或音频帮助家庭成员完成正念练习。主持人可以鼓励家庭成员，在接下来的一周里，在各种情境中练习正念：他们练习得越多，在与家人进行互动时就能越多地应用正念。

模块 4：验证技能

这个模块的目的是教授家庭成员，为何要学习验证技能（validation skill），何时使用验证技能，以及如何熟练有效地应用验证技能（见专栏 14.8）。有些家庭成员已经使用了这种验证技能，因此，主持人需要确保他们在合适的情境中，正确地使用验证技能。

专栏 14.8　模块 4：验证技能

◆ 理解共情和验证。

◆ 认识到在日常交互中使用验证的重要性。

◆ 在会谈中验证家庭成员。

◆ 角色扮演中的练习验证。

◆ 在验证时，讨论案例可以减少冲突，并增加建设性互动。

在整个项目中，这些家庭成员本身就需要主持人的验证，并且只有当他们感到自己被验证和共情（他们担心是自己导致家人发展为 BPD 的）时，他们才能学会去验证和共情其他人。这种验证有助于他们摆脱自责，并且让他们解决问题。在家庭成员学会这种验证技能之前，让他们去验证 BPD 家人，这本身就是无效的（他们根本做不到）。这很可能会让他们感到内疚、不安和不舒服。幸好，这些家庭成员在家庭会谈开始时便得到了验证（见模块 1 的描述）。

重要的是，主持人要向家庭成员讲明白，如何正确地进行验证；这种验证需要一种共情表达，这种共情不会接纳那些有害的行为，也不会肯定那些不恰当的行为。有些家庭成员担心，验证家人的经历，可能会诱导他们产生自毁行为。然而，这种验证应该针对家人的情绪体验，而非行为。例如，表达共情和验证经验的一种有效方式可能是，"我明白，你感到焦虑"；这种方式和"我认为过度饮酒是可以接受的，因为你很焦虑"不一样。家庭成员需要学习去验证他们的家人，而不是诱导出对自己或他人有害的行为。同样重要的是，团体成员对于验证效果的预期是符合现实的。这种验证可以有效地化解一些情况，但可能需要大量的重复练习来实现这一点。同样，验证也有可能根本不会改善这些情况；尽管如此，主持人还是可以鼓励家庭成员进行验证的，因为，他们至少不会通过验证使情况变得更糟。

家庭成员有机会通过角色扮演和其他活动，来练习他们的验证技能。给定他们一个示例场景，家庭成员在团体中讨论如何使用验证技能来避免争吵，并使场面保持冷静。他们可以讨论与家人的互动，并推测在这个场景中，一种更有效的态度可能起到了什么作用。角色扮演也给家庭成员一个机会，让他们在暴躁的时候练习有效的陈述。主持人仔细倾听家庭成员的验证过程，无论他们是否成功，都要提供建设性的反馈。

在一个角色扮演中，主持人扮演了一位女儿，她不想见她的朋友，因为她觉得自己穿的衣服很丑。由一个家庭成员扮演了母亲的角色。

女儿：对这个社交活动，我真的感觉很紧张，我不想去。

母亲：你为什么紧张？

女儿：这件衣服糟透了，我看起来真丑。

母亲：但是你看起来很漂亮！

女儿：不，算了吧。你不明白，我不去了。

在讨论这个角色扮演中使用的验证技能后，家庭成员的验证之所以不成功（"你看起来很漂亮！"），是因为他关注的是女儿的真实外表，而不是验证女儿对自己外表的情感体验，以及对参加聚会的焦虑。更好的办法也许是验证她的紧张情绪（"是的，必须盛装出席的社交活动，有时候也会让我感到紧张。我们都想把自己打扮得漂漂亮亮的，确定自己的打扮很漂亮是如此困难"）。或者，我们可以验证她感到衣服丑陋的体验（"在大型活动之前，对自己的外表感到焦虑是很正常的。有哪些衣服，你穿起来会让你感觉更自在呢？"）。如果第一次角色扮演不成功，那么借助主持人或团体成员的反馈，家庭成员有机会再次尝试。主持人要让家庭成员放心，尽管刚开始进行这种验证的时候并不容易，但他们可以和家人一起做家庭作业；有一个工作表可以用来帮助他们。

模块 5： 问题解决

最后一个模块的目的是，教导家庭成员使用冷静和合乎逻辑的态度，去解决他们和 BPD 家人在一起时出现的问题，以及教给他们一个可以应用于任何问题的四步框架（见专栏 14.9）。本模块结束时，家庭成员要学会识别自己解决问题的心态是否正确，也要学会理解赞扬、批评和反馈之间的区别，更要学会如何使用四步框架解决问题。

专栏 14.9　模块 5： 问题解决

◆ 问题解决的四个基本步骤：

- 定义问题；
- 生成可能的解决方案；
- 选择和规划解决方案；
- 实施和监控解决方案。

◆ 区分赞扬、批评和反馈的不同。

◆ 通过示例来练习，使用前几个模块的技巧。

◆ 最后的总结和扼要重述。

给家庭成员一份工作表，鼓励他们思考赞扬、批评和反馈之间的差别，以及他们是如何产生不同情绪和反应的。处理这些差异，并将其付诸实践是一个高度心智化的过程，要想在日常生活中做出区分，不仅要能心智化自己，还要能心智化他人。例如，当你对别人做出非评价性反馈时，别人或许会认为你在赞扬他们，也可能认为你在批评他们；将他们对反馈的认识区分清楚，可以帮助你修改自己的反馈——这是在心智化他人。如果你的目标是给出反馈，但是他们的表现却暗示其听到的是批评；那么你接下来的做法必须考虑到这一点，这样在你们之间就会建立起一个反思的过程。反馈、批评和赞扬之间的区别有时很微妙，很难察觉。家庭成员将学会如何区分它们，并学会如何改变自身的表述，让这些表述听起来更像是反馈，而非批评。他们还知

道，在某种程度上来说，反馈、赞扬和批评之间的差异取决于其他人。一些家庭成员认为，即使他们试图给家人提供反馈，反馈也会被误解为批评。有些人甚至认为，赞扬很容易被误解为批评。一位家庭成员引用了他和女儿之间的一段话："你今天看起来很可爱！""你是说，其他天我看起来不可爱吗？"即使如此，重要的是，家庭成员要理解，即使赞扬或反馈仍然可能导致争论；但是他们比批评更不容易引起问题，因此赞扬和反馈是更可取的。

> 一个家庭成员下班回家，发现碗还没有洗。虽然她觉得很沮丧，但她没有批评儿子的乱七八糟，而是说："如果你在我回家之前洗碗，对我来说这是帮了大忙。"她的儿子向她道歉，然后同意了。家庭成员知道，如果批评了她的儿子，结果肯定不会像现在这样好。

主持人在教导家庭成员使用四步框架解决问题时，会参考前几个模块中的技能，主持人向家庭成员展示，这些技能在解决问题的过程中是如何发挥作用的。例如，家庭成员可以使用正念技能，来鉴别自己的情绪：是不是情绪太过激烈而不能解决问题；家庭成员也可以使用管理技能（如，相反的行动），使得他们变得冷静，直到能够有效地解决问题。此外，问题解决的第一步（定义问题），能从对家人的心智化中获益，进而有助于找到问题的根本原因。家庭成员经过不断的练习，将学会如何找到问题的核心，并且使用工作表来帮助解决这个问题；或许团体成员更喜欢回到先前会谈的示例，进而推测出隐藏在特定情境中的问题。

> 在回顾模块 4 中的角色扮演时，一个女儿因为穿着难看，而对参加社交活动感到紧张。家庭成员认为，她心烦意乱的真正原因根本不是她的外表。也许相反，她真正担心的，是在活动中某个特定的人，或者她一直不太会社交。

只有在找到问题的真正根源之后，家庭成员才能开始制定解决问题的策略。家庭成员通过使用工作表，在家练习问题解决策略。

第 15 章

如何使整个系统心智化

引言

这本书经常出现的主题是，心智化的人际互动性。甚至就个人而言，心智化也具有一种高度社会互动的性质：它涉及解释心智与周围世界的关系。在第 1 章中，我们建议将人格障碍概念化为，对从社会环境中学到的东西的适应，特别是对认知高度警觉的需要。在本章，我们讨论了一些系统心智化的方法，并指出在临床背景下，对个体所处的社会环境进行干预是中肯的。在心智化方法里，我们从考虑治疗师周围的系统的重要性开始。在本章的第二个部分，我们将讨论减少学校中欺凌和暴力的干预措施，以此为例子，说明如何使用系统方法创造更加心智化的环境。

治疗师周围的系统

到目前为止，本指南的重点只是孤立地放在了治疗师身上，认为他们的心智化状态是十分重要的，他们需要保持这种状态，他们也有相应的责任识别自身的心智化失误和心智化困难。在这一章中，我们阐述了治疗师的工作网络，如何在实践中对 MBT 发挥支持性作用。整本书要回归一个要点，我们都经历着心智化能力的波动，面对生活中的人际挑战，我们都需要支持来维持或恢复心智化。我们认为，如果期望治疗师在整个临床工作中保持一种心智化立场，那么围绕在治疗师身边的心智化团队是至关重要的，因为治疗师必然需要不断地暴露于心理等同、佯装和目的论这些非心智化模式。原则上，至少在个体 MBT 会谈中，来访者和治疗师被隔离在房间中，尽管来访者和治疗师具有双向影响，但治疗师能够增强来访者的能力，使其能够反思、提问以及同时关注他人和自我的内部状态。然而，现实却是，治疗师是来访者（功能失调的）社会系统的一部分，因此仅靠心理辅导是不够的；可能还需要系统干预来解决情境的限制。这个问题甚至可以在群体治疗的背景下被进一步夸大。治疗师需要自己的支持系统，主要来自其他治疗师，以便建立他们心智化和促进知识信任的能力。

人格障碍的一个决定性特征是，来访者的社会功能障碍模式是持久的。事实上，在传统上，BPD 被认为是几乎无法治疗的；这是 BPD 来访者遭受耻辱的原因之一。现在，我们已经有了对 BPD 的有效治疗方法：至少有九种治疗方式已经在至少 20 个随机对照实验（Stoffers et al., 2012）中接受了检验，因此不应该再将对 BPD 来访者的治疗视为无能为力的。我们认为，这里有一个显然的矛盾，这个似乎无法治疗的状况，也似乎比大多数心理障碍对治疗更有反应。其原因在于，BPD 来访者的非心智化行为，能够创造出一个非心智化的社会系统，继而维持他们的状态。

非心智化对社会系统的影响（而不是非心智化本身的不变性），使得 BPD 和 ASPD 成为一种挑战，并使治疗师对自身的心智化能力产生持续需求。我们建议，如果治疗师没有得到周围团队的充分支持，那么期望他们在中、长期内保持有效的心智化是不现实的。确实，有相当多的证据表明，在与 BPD 来访者一起工作时，治疗师很难保持他们的心智化平衡。治疗师已经发现，他们要努力克服与来访者相关的消极反应，并体验到 BPD 来访者的不反应和孤僻（Bourke & Grenyer, 2010）。治疗师的更多压力产生于敌意或依赖性的增加（以及随着不同的前心智化模式出现，而导致的两者之间的波动），以及自杀或自残风险的增加。鉴于这项工作所涉及的需求，我们认为支持治疗师和维持心智化团队（参见专栏 15.1），是 MBT 的关键要素。

专栏 15.1　治疗师周围的系统

不同层次的督导和支持，共同构成 MBT 实践的重要组成部分：

1. 个人督导：督导者与被督导者合作，帮助他们在工作过程中保持心智化立场。

2. 对团队的督导：

◆ 案例的团体讨论：侧重于技术、实践和知识，通常与特定来访者有关。

◆ 交互视角：旨在改善团队其他成员对彼此和他们自身的心智化。

督导

　　MBT 在自身结构中融合了督导。所有治疗师和治疗团队都应该得到良好的支持和督导：良好的督导系统被认为是实施 MBT 的一个组成部分。督导者应该是 MBT 团队的高级成员，或者也可以是不同 MBT 项目的成员。例如，如果一个 MBT 团队同时运行两个团体，那么可以由一个团体的带领治疗师来督导另一个团体，反之亦然，由此可以带来交叉想法的好处。

　　在 MBT 中，督导的主要目的是，在面对工作中可能出现的干扰和障碍时，帮助治疗师保持心智化状态。心智化督导可以帮助治疗师，在与特定来访者的关系中保持心智化能力。换言之，就像 MBT 本身一样，督导的重点在于使关系心智化，而不是对 MBT 实践做出更广泛的判断或指导。当被督导者在治疗的某些时刻失去心智化时，就需要得到纠正了。他们需要得到帮助，来恢复自身的心智化，并且一旦恢复心智化，治疗的过程便能自发进行下去。因此，督导者不应该告诉被督导者，他们在与来访者的会谈中"错过了什么"：这将导致被督导者采取非心智化的立场。

　　被督导者的任务是，以被督导者的视角作为出发点，并在提供替代方案之前验证该视角；就像治疗师通过验证来访者的理解而开始恢复心智化一样。治疗师尽可能逐字逐句地记录他的体验（理想情况下，使用录音）。督导者听取治疗师的心智化失误，在失误的地方停下，并"返回"心智化失误之前的时刻。在来访者与治疗师出现心智化失误之前，督导者仔细询问相关细节，而后督导者与被督导者共同反思这个情境，鉴别问题所在，进而讨论可替代的做法，以避免这种非心智化模式。督导过程几乎不会费心去推测个体心智化缺失的"原因"，来访者产生非心智化的动机，或者临床治疗师"未能"解决心智化缺失的原因。事实上，在心智化缺失或非心智化发生时，这些推测并不能提供任何帮助，因为这只是内隐地要求来访者反思自己的想法或感受，并不能处理非心智化；思考治疗师如何才能避免陷入非心智化，才是更好、更有效的。

例如，如果治疗师对来访者描述的事件有争议（即使治疗师对事件的认识往往是准确的），那么督导者可以首先共情治疗师：被迫接受对事件的不准确描述是很难的，以及这在何种程度上会引发愤怒情绪，使治疗师不能与来访者产生共情。然后，督导者可以询问治疗师，关于来访者对事件的不准确描述，如果咨询师部分同意会不会有问题？例如，在来访者对事件的反应方面，是否正如治疗师所感知的那样。与治疗一样，好奇的态度也和督导有关。督导的目的是恢复心智化，既不是为了获得对来访者心理的洞察力，也不是为了获得对治疗师心理的洞察力。一般来说，心智化能力的增强是有作用的，但这种增强最好发生在团队的背景之中，我们认为这也是干预过程的一部分（稍后会在"团队的督导"一节中讨论）。

MBT 的督导结构包括共同督导个体治疗师和团体治疗师，以鼓励对不同观点的理解。在督导团队中，最常见的情况是 2~4 个个体治疗师，或者是与同样一批来访者工作的 2 组治疗师。角色扮演在 MBT 督导中举足轻重，有利于个体获得心智化练习的反馈。在角色扮演中，治疗师将给团体带来一个例子，以此来说明：治疗师最近不太确定，如何更好地应对来访者的经历。治疗师担负起来访者的角色，另一个成员将扮演治疗师的角色。这个过程可以帮助指导：如何通过不同类型的干预来恢复心智化状态，或者在这种情况下，心智化确实可能被阻碍了。

团队的督导

除了对个别案件进行定期督导外，MBT 实践还包括对团队的督导。有两种不同形式的团队督导需要实施。团队督导的第一种形式，涉及对 MBT 技术、知识和案例讨论的关注。该团队可能会讨论那些在特定时候表现出特定问题的来访者，面对这些挑战，角色扮演可能是比较有帮助的干预措施。在这些督导中，还可以讨论 MBT 理论或实践的各个方面，以便保持和改进治疗师对模型的理解和参与，并帮助他们在 MBT 实践中发展技能。

第二种形式的团队督导被称为交互视角。交互视角的目的是，提高团队成员对自己和他人的心智化。相比于第一种团队督导形式的讨论，在这种类型的团队督导中，提出的问题可能更加个人化。交互视角旨在提高团队的凝聚力和心智化水平；它很可能也会讨论团队中发生的分歧。干预的目的是，鼓励人们考虑这些分歧背后的含义，也就是其背后的因素是什么，是沟通不畅而受到来访者内部心理过程的影响，还是团体未解决的移情，还是各种因素的混合？交互视角试图揭示这些过程，并恢复与之相关的心智化。

工作者周围的团队

在此，我们从青少年心智化的整合治疗（adolescent mentalization-based integrative treatment，简称 AMBIT）中，借鉴了开发者的很多想法（Bevington, Fuggle, Fonagy, Target & Asen, 2013）。AMBIT 为青少年提供了复杂的多重需要，这种治疗模型非常强调工作者的角色，即作为主要的治疗师，需要负责来访者的治疗，并对治疗过程进行督导，他们还需要与来访者形成心智化关系。然而，根据这个模型，治疗师与来访者的关系，必须由支持性的治疗团队来维持——尽管这个模型非常强调治疗师的角色，但它只能在团队情境中才能得到充分应用。在督导过程中，治疗师的工作可以得到团队的支持；团队过程在第 5 章已经讨论。但是，只有在一个更广泛的心智化系统的支持下，心智化治疗才能在实践中持续有效。

为了理解一个系统如何能够心智化，我们借鉴了系统科学家 Peter Senge 的思想。他是一个具有开创性的思想家，他具体探讨了组织是如何工作、学习的，以及它们的文化是如何发展、改变和进步的。我们认为，这种系统化思维和心智化具有高度一致性。它具体描述了一个组织如何通过组织间的交互、联系以及这些交互与联系的结果得到维系。例如，与 BPD 来访者或 ASPD 来访者一起工作的治疗师，可能也会涉及有关精神病学、社会学或医学的干预——一种干预可能会引发对另一种干预的影响。如果一个人的心智化能力经常受到挑战，那么他们有效运行系统的能力就会被削弱。对于那些与来访者一起工作的治疗师或专家来说，在解释他们的行为时，如果采用心理等同或佯装的思维模式，很快就会导致治疗工作的瓦解，以及对此做出无效的行为归因。如果他们对行为缺乏怀疑或好奇心，那么彼此之间的信任就会消失；如果过于"确定"其他治疗师采取某种行动的原因，或者采取完全脱节的思维方式，他们之间就会产生冲突，这毫无疑问将会阻碍治疗的进程。当然，即使在 MBT 团队中得到很多支持的治疗师，也不能期望自己在治疗来访者的整个过程中，一直保持对来访者的心智化。但是，通过创建心智化环境，MBT 团队可以搭建一个平台，在这个平台上，应对挑战所产生的焦虑和压力可以得到部分减轻。

一个心智化的团队文化，可以支持和保持治疗的有效性。心智化都是关于人际的，以及存在的内部交互性、沟通性状态；我们进行心智化的方式，或停止心智化的方式，包含了一种社会学习过程，因为心智化是我们根据周围社会环境做出改变和适应的东西。对于那些和具有复杂心理健康问题的来访者一起工作的治疗师和社会管理者来说，不仅要理解来访者行为的心理动机，也要理解其同事的行为动机。

心智化来访者周围的系统

在第 1 章，我们对治疗过程如何产生作用进行了思考，并建议有效的治疗干预可以分为三种类型的沟通系统。具体来看，第一种沟通系统包括，为来访者提供一个思考心理状态、理解自身障碍的模型，还包括技能和能力培养，以改善其适应能力。这种提供有价值的解释和支持的过程，需要治疗师以一种特定的方式与来访者交流，即让来访者感到他们的困难已经被理解的方式；这反过来又会让来访者产生自我意识及主体性被认可的感觉。感觉到自身的主体性，是社交沟通技能增强的一个标志，进而鼓励来访者去接纳、获取超出当前情境的信息（换句话说，它可能对行为产生长期影响）。第一阶段是一个内隐的心智化过程，其中具有丰富的外显线索。在第二种沟通系统中，来访者的知识信任逐渐增加，使他们的心智能力得到恢复，他们可以开始进行社会交流。这种交流最初是与治疗师进行的——让他们的思想可以被另一个人的思想改变。来访者现在可以接受改变，而且他们从社会信息中学习（而不是抛弃与他们的期望不一致的知识）的能力在干预中得到再生和支持。我们认为，在来访者广泛的社会交往关系中，为了创建一个改善社会关系的良性循环，只有通过第三种沟通系统，让他们能够超越其与治疗师的关系来体验并应用社会学习时，他们再次学习心智化的真正益处才会完全显现出来。知识信任的增加，使来访者能够以更具建设性的方式，在社会情境中做出反应；并且使自己和周围的人心智化，从而建立更强有力和更具支持性的关系。然而，最后这种沟通系统发生在临床环境之外，来访者的社会环境必须足够适宜，才能更加有建设性地平衡心智化：也就是说，环境必须能够减少认知上的高度警惕和维持知识信任。

从对第三种沟通系统的思考中，我们可以知道，在治疗干预中发生的任何事情，其本身都不足以使来访者的状态发生持久的显著改善。因此，这三种沟通系统的概念化不得不承认：当来访者面对不支持心智化的社会环境时，临床干预具有一些固有的局限性。的确，某些环境导致个体不适合继续以完全平衡的方式进行心智化。例如，在具有高度攻击或暴力特征的社会环境中，个体需要优先考虑的生存策略是一种指向外部的、不反思的、迅速做出反应的行为方式，而不是在这个时候对自己或他人的心理状态感兴趣。

这些关于社会环境作用的阐释，指出了鼓励社会环境变得更加心智化的价值。显然，家庭是一种社会系统，在这个系统中可以应用这种心智化方法，如第 14 章所讨论的。在家庭之外，一个显而易见的例子就是，在学校中更实际地应用心智化。在学校中营造一种心智化的氛围，可能会诱发出我们所建议的这三种沟通系统，进而带来治疗上的良性变化（见专栏 15.2）。

专栏 15.2　应对学校氛围：假设、目标与辅助手段

◆ 为了减少学校暴力，我们需要提高对行为心理状态的系统性认识。

◆ 整个学校社区有助于消除与欺凌相关的功能障碍。

◆ 与他人的和平合作，需要优先考虑他们的主观状态，从而限制对弱小成员进行暴力控制的欲望。

使社会系统更心智化：学校项目

心智化的个体会反思、共情自己和他人、调节情绪、设定边界，并且拥有强烈的主体意识。这个原则同样适用于社会团体。功能失调的社会系统会导致心智化崩溃，引发过度反应、紧张和防御性的互动，进而可能导致暴力。一个以暴力、攻击和欺凌为规范的学校，从定义上讲，就是一个削弱教职员工和学生心智化能力的社会环境。

我们将在这里讨论一个对学校进行心智化干预的方法，即创建平和的学校学习环境（Creating a Peaceful School Learning Enviroment，简称CAPSLE），这是一个旨在解决学校中欺凌和暴力问题的项目。与学校设计和应用的其他反欺凌计划不同，CAPSLE的重点在于关注整个学校社区，并试图创造一种心智化氛围和群体动力，抵制和限制校园欺凌的影响；这种对校园暴力和攻击行为的设想，已经得到了实际应用（Twemlow, Fonagy & Sacco, 2005a, 2005b）（见专栏15.3）。CAPSLE是一个由教师实施的、学校范围的计划，包含4个部分：

1. "积极氛围"运动。在辅导员领导的会谈中，通过对过去经验的课堂反思与讨论，使学生的语言与思维方式发生改变。

2. 课堂管理计划。注重从根源上理解和纠正问题，而不是仅仅做出惩罚和批评，进而帮助教师维持纪律。例如，一个孩子的行为问题，被概念化为班里所有学生的问题，他们经常不知不觉地扮演欺负者、受害者或旁观者角色。这种课堂管理方法减少了替罪羊现象，洞察学生行为的意义变得最重要。

3. 一种体育教育项目，由角色扮演、放松和自我防卫技能结合而成，教儿童处理被欺凌和旁观行为的技能。这个计划教会儿童使用非攻击性的身体和认知策略，保护自己和他人。例如，欺凌者—被欺凌者—旁观者的角色，为学生提供了角色扮演的机会，并在角色扮演中思考应对的方法。这些保护自己的身体的方法（例如，当被抓住、被推或被拳打时）和课堂讨论，教儿童学会自我控制，也教他们尊重他人、帮助他人。

4. 学校也可能会设立一两个支持项目：同伴辅导或成人辅导。儿童与同伴或成人的关系提供了额外的帮助，让儿童学会应对校园欺凌的技能和语言。例如，辅导员指导孩子做游戏的裁判、解决操场争端，以及让孩子明白帮助他人的重要性。

专栏 15.3　创造平和的学校学习环境

- ◆ 面向校园欺凌的一种心理社会系统方法。
- ◆ 假设：学校社区的所有成员（包括教师）都在人际暴力中起作用。
- ◆ 旨在提高所有社区成员的心智化能力。
- ◆ 假设：对他人情感的理解能降低欺凌他人的诱惑。

在一项随机对照实验中（涉及美国某城市九所小学的 1345 名儿童）（Fonagy, et al., 2009），CAPSLE 项目能显著减少攻击行为并改善课堂行为，儿童的攻击和被欺凌经历都有所减少。该计划的有效性具体体现在：被提名为好斗的人数、被欺凌或参与攻击的旁观者人数均有所减少。通过观察发现，在学校实施 CAPSLE 之后，攻击性行为和课堂违规行为减少了，因而这些结论都得到了证实。该计划培养了一种学校层面的视角，即校园欺凌是普遍存在的，也帮助学生认识到这种校园欺凌是如何影响他们思考他人观点的能力的。这项研究的结果表明，使用 CAPSLE 项目在学校中增加了共情心智化。这与下述观点是一致的，在处理人际矛盾中，个体学到的情绪和认知技能，增强了他们心智化中的情绪和认知共情方面，也增加了他们的自我主动力量（Baron-Cohen, 2005），因此可以减少个体诉诸身体攻击的可能性（Fonagy, 2003）。

CAPSLE 关注欺凌者、受害者和旁观者三者之间的权力动态，并强调旁观者的心智化在恢复这种动态中的作用。通过前面概述的项目干预措施，旁观者被训练为这样一种角色，鼓励欺凌者、受害者和其他旁观者意识到各自的"病态"角色，并远离这种角色。在非心智化的环境中，权力斗争的见证人，也就是旁观者，在看到别人遭受困难或苦难时，可能会体验到虐待的快感。但只有当旁观者与他人的内心世界保持疏远，并利用受害者控制他自己不想要的（通常是害怕的）东西时，这种虐待的快感才会出现。旁观者在目睹校园暴力的打斗或攻击时，经常会表现出乐趣和兴奋。例如，群体斗殴、结下仇怨是经常发生的，这其中并不涉及完全的心智化失败：对于受害者痛苦的投射性认同，某种程度的共情是必要的。然而，心智化的确会受到社会环境的高度限制，使得在旁观者的头脑中，受害者的痛苦并没有完全表现为某种心理状态——也就是说，受害人的痛苦能被旁观者认识到，但是没有被他们感觉到。这种暴力中的权力动态在学校中展开，我们不用对此感到惊讶：心智化能力在成年早期（或甚至晚期）之前都是脆弱的，它需要一个社会环境来支撑它，并确保自己和他人的心理状态都能够得到反思。CAPSLE 干预是一种有目的的尝试，旨在为儿童和青少年（以及对校园欺凌做出反应的老师）的不平衡的、波动的和发展不完全的心智化能力搭建基础，创造一种社会环境，使心智化更加平衡，并在实践中得到强化，使他们获益。

我们将用一个案例研究来说明我们的想法（Twemlow et al., 2005b）。

在这个例子中，比利是一个大个子、圆脸的 11 岁孩子，在老师琼斯女士的眼中，比利很出名，因为他在课堂上很具破坏性。他有很长的行为问题史。当他与同龄人互动时，他试图去主宰这种互动，并且他会通过抱怨和权力斗争来扰乱比赛。他恃强凌弱的态度，使他不受同龄人的欢迎。因此，他试图通过担任"最受欢迎"的学生团体的"保镖"来建立社会地位，然而，这一点并没有得到其他孩子的承认。比利就读于美国一所大型中学，中学所在的城市只是中等规模，居民收入不高，学校的学生有 2000 名，年龄分布在 11—14 岁之间。学校环境非常恶劣，如高水平的身体攻击（包括暴力行为），师生双方都为安全问题感到害怕。在应对那些遭受问题行为困扰的儿童时，教师感到自己的能力不够，也没有得到足够的支持。

某个星期一的早上，比利上课迟到了，他跺着脚走到桌子前，坐下来大喊："我讨厌星期一，上学真是浪费时间！"比利刚好赶上英语课，这是他最不喜欢的科目之一。根据琼斯以前的经验，她认为比利在故意找茬、引起冲突，这样他就能什么都不用做了。琼斯试图不理睬他，但他的破坏行为仍在继续。琼斯对他的愤怒迅速上升，因为比利最近有许多类似的表现。当琼斯说她会打电话给比利的母亲时，他变得粗鲁和愤怒，并补充说他并不在乎，因为他的母亲认为学校无论如何都是"愚蠢的"。令琼斯更加沮丧的是，比利的母亲也给她的生活增加了困难：琼斯觉得，和其他父母一样，比利的母亲也曾提出过太多咄咄逼人、不合理的抱怨，并且没有参与到对比利行为的改善中。比利的母亲对学校，尤其是琼斯，一直怀有敌意。现在，比利的母亲都是通过与校长直接联系来完成所有沟通的。对于学校管理层处理比利和他母亲的方式，琼斯感到不被支持和沮丧，她认为比利和他母亲都逃脱了应该受到的惩罚（因为他们的破坏性行为）。

每当琼斯试图阻止比利爆发的时候，他的行为都会恶化。她让他坐下来保持安静，这样其他学生就能好好做他们自己的事了。尽管琼斯一直在强调，她告诉他："停止制造噪音！"但无济于事。她喊道："比利，坐下！现在！我是认真的！"但是，这并没有影响。由于这些失败的干预措施，导致比利的不良行为在课堂上造成持续的影响，使剩余的学生长时间无人照管。最终，琼斯别无选择，只好把比利交给校长。令人无奈的是，在那堂课剩下的时间中，比利基本上是在校长办公室里"被照看"，然后被送到下一堂课。

从琼斯的观点来看，比利是欺凌的和操纵的，他有能力玩转整个学校系统：通过让他的母亲、甚至校长保护他不受纪律约束。结果，他被允许继续扰乱整个教室，破坏了琼斯的职业生活。她知道比利有社会问题，在某种程度上她并不责怪他：她觉得错误在于他的母亲，母亲向儿子传达了一种破坏权威和好战的态度。琼斯还认识到，比利的行为还有一部分是由这个原因推动的，即比利错误地认为可以通过攻击和操控，来解决他和同伴的矛盾，结果造成现在的局面。

琼斯对比利行为的解释，其困难之处在于，她假设比利是一个具有平均胜任能力的心智化者，就像她自己一样。因此，她对驱动比利行为的想法和感受做出了假设：他在以一种理性的方式，追求达到"不想做任何事情"这一目的。虽然琼斯的结论有其合理之处——她似乎能够预测比利将要做什么（如，造成更大的混乱）——但她没有办法对他进行充分的心智化。原因很明确，当琼斯与他相处时，琼斯总是压力很大，尤其是不得不对他的行为做出回应时（与此同时，琼斯还要负责班级里其他所有学生）。结果，琼斯变得思维僵化了。虽然她确信，比利之所以说"我讨厌星期一"，是因为他可能天生就喜欢制造混乱；但是，她不能确定，比利制造这些混乱，是不是为了避免做事情。事实上，琼斯不会知道，也不可能知道，那天早上比利离开家之前，他的母亲对他大声尖叫，要他离开家去学校，让她一个人待着，还说希望比利"从未出生"。比利的挑衅和攻击行为，受到他情绪失控的驱使；但由于琼斯还需要对班上其他学生负责（这种责任使琼斯感到焦虑），结果导致琼斯无法具体探索比利行为背后的深层次意图。她从未想过，要去问一下比利是否遇到了什么难题。她的反应抑制了心智化，并将问题简单化，她还假定，过去的经验总是在不断地重复。"看吧，又来了。"她自言自语地这样说着，并没有想到这可能是一个特殊的情况。比利只是感受到了混乱；当他受到母亲的威胁时，他表面上并没有表现出明显的担忧。

但是，琼斯的焦虑破坏了她的反思能力，包括对心理状态和对与比利的互动。她之所以不能考虑比利行为的其他原因，可能与她所经历的威胁有关：就像比利的母亲一样，很多其他父母都积极地操纵老师，如此一来，琼斯几乎不可能去思考比利的信念、动机、想法和感受。在这种情况下，去思考那些怀有恶意之人的意图，是令人无法忍受的。因此，琼斯拒绝与比利的母亲接触，以此来保护自己。但是与此同时，她也剥夺了自己思考这位母亲的行为的机会，她不会想到，11 岁的比利，可能是受到了母亲暴躁脾气的影响。与琼斯不同，比利没有机会（通过校长）与母亲交流所有内心的东西。也许当他在课堂开始时制造混乱时，他仍然受到母亲大声尖叫的影响，不能完全意识到他的行为对他人的影响，他只是试图让自己感觉好些，而不是像琼斯想象的那样，去制造一些骚乱，来掩盖他不想学习的目的。与琼斯的预期正好相反，比利并没有能力通过制造混乱来操纵同伴的行为。实际上，他有限的心智化能力，并不能"看到"同伴的想法；他也不能根据同伴的心理状态来预测他们的行为，他只能根据同伴外部的具体行为，来进行预测。

难怪琼斯与比利的互动是不成功的。在这一点上，琼斯所期待的那种自我调节能力，远远超出了比利的能力。他经历了来自另一个敌对心灵的斥责，说明他需要"关闭"心智化、制造噪音与骚乱，进而保护自己免受难以忍受的痛苦。他无法忍受别人对他的敌视，他把自己与他人隔绝，并把经历的一切事情都体验为邪恶的。当琼斯被忽视的时候，她的控制欲望自然而然地增加了，并且在试图控制比利的行为时，变得越来越躯体化或目的论。她发现自己越来越不关心比利的想法和感受，只是希望他的问题不再成为她教育和沟通的障碍。如果她在这个阶段能够反思，她会意识到，她的态度只是把比利推向了一个非心智化的方向。因此，课堂氛围沿着可预测的路径继续发展，这种路径强调对学生的身体或行为进行控制，而不是考虑他们的想法与感受的影响作用。每一方都感到被剥夺了思考能力，对此，他们通过剥夺对方的能力来做出反应，直到这种对关系的操纵超出了边界，导致欺凌的产生。

如果把比利看作一个具有主动力量的个体，他的理性受到他贫乏心智化能力的限制，特别是在他感到沮丧或焦虑的时候。这不仅有助于我们理解他的当前行为，也有助于对他的历史问题有一个稍微不同的理解。比利的父亲已经不在了，因此不仅要保护他免受母亲的伤害，也要帮助他学会从另一个角度来看待他的处境。如果个体发现与父母的关系压倒了其他的一切，那么，另一个成年人或者更成熟的个体（如年长的兄弟姐妹）的存在，可以帮助孩子思考与父母的关系。比利既没有哥哥姐姐，也没有父亲来扮演这个角色。事实上，他周围的所有人，都没有帮助他应对对母亲的恐惧。甚至校长似乎也害怕比利的母亲，琼斯也害怕。尽管这些好心人都没有意识到，他们对比利母亲的默许进一步夸大了比利对她的恐惧。这些人不会去思考这件事。这不是因为他们不善思考，而是因为他们在思考与比利有关的想法和感受时，遇到了特殊的困难。

比利缺乏适应同伴的能力，常常以令人不安的方式对同伴做出反应。偶尔，他过于急切地去讨好别人；然后，他可能反复做错事，使他成为一个嘲笑对象，尽管他通过强制和残酷，为自己创造了一个安全的位置，但是他还是不能应对这种状况。没有人注意到，这些情况总是和周围人的极度羞辱有关。之所以没人注意到这些，是因为比利用来控制他人想法的目的论策略，正好消除了他进行心智化的可能性。比利在他的周围建立了一个系统，这个系统只对身体威胁做出反应，而不是基于理性思考做出反应。与大多数男孩不同的是，比利做不到对社交指责不管不问，他认为这是在毁灭他。尽管琼斯将自己的困难与比利的羞耻、羞辱经历联系在一起，但她忽略了：这个 11 岁的孩子在这些毁灭性的屈辱中，发展出了严重失衡的心智化。

在帮助比利和琼斯时，试图应用我们上面提到的复杂沟通模式是不现实的。琼斯太忙了，无法应付整个班级。比利会受益于个体治疗吗？经验表明，像比利这样的男孩，如果不是同时进行家庭和社会干预，不管做出多大的努力，也不论干预是多么熟练，他们的反应也不会得到改善。我们认为，要想打破像比利这样的孩子所处的恶性循环，需要在学校里进行干预。此外，考虑到比利对羞辱的敏感性，如果干预可以不直接涉及比利，而是整个班级的话，可能是最好的。

这种改变班级的行为，看起来像是用大锤敲开螺母，而不是单独对比利施加干预。然而，我们可以从更广泛的角度看到，不仅仅是比利，而是所有与他互动的人，在思考想法与感受方面都有困难。问题可能源自比利，但是，琼斯是一个敏感、有爱心的人，她会发现自己对待比利的方式是：对他大声喊叫，并且欺负他。琼斯的反应反过来又使其他孩子的思考能力陷入瘫痪：对于所有人来说，除了强加在身体上的后果，他们对正在发生的事情并没有什么期待和思考。

在我们的项目中，琼斯应该在比利开始制造骚乱时，就立即停止上课，并留出一些空间来思考正在发生的事情。换言之，她会逐渐意识到，她的心智化正在受到攻击，她会试图恢复自己受控的、认知的心智化；在这个过程中，她可以利用班级所有人的心智化来创造一个环境，在这个环境中，比利的消极情绪唤醒会减少。

我们认为，如果琼斯觉得她的同事和管理层支持、理解这种方式，那么让她进行这种干预会更加现实。比利母亲和学校当局之间的混乱关系，是社会系统失灵的征兆。实际上，对于比利和他母亲究竟是受害者，还是消极影响的施加者，校长是摇摆不定的。如果在比利与琼斯之间充当旁观者，那么比利将继续控制琼斯和班级其他人。倘若情况失控，对比利的行为施以惩罚，那么这很可能会导致比利被学校开除。对于学校系统的心智化干预，要求相关工作人员能够认识到这种扭曲的权力关系，这种扭曲的权力关系是由像比利和他母亲这样的人的心智化失败所产生的。

理解心智化的社会环境

在一个社会系统中，我们都在适应我们可以信任的人，也在适应我们不能信任的人。普遍认为，幼儿更容易不加批判地轻信，但最新的研究发现却与之相反，幼儿的信任具有一定的选择性。即使是学龄前儿童，他们也会监控那些向他们提供信息的特定个体的可靠性。他们会根据信息提供者过往提供的信息的有效性，来对其进行区分；当他们在信息提供者这里评估新信息时，会受到对信息提供者想法的解释的影响（Koenig & Harris, 2005）。有足够多的生物学原因可以解释，这种有选择的社会关注为何如此重要。作为人类，我们是更广阔的生态系统的一部分。这个系统的每个层级，都体现着灵活性这一特征；而这种灵活性也反映了这个系统应对挑战的能力。为了使社会系统成为有效的社会化结构，即支持性的、灵活的、对个人需求有响应的，它们必须以高度的知识信任为特征。正是他人对自己的良好理解（心智化），才产生了对那个人的知识信任。

在这个过程中，存在一个潜在的良性循环，它通过赋予个体社会背景，而赋予他们权力，并最终在个体层面上得到回馈。正如我们在第 1 章中所描述的，产生知识信任的社交沟通，是一种外显线索，这种线索的特征是：承认聆听者是一个有目标、有动机的主体。这种外显线索的使用，反过来会增加后续沟通的可能性，这种沟通被编码为相关的、可推广的；这种沟通会保留在聆听者的程序或语义记忆中，发挥持续的影响力（Csibra & Gergely, 2009）。增强这种响应，自然会促进系统的总体灵活性，并增加系统中个体发挥主动力量并做出反应的可能性。简单地说，如果指向我的沟通让我觉得，对方在沟通中充分考虑了我的个人偏好、充分关注了我的心理状态，那么这种沟通将与我未来的社会行为有关（例如，我将"学习规则"）；在我的社交圈子中，这也促使我更多地去适当了解别人的个人偏好。他们和我之间的沟通将会更加恭顺，也就是说，他们会认真对待和内化我要说的话，并且准确地感知和了解我心理所在的位置；在未来的沟通中，他们会以更高的准确度来称呼我，使我感到自身的主动力量，从而对社会影响负有责任。

那么，一个能够心智化、并产生高水平知识信任的社会系统有什么样的特征呢（见专栏 15.4）？该系统是轻松和灵活的，而不是"困在"在某个观点上。这个系统允许全体成员进行修改，至少可以暂时修改。因此，互动可以是好玩的、幽默的，而不是伤害的或疏远的。这个团体可以通过"自己的"和"他人的"观点来解决问题。这个系统鼓励每个成员描述自身的经验，而不是去定义其他人的经验或意图。同样地，这个系统传达的是个体对自身行为的"所有权"，而不是强调那些被动"发生"在他们身上的事件。也许出于这个原因，这个系统总是对别人的观点感到好奇，人们希望别人的观点能延伸自己的观点。心智化社会系统的优势包括好奇心、安全的不确定性、沉思和反思、观点采择、宽恕、影响意识和非偏执态度。促进知识信任所需的一般价值观和态度包括暂时性、谦逊（适度）、好玩和幽默、灵活性及"给予与接受"，并伴随着个人责任和问责制。

专栏 15.4　成功心智化系统的特征

◆ 轻松的、灵活的，而不是"困在"在某个观点上。

◆ 可以是好玩的、幽默的，而不应该是伤害的或疏远的。

◆ 通过"自己的观点"和"他人的观点"来解决问题。

◆ 组织者描述自己的经验，而不是定义别人的经验或意图。

◆ 表达对自身行为的"所有权"，而不是一种行为的被动"发生"。

◆ 对别人的观点保持好奇，期望别人的观点能延伸自己的观点。

社会模式的核心是，个人和群体具有可互换性。人类生态系统的不同层次（Bronfenbrenner, 1979）（见图 15.1）与知识信任的性质相似。心智化是由我们所处的社会系统发展和维持的（见专栏 15.5）。富有同情心的社会系统（例如，关心我们）既有物理效应（例如，在神经肽水平的催产素），也有心理效应（例如，感觉"牢记心中"），这些效应能增强准确的自我意识和对他人心理状态的认识。不尊重个体主观性和能动性的社会系统（例如，不管个体对行为做出反应时的感受），重新创建了一个编码自我效能感（排除主观性）的进化环境，并关闭了对与他人交流的社会关注。这就形成了一个僵化的、无响应的系统，在这种系统中，个体会觉得，只要不是在特定情境中，

与他人的沟通都是和他们不相关的，不能推广到他们身上。

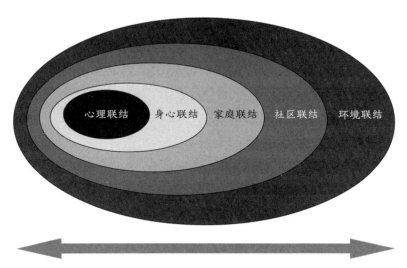

图 15.1　人类生态系统中不同的关联水平促进彼此发展。系统的层次可分为：（a）微观系统：儿童与直接环境中的他人的相互作用；（b）中系统：各种微系统之间的相互作用（例如，儿童的家庭与学校之间，或儿童的同龄人与他的家庭之间）；（c）外系统：涉及那些儿童不直接参与但对儿童有间接影响的机构；（d）宏观系统：涉及儿童与所在文化背景的信念、价值观、期望和生活方式的相互作用。

专栏 15.5　心智化和非心智化的社会系统

◆ 心智化是在我们生活的社会系统中得到发展和维持的。

◆ 富有同情心（关心我们）的社会系统有生理（催产素）和心理（感觉"牢记心中"）效应，这能增强准确的自我意识和对他人心理状态的认识。

◆ 不尊重人的主观性（一个人如何去感受）的社会系统，重新创造了进化环境，这种进化环境编码了自我效能感（摒弃主观性），并创造了一个欺凌的环境。

我们曾经考虑过社会系统的特征：这个社会系统充满心智化，并且能够产生信任的环境。那么，对于心智化不足、不能产生知识信任的社会环境，我们可以期待些什么呢？

一些社会环境是浅显的、模糊的、混乱的（见专栏 15.6）。个体以布朗运动（由于液体或气体中快速移动的原子或分子的碰撞，而使悬浮在液体或气体中的粒子随机运动）的形式在环境内部流动。人们体验自身的想法和感受，认为对其他人没有影响，最终将导致个体体验到一种空虚和无意义的社会存在：这是一个以佯装模式运行的社会系统（见专栏 15.7）。

专栏 15.6　非心智化的、混乱的社会系统

◆ 产生恐惧以及过度激活依恋的社会系统，可能会破坏个体高级认知的能力，并迫使系统回到前心智化的思维方式。

◆ 这样的社会系统可以自我加强，因此在其不稳定中高度稳定。

◆ 他们破坏了能够改变其特征的社会机制：人类合作（协商与创造）。

专栏 15.7　非心智化的、混乱的社会系统：佯装模式系统

◆ 想法无法形成内部与外部现实之间的桥梁；精神世界与外部现实脱钩。

◆ 人们在思考和感受，但这不会造成任何后果，导致一种空虚而无意义的社会存在。

◆ 在非现实感中会产生自私和极端的自我中心，因为人们缺少自己的想法和感受。

◆ 缺乏真实的内部体验将导致个体表现出人际攻击和故意伤害，因为他们感觉不到其他个体的"心灵"的存在，并且其他个体的"心灵"不再依赖于物理自我的存在而被感知。

◆ 频繁地"交流"和寻找，但注定不会发生变化。

除了想法与感受外，自私自利和极端自我中心会从非现实中浮现出来。缺乏真实的内部体验将会导致个体表现出人际攻击和故意伤害，因为他们感觉不到其他个体的"心灵"的存在，并且其他个体的"心灵"不再根据物理自我（physical self）的持续存在而被感知，不再在情感层面上被感知。尽管个体频繁进行"沟通"和寻找，但注定不会改变。Christopher Lasch（1965，1978）在对 20 世纪末北美文化的分析中，描述了这样的社会：

　　当政府实行中央集权，政策将成为全国性的，因为它必须应付工业制度释放的能量。当公共生活变得无名无姓，以及社会变成无定形的民主群众，旧的家长制（在家里和家外）崩溃了。即使它的外表完好无损地存活了下来。这位家长，虽然仍可能光荣地担任董事会主席一职，但已变得像一个被无声地推翻的政府使者。他的家族仅仅从理论上承认他的权威，而无法改变这样一个事实，即作为其权力来源的政府已经不复存在（Lasch, 1965, p. 111）。

　　相比之下，产生恐惧及过度激活依恋的社会系统，可能会破坏个体的高级认知能力（心智化能力），并迫使系统回到前心智化的思维方式。这样的社会系统可以自我加强，因此在不稳定中高度稳定。他们破坏了能够改变其特征的社会机制：人类合作（协商与创造）。有时，内部世界与外部世界被同等构造，出现心理等同（见专栏 15.8）。乔治·奥威尔的反乌托邦小说《一九八四》接近于这种表述，其中的想法与感受获得了外部世界的意义和力量。如果思想是真实的，就必须控制它们。对于所有的社会现实，都只有一种解决办法，没有其他看待事物的方式，对其他观点可能存在强烈的不宽容。但是，简单的（非黑即白的）、单调的、僵化的思维模式，很容易产生具有个人偏见的社会行为。由于想法几乎等同于现实世界，因此负面想法（任何威胁或危险的意象）将会变得可怕，并且必须在现实世界加以保护。

专栏 15.8　非心智化的、混乱的社会系统：心理等同模式系统

心理现实和外部现实变得模糊，以致内部思维具有外部现实的力量：

◆ 思想是真实的，因此必须加以控制。

◆ 只有一种解决现实问题的方法，没有其他看待事物的方式，多带有不宽容的视角。

◆ 思维模式是简单的（非黑即白）、单调的、僵化的，会导致带有偏见的行为。

◆ 负面想法（威胁）将会变得可怕。

　　关于他人的主动力量的期望是存在的，但是这些期望在很大程度上受限

于现实世界；因此，这种反对攻击性的自我保护必须在现实世界进行：这是在目的论的前心智化模式下操作的（见专栏 15.9）。个体的想法和感受是如此地接近现实世界，只有"物质"才被认为具有社会意义：只有物理性质的得到才是重要的。别人的手势只有在被看到的时候才是重要的，但在这种情况下，只有行动而不是背后的潜在动机才是有意义的；外部行动被认为是个体意图唯一的真实指标。因为只有能够影响身体的行为，才会被认为可能改变他人的心理状态，所以身体伤害行为以及攻击行为被认为是合法的。人们需要通过物理行为来表现对心理意图的确认；惩罚是通过罚款、服从行为和严惩的正义来进行的。

专栏 15.9　非心智化的、混乱的社会系统：目的论模式系统

只有具有物理影响的行为才会被认为是有意义的：

◆ 伤害的物理行为：攻击行为被认为是合法的。

◆ 通过物理行为表现对他人意图的需求：罚款、顺从行为、严惩的正义。

建构社区和平

根据前一部分的内容，现在的社区滋生了与攻击性相关的行为障碍。与他人的和平合作，需要优先考虑他人的主观感受，进而限制自己对团体中弱势成员的行为进行身体控制的欲望。安全的社会环境旨在关注所有参与人际暴力的个体的心理状态。

创造一个和平社区，有没有秘诀呢？按照我们的模式，这个过程应该从激活依恋系统、建立关爱和同情的态度开始。这是对个体的需求做出敏感反应的先决条件，特别是在压力环境中。总的来说，我们应该致力于增强社区成员对彼此的社会经历的好奇心，以及他们对周围人的想法和感受的好奇心。这种好奇心必须与尊重不知道、避免假设相结合，这反映在社会偏见、群体刻板印象，以及非黑即白、非此即彼的思维方式中。

克服非心智化进程有一个很好的例子，即重建司法刑事正义和责任的激进方式（Sherman & Strang, 2007）。在这个例子中，通过面对面的会谈、受害者与罪犯之间的调解、赔偿或赔偿金的形式，迫使罪犯塑造出他所伤害的人的形象。在许多测试中，接受重建司法正义程序的罪犯比不接受这种方法的罪犯重复犯罪率更少，这与我们之前提到的建议是一致的。在一项针对加拿大成人罪犯的研究中，接受重建司法正义的人，其两年后的再犯罪率为 11%，而没有接受这种方法的直接服刑在狱的人，其两年后的再犯罪率为 37%（Sherman & Strang, 2007）。尤其是对于那些犯罪情节不太严重的暴力罪犯，重建司法正义的方式在减少犯罪复发率上是更为有效的。这与我们关于 ASPD 的研究发现是一致的，在暴力行为方面，心智化的丧失尤其明显。将罪犯从传统的起诉途径，转移到重建司法正义是一种务实的解决办法，因为证据表明这能大大预防犯罪的发生率。

　　心智化作为一种方法在解决社会问题方面具有重要的实践价值。原因在于：心智化巩固了我们作为一个社会进化出的运行方式。

推荐阅读材料

Allen, J. G. (2013). *Mentalizing in the development and treatment of attachment trauma*. London, UK: Karnac Books.

Allen, J. G., & Fonagy, P. (2014). Mentalizing in psychotherapy. In R. E. Hales, S. C. Yudofsky, & L. Roberts (Eds.), *Textbook of psychiatry* (6th edn., pp. 1095–1118). Washington, DC: American Psychiatric Publishing.

Allen, J. G., Fonagy, P., & Bateman, A. W. (2008). *Mentalizing in clinical practice*. Washington, DC: American Psychiatric Publishing.

Asen, E., & Fonagy, P. (2012). Mentalization-based therapeutic interventions for families. *Journal of Family Therapy*, **34**, 347–370.

Bateman, A., Bolton, R., & Fonagy, P. (2013). Antisocial personality disorder: A mentalizing framework. *Focus: The Journal of Lifelong Learning in Psychiatry*, **11**, 178–186.

Bateman, A., & Fonagy, P. (2008). 8-year follow-up of patients treated for borderline personality disorder: Mentalization-based treatment versus treatment as usual. *American Journal of Psychiatry*, **165**, 631–638.

Bateman, A., & Fonagy, P. (2008). Comorbid antisocial and borderline personality disorders: Mentalization-based treatment. *Journal of Clinical Psychology*, **64**, 181–194.

Bateman, A., & Fonagy, P. (2009). Randomized controlled trial of outpatient mentalization-based treatment versus structured clinical management for borderline personality disorder. *American Journal of Psychiatry*, **166**, 1355–

1364.

Bateman, A., & Fonagy, P. (2010). Mentalization based treatment for borderline personality disorder. *World Psychiatry*, **9**, 11–15.

Bateman, A., & Krawitz, R. (2013). *Borderline personality disorder: An evidence-based guide for generalist mental health professionals*. Oxford, UK: Oxford University Press.

Bateman, A. W. (2012). Treating borderline personality disorder in clinical practice. *American Journal of Psychiatry*, **169**, 560–563.

Bateman, A. W. & Fonagy, P. (Eds.). (2012). *Handbook of mentalizing in mental health practice*. Washington, DC: American Psychiatric Publishing.

Bateman, A. W., Gunderson, J., & Mulder, R. (2015). Treatment of personality disorder. *Lancet*, **385**, 735–743.

Bevington, D., Fuggle, P., & Fonagy, P. (2015). Applying attachment theory to effective practice with hard-to-reach youth: The AMBIT approach. *Attachment and Human Development*, **17**, 157–174.

Fonagy, P. & Allison, E. (2014). The role of mentalizing and epistemic trust in the therapeutic relationship. *Psychotherapy*, **51**, 372–380.

Fonagy, P., Gergely, G., Jurist, E., & Target, M. (2002). *Affect regulation, mentalization, and the development of the self*. New York, NY: Other Press.

Fonagy, P., & Luyten, P. (2016). A multilevel perspective on the development of borderline personality disorder. In D. Cicchetti (Ed.), *Development and psychopathology* (3rd ed.). New York, NY: John Wiley & Sons.

Fonagy, P., Luyten, P., & Allison, E. (2015). Epistemic petrification and the restoration of epistemic trust: A new conceptualization of borderline personality disorder and its psychosocial treatment. *Journal of Personality Disorders*, **29**, 575–609.

Fonagy, P., Rossouw, T., Sharp, C., Bateman, A., Allison, L., & Farrar, C. (2014). Mentalization-based treatment for adolescents with borderline traits. In C. Sharp & J. L. Tackett (Eds.), *Handbook of borderline personality disorder in* *children and adolescents* (pp. 313–332). New York, NY: Springer.

Gergely, G. (2013). Ostensive communication and cultural learning: The natural pedagogy hypothesis. In J. Metcalfe & H. S. Terrace (Eds.), *Agency and joint attention* (pp. 139–151). Oxford, UK: Oxford University Press.

Ha, C., Sharp, C., Ensink, K., Fonagy, P., & Cirino, P. (2013). The measurement of reflective function in adolescents with and without borderline traits. *Journal of Adolescence*, **36**, 1215–1223.

Rossouw, T. I., & Fonagy, P. (2012). Mentalization-based treatment for self-harm in adolescents: A randomized controlled trial. *Journal of the American Academy of Child and Adolescent Psychiatry*, **51**, 1304–1313.e3.

Sharp, C., Ha, C., Carbone, C., Kim, S., Perry, K., Williams, L., & Fonagy, P. (2013). Hypermentalizing in adolescent inpatients: Treatment effects and association with borderline traits. *Journal of Personality Disorders*, **27**, 3–18.

Sharp, C., & Venta, A. (2012). Mentalizing problems in children and adolescents. In N. Midgley & I. Vrouva (Eds.), *Minding the child: Mentalization-based interventions with children, young people and their families* (pp. 35–53). London, UK: Routledge.

参考文献 [1]

前言

Bateman, A. W., & Fonagy, P. (Eds.). (2012). *Handbook of mentalizing in mental health practice*. Washington, DC: American Psychiatric Publishing.

Karterud, S., Pedersen, G., Engen, M., Johansen, M. S., Johansson, P. N., Schluter, C., . . . Bateman, A. W. (2013). The MBT Adherence and Competence Scale (MBT-ACS): Development, structure and reliability. *Psychotherapy Research*, *23*, 705–717.

第1章

Allen, J. G., Fonagy, P., & Bateman, A. W. (2008). *Mentalizing in clinical practice*. Washington, DC: American Psychiatric Press.

Apperly, I. A. (2011). *Mindreaders: The cognitive basis of "Theory of Mind."* Hove, UK: Psychology Press.

Bateman, A., & Fonagy, P. (2010). Mentalization based treatment for borderline personality disorder. *World Psychiatry*, *9*, 11–15.

Bateman, A. W., & Fonagy, P. (Eds.). (2012). *Handbook of mentalizing in mental*

---

[1] 为了环保，也为了节省您的购书开支，本书参考文献不在此一一列出。如果您需要完整的参考文献，请通过电子邮箱 1012305542@qq.com 联系下载，或者登录 www.wqedu.com 下载。您在下载中遇到问题，可拨打 010-65181109 咨询。

health practice. Washington, DC: American Psychiatric Publishing.

Beyer, F., Munte, T. F., Erdmann, C., & Kramer, U. M. (2014). Emotional reactivity to threat modulates activity in mentalizing network during aggression. *Social Cognitive and Affective Neuroscience*, **9**, 1552–1560.

Brass, M., Ruby, P., & Spengler, S. (2009). Inhibition of imitative behaviour and social cognition. *Philosophical Transactions of the Royal Society of London. Series B, Biological Sciences*, **364**, 2359–2367.

Csibra, G., & Gergely, G. (2011). Natural pedagogy as evolutionary adaptation. *Philosophical Transactions of the Royal Society of London. Series B, Biological Sciences*, **366**, 1149–1157.

Dinsdale, N., & Crespi, B. J. (2013). The borderline empathy paradox: Evidence and conceptual models for empathic enhancements in borderline personality disorder. *Journal of Personality Disorders*, **27**, 172–195.

Domes, G., Schulze, L., & Herpertz, S. C. (2009). Emotion recognition in borderline personality disorder—A review of the literature. *Journal of Personality Disorders*, **23**, 6–19.

Falkenstrom, F., Granstrom, F., & Holmqvist, R. (2013). Therapeutic alliance predicts symptomatic improvement session by session. *Journal of Counseling Psychology*, **60**, 317–328.

Fonagy, P., & Bateman, A. W. (2006). Mechanisms of change in mentalization-based treatment of BPD. *Journal of Clinical Psychology*, **62**, 411–430.

Fonagy, P., Gergely, G., Jurist, E., & Target, M. (2002). *Affect regulation, mentalization, and the development of the self*. New York, NY: Other Press.

Fonagy, P., & Luyten, P. (2016). A multilevel perspective on the development of borderline personality disorder. In D. Cicchetti (Ed.), *Developmental psychopathology* (3rd ed.). New York, NY: John Wiley & Sons.

Fonagy, P., Steele, H., & Steele, M. (1991). Maternal representations of attachment during pregnancy predict the organization of infant-mother attachment at one year of age. *Child Development*, **62**, 891–905.

人格障碍是一组非常难以治疗的精神障碍，尤其是边缘型人格障碍和反社会型人格障碍。心智化治疗为人格障碍的治疗提供了一种以心智化为基础的治疗理论和治疗框架，已经被证明是一种有效的心理干预方法。心智化治疗的理论和治疗模型应用广泛、可操作性强，而且相对容易理解、学习和掌握。本书是一本心智化治疗的实践指南，其对理论的阐释以及对治疗框架和流程的介绍清晰明了，于治疗人格障碍的治疗师和咨询师是一本非常重要和实用的参考书。

——徐 勇

上海市精神卫生中心副主任医师

中国心理卫生协会团体心理辅导与治疗专业委员会副主任委员

前意识心智运作是心智化领域的核心议题。对心智化概念的第一次明确表述就是基于对前意识系统的发展、功能及联系做出的。临床上，治疗人格障碍与治疗神经症不同。人格障碍患者原始思维繁密、象征功能薄弱、情绪干枯而不可及、冲动行为屡见不鲜，干预中需要引进特定技术，在相互交织、区分度各异的精神功能模式中实现切换转化，以修改心智网络，迈向精神改变。《人格障碍的心智化治疗》正是精神心理服务工作者学习心智化治疗的实践指南，是操习心智化疗法的首选教材。

——王 倩

中国心理卫生协会理事

国际精神分析协会精神分析师、直接会员

《国际精神分析杂志中国年卷》（*International Journal of Psychoanalysis China Annual*）主编

新书新知 实时掌握

万千心理微信公众号

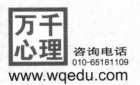

咨询电话
010-65181109
www.wqedu.com

上架建议：心理治疗

ISBN 978-7-5184-3225-7

9 787518 432257 >

定价：118.00元